临床内科疾病诊疗研究

郝翠翠 等 主编

吉林科学技术出版社

图书在版编目（CIP）数据

临床内科疾病诊疗研究/郝翠翠等主编. -- 长春：吉林科学技术出版社, 2024.3
ISBN 978-7-5744-1092-3

Ⅰ. ①临… Ⅱ. ①郝… Ⅲ. ①内科－疾病－诊疗 Ⅳ. ①R5

中国国家版本馆 CIP 数据核字 (2024) 第 059323 号

临床内科疾病诊疗研究

主　　编	郝翠翠　等
出 版 人	宛　霞
责任编辑	张　楠
封面设计	刘　雨
制　　版	刘　雨
幅面尺寸	185mm×260mm
开　　本	16
字　　数	313 千字
印　　张	14.5
印　　数	1~1500 册
版　　次	2024 年 3 月第 1 版
印　　次	2024 年 12 月第 1 次印刷

出　　版	吉林科学技术出版社
发　　行	吉林科学技术出版社
地　　址	长春市福祉大路5788号出版大厦A座
邮　　编	130118

发行部电话/传真　　0431-81629529 81629530 81629531
　　　　　　　　　　81629532 81629533 81629534
储运部电话　0431-86059116
编辑部电话　0431-81629510
印　　刷　廊坊市印艺阁数字科技有限公司

书　　号	ISBN 978-7-5744-1092-3
定　　价	88.00元

版权所有　翻印必究　举报电话：0431-81629508

前 言

近年来,随着基础医学理论与技术的蓬勃发展,临床医学内容的不断更新与深入,人民生活水平的不断提高,临床上常见病的疾病谱也在逐渐改变,疾病的诊断、治疗手段也在不断进步。为了适应医学科学和临床研究迅速发展的形势,内科学这个大的学科也相应进入一个飞速发展的阶段。内科学与许多基础学科和其他临床学科有密切关系,其所阐述的内容在整个临床医学的理论和实践中具有普遍意义,是学习和掌握其他临床学科的重要基础。

本书内容包括脑炎和脑膜炎、新发呼吸道传染病、食管疾病、垂体及下丘脑疾病、性腺疾病和风湿免疫疾病六个部分。

本书力求简明、实用、规范,旨在提高内科医师的临床诊疗水平和能力,但由于编者水平有限,再加上时间仓促,书中错误和不妥之处在所难免,恳请广大读者批评指正。

目 录

第一章　脑炎和脑膜炎 1
第一节　脑　炎 1
第二节　脑膜炎 8
第三节　康复评定 19
第四节　康复治疗 24

第二章　新发呼吸道传染病 34
第一节　严重急性呼吸综合征 34
第二节　人感染禽流感 44
第三节　新型甲型 H1N1 流感 54

第三章　食管疾病 59
第一节　贲门失弛缓症 59
第二节　食管癌 66
第三节　食管间质瘤 83
第四节　食管裂孔疝 86
第五节　食管-胃底静脉曲张及其破裂出血 92

第四章　垂体及下丘脑疾病 104
第一节　垂体瘤 104
第二节　垂体前叶功能减退症 116
第三节　尿崩症 124
第四节　生长激素缺乏症 132
第五节　抗利尿激素不适当分泌综合征 134

第五章　性腺疾病 138
第一节　性腺疾病的诊断 138
第二节　性分化异常疾病 143
第三节　性早熟 155
第四节　雄激素不敏感综合征 168

第五节　男子乳房发育征..................................176
第六章　风湿免疫疾病..............................185
第一节　类风湿关节炎..................................185
第二节　系统性红斑狼疮................................188
第三节　硬皮病..199
第四节　炎性肌病......................................207
参考文献..226

第一章 脑炎和脑膜炎

第一节 脑 炎

生物病原体感染脑部所致的炎症称为脑炎。细菌性感染所致者常被称为化脓性脑炎，病毒感染所引起的称为病毒性脑炎，后者是中枢神经系统感染性疾病中最常见的类型，本节将进行重点介绍。

病毒性脑炎系由已知或未定名的病毒直接或间接侵入中枢神经系统所引起。中枢神经系统是被血脑屏障和免疫系统相对隔离的免疫特免区域，血脑屏障有效地防止周围血循环中的感染病毒进入中枢神经系统。但是，在某种特定条件下，全身病毒感染仍有机会侵犯中枢神经系统，从而引起中枢神经系统疾患。中枢神经系统病毒能否感染，以及感染的严重性如何，与感染病毒的种类、程度及致病机制有关。根据病毒对人体组织侵犯的情况，大致上可将病毒归为下列3种类型：①嗜神经病毒，该组病毒对神经组织有高度亲和性，侵入人体组织后，先后直接进入神经组织。如单纯疱疹病毒、脊髓灰质炎病毒、乙型脑炎病毒、狂犬病病毒以及人类嗜T-淋巴细胞病毒（HTLV）等。②泛向性病毒，如腮腺炎病毒、淋巴细胞性脉络丛脑膜炎病毒、柯萨奇病毒、艾柯（Echo）病毒等，广泛累及全身多处部位，主要侵犯脑膜，亦可侵犯大脑和脊髓。③嗜内脏病毒，如流感病毒等，仅有偶然机会侵犯神经系统。

病毒可由呼吸道传染（如流感）或皮肤黏膜感染（如单纯疱疹病毒或肠道病毒）经血液，亦可由昆虫叮咬（如蚊子、螨）、动物污染（如鸟、鸽子粪便）或咬伤（如狂犬）、经注射（如疫苗接种）等途径进入人体。然而，病毒进入机体后，并不一定致病，其有赖于机体对病毒的免疫反应性和相互作用。病毒与其他任何抗原物质一样，进入机体后均能产生病毒抗体，当产生足够的中和病毒抗体时，病毒亦不进入神经组织，机体将不发生疾病，感染的病毒与机体免疫IgG形成免疫复合物被排出体外。然而，嗜神经病毒则在病毒冲破第一防线以后，沿神经末梢进入神经组织。进入神经组织的病毒按其与神经组织的相互作用，又可将病毒归纳为：①溶细胞性病毒，此类病毒侵犯神经组织后，能如火烧样溶解所受累部位的神经细胞，如脊髓灰质炎病毒、日本乙型脑炎病毒等。②寄生病毒，该类型病毒可在神经细胞内长期乃至终身寄生，当机体抵抗力降低时，病毒迅速繁殖，并从寄生部位释放，侵犯邻近脑组织而发病。如单纯疱疹病毒寄生于三叉神经半月神经节中、带状疱疹病毒寄生于脊神经节中，以及狂犬病毒感染后随即侵入中枢神经,并寄生于不同水平的中枢神经组织中,仅当机体抵抗力降低时才出现单纯疱疹脑炎、带状疱疹脑炎或狂犬脑炎的临床症状。③共生病毒,即病毒侵入神经元以后,利用神经元的营养物质、核酸共同进行繁殖和代谢,最后使细胞功能改变,神经元变性、萎缩。如麻疹病毒引起亚急性硬化性全脑炎、人类嗜T-淋巴细胞病毒-Ⅰ(HTLV-Ⅰ)引起热带性痉挛性截瘫等,该组病毒所致的神经系统疾病亦称为慢病毒感染性疾病。

自身免疫性脑炎是指机体免疫系统针对中枢神经系统的神经元、神经细胞内诸成分为抗原产生的抗原抗体反应,从而引起中枢神经系统大脑皮质损伤的一类疾病。其发病的始动因素并非外源性病毒的直接感染,而是来自一些自身抗体或相关因子与中枢神经系统细胞及表面蛋白的相互作用。该类脑炎特征性地累及海马、杏仁核、岛叶及扣带回皮质等边缘结构,故又称边缘叶脑炎。

一、疱疹病毒脑炎

在已分离出的几十种疱疹病毒中,与人类有关的有单纯疱疹病毒(HSV)、水痘-带状疱疹病毒(VZV)、巨细胞病毒(CMV)和Epstein-Barr(EB病毒),这些病毒都属于DNA病毒。此组病毒的共同特点是:①通过接触黏膜表面传染,也可以通过胎盘屏障或器官移植传播,巨细胞病毒和EB病毒尚可通过输血感染。②引起多种临床表现,严重者可致死。③感染后病毒终身寄生,在机体抵抗力降低、免疫抑制等情况下,寄生病毒可再次被激活,并导致各种疾病。

(一)单纯疱疹病毒脑炎

单纯疱疹病毒脑炎(HSE)系由单纯疱疹病毒(HSV)直接侵入脑组织所引起。其感染途径是病毒沿嗅神经或三叉神经轴突上行,寄生于半月神经节,在机体免疫能力下降时,病毒迅速增殖并穿过脑脊膜后进入邻近脑组织,故发病时常选择性损害颞叶和(或)额叶基底部。本病散发,成年人及少年儿童较为多见,占病毒性脑炎病例中的2%~19%,占坏死性脑炎病例中的20%~75%。HSV属嗜神经DNA病毒,分Ⅰ型和Ⅱ型,人类HSE主要由HSV-Ⅰ型病毒所致近90%,HSV-Ⅱ型病毒致病仅占6%~15%,主要见于新生儿。

1. 病理

主要特点是在两侧大脑半球弥漫性损害基础上,出现不完全对称和相对局限于颞叶或额叶的炎性病变。受累神经细胞核内出现嗜酸性包涵体,也可见于星形胶质细胞和少突胶质细胞核内,包涵体内含有疱疹病毒的颗粒和抗原;有局部或广泛的神经细胞水肿、坏死和出血,因而被称为急性出血坏死性脑炎。急性期之后脑组织萎缩,神经胶质细胞增生。

2. 临床表现

多数患者发病前1~2周有发热、头痛、全身不适和上呼吸道感染症状,亦可突然发生,急性期的主要临床表现有:

(1) 症状性癫痫，局灶性或全面发作。临床上可见四肢突然抽搐，继而意识丧失，数次抽搐后意识可转清；或连续多次发作，持续意识不清，昏迷。严重者可于急性起病后，因急性颅内压增高而在数天内死亡。抽搐症状可持续 1 周至数周，重则可持续数月。

(2) 精神症状。表现无固定模式，幻觉丰富，呼喊别人名字、无目的对话、大吵大闹、打人、骂人均很常见。

(3) 自动症和口周不自主运动。患者常可见摸索行为，口周掣动、咀嚼等不自主运动，有的患者还可出现吸吮等幼稚行为。

除上述三大临床表现外，患者还可出现肢体瘫痪、失语、视野改变和锥体外系症状等脑实质损害表现。累及脑膜时可出现颈项强直、凯尔尼格征阳性等脑膜刺激征。部分患者在疾病早期即呈弥漫性脑实质肿胀，出现急性颅内压增高，严重者可发生脑疝，甚至死亡。

3. 辅助检查

脑脊液检查呈轻度炎性改变。白细胞轻度增多为 $(10\sim100)\times10^6/L$，以淋巴细胞为主。蛋白质正常或轻度增高，一般均低于 1.0g/L，脑脊液糖含量正常。脑脊液单纯疱疹病毒抗体检测可以阳性。脑电图检查可见 α 波节律消失，两半球弥漫性或在弥漫基础上出现双侧或单侧额、颞叶高波幅尖波或慢波，具有特征性。头颅 CT 可见双侧颞叶或额叶低密度区，磁共振成像（MRI）则提示上述区域 T_2W 高信号病灶，部分病灶可伴有出血，CT 呈高信号。

4. 诊断和鉴别诊断

根据急性起病，发热，意识障碍，伴或不伴抽搐，脑电图异常和头颅 CT 或 MRI 见到额、颞叶的炎症性异常信号，可作出临床诊断。本病确诊有赖于血清和脑脊液的病毒免疫学检查。血清抗单纯疱疹病毒抗体常呈阳性，但需动态观察急性期和恢复期抗体水平的变化，若后者是前者的 4 倍时则更有诊断意义。脑脊液中单纯疱疹病毒抗体增高，但常常出现较迟，并可持续数年之久，因此该抗体的出现提示病毒感染的证据，缺乏早期诊断意义。咽拭子、口唇疱疹液中分离出病毒为诊断本病的间接佐证。起病后 48～96 小时行脑组织活检，病理可发现炎性细胞浸润和神经元中含包涵体，或将病变组织接种于人胚胎肺细胞或上皮细胞中培养，能从这些脑组织中分离出病毒，或用组织酶免疫法，以抗 HSV-Ⅰ抗体结合抗原，显示脑活检组织中有病毒存在者即可早期确诊本病。

本病发作时临床表现易与自身免疫性脑炎相混淆。临床上，凡诊断单纯疱疹病毒脑炎并经积极治疗而症状未见改善，或拟诊单纯疱疹病毒脑炎已治愈后近期再发者，均应考虑自身免疫性脑炎之可能，应选择免疫抑制剂治疗并做血脑脊液自身免疫抗体测定予以鉴别。

5. 治疗

(1) 抗病毒药物治疗

1) 阿昔洛韦（无环鸟苷）：系鸟嘌呤衍生物，能抑制病毒 DNA 的合成，具有较强的抗疱疹类病毒的作用。常用剂量为15～30mg/(kg·d)，分3次静脉滴注，时间为14～21天。如病情重，可延长治疗时间。药物主要不良反应有谵妄、震颤、皮疹、血尿及血清转氨酶一过性增高。

2）更昔洛韦：其抗病毒谱更广，不良反应更小，对阿昔洛韦耐药病毒也有作用。剂量选择为每日5～10mg/kg，静脉滴注，治疗时间为10～14天。主要不良反应为肾功能损害和骨髓抑制（中性粒细胞、血小板减少），与剂量相关，停药后可以恢复正常。

（2）对症支持治疗：加强护理，注意患者的营养、水和电解质的平衡，呼吸道保持通畅等都极为重要。呼吸道分泌物多时应及时行气管切开术，防止肺部并发症。保持大、小便通畅，常翻身防止压疮。对于癫痫发作者，应按继发性癫痫处理，积极控制发作。如急性颅内压增高明显者，可给予20%甘露醇加地塞米松静脉滴注，每6小时给予1次。

6. 预后

本病预后视损害严重度而定，严重者病死率可高达70%以上，轻症者很少死亡，但可残留颞叶萎缩，产生认知功能损害或癫痫等后遗症。

（二）带状疱疹病毒脑炎

带状疱疹病毒属DNA疱疹病毒，与水痘病毒一致，又称水痘-带状疱疹病毒。初次感染常见于儿童，感染后病毒潜伏于脊神经、脊根神经节或三叉神经细胞内，当机体免疫功能低下时（老年人、长期应用糖皮质激素、免疫抑制治疗、艾滋病等），潜伏的病毒可被激活复制，沿感觉神经离心传到相应皮肤引起皮疹，或沿神经上行，进入神经系统引起脑炎或脑膜炎。

脑部症状一般在皮疹出现后3～5周出现，此时疱疹已消退，皮肤留有色素斑；少数患者可先于皮疹或与皮疹同时发生。脑炎表现同单纯疱疹病毒脑炎，可出现发热、抽搐、意识障碍、精神异常、偏瘫失语。此外，脑干受累者可有脑神经麻痹、共济失调等。带状疱疹脑炎患者一般症状较轻，可以完全恢复，但老年人或三叉神经眼支感染侵犯眼球时可有严重并发症。

脑脊液检查细胞数、蛋白质含量均可轻度升高，糖、氯化物正常。部分患者脑脊液中存在水痘-带状疱疹病毒抗体。

带状疱疹病毒脑炎的治疗可参考单纯疱疹病毒脑炎处理。

（三）其他疱疹病毒脑炎

1. 巨细胞病毒（CMV）脑炎

常为隐性感染，在机体免疫力低下时发病。巨细胞病毒不同于单纯疱疹病毒，它更容易侵犯脑内血管内皮细胞而引起脑血管闭塞性病变。此外，它亦容易侵犯脉络膜上皮细胞，引起脑室周围脑白质坏死。因此巨细胞病毒脑炎临床上除癫痫、昏迷等脑炎常见表现外，亦可发生脑性瘫痪、脑积水等表现。本病尿沉渣中可找到特征性的含核内包涵体的巨细胞，应用荧光抗体可检测组织或脱落细胞中的抗原。抗病毒药更昔洛韦对巨细胞病毒效果好，每日 2 次，每次剂量为 5mg/kg，静脉滴注，2～3 周为一个疗程。

2. Epstein-Barr 病毒（EB 病毒）

与单核细胞增多症及鼻咽癌发病相关。EB 病毒通过软脑膜血管深入感染脑实质或经血管引起血管周围性脱髓鞘，从而产生癫痫发作、昏迷、人格改变、局灶性脑干、大脑异常、共济失调等症状。其中小脑最易受累，患者大多以步态障碍起病。大多数患者为年轻人和大龄儿童，中枢神经并发症常在传染性单核细胞增多症临床起病后 1～3 周发生。

二、流行性日本乙型脑炎

乙型脑炎是由日本乙型脑炎病毒引起的自然疫源性疾病，又称流行性乙型脑炎或日本乙型脑炎，属虫媒病毒性脑炎。该病流行于夏秋季节，主要分布于亚洲和东南亚地区，经蚊子叮咬传播，临床上以急性起病、发热伴不同程度的中枢神经系统损害症状为特征，病后常留有后遗症。由于我国已广泛预防接种乙型脑炎疫苗，发病率已明显下降。

（一）病因和病理

乙型脑炎病毒属黄病毒科 B 组虫媒病毒，是一种核糖核酸 RNA 病毒，具有明显的嗜神经特性。乙型脑炎是一种人畜共患的自然疫源性疾病，人类和许多动物都是其传染源。蚊子是乙型脑炎的主要传播媒介，通过叮咬将病毒感染人类及动物。人类普遍易感染，但感染后仅少数发病，多数为隐性感染，显性与隐性感染之比约为 1：2000。由于机体对该病具有稳定的感染后免疫力，因此再次感染者甚少。

病毒可通过血脑屏障侵入中枢神经系统，在神经细胞内繁殖，可侵犯大脑和脊髓实质，以大脑、中脑、丘脑的病变最重，脊髓的病变最轻。肉眼可见软脑膜充血、水肿，脑沟变浅，脑会变粗。有淋巴细胞及大单核细胞浸润，这些细胞常聚集在血管周围，可形成"血管套"，胶质细胞呈弥漫性增生。

（二）临床表现

60%～70% 的患者是 10 岁以下儿童，其中以 2～6 岁组发病率最高。近年来，因接种预防疫苗，总发病率有明显下降。临床潜伏期一般为 10～15 天。大多在感染后无症状或症状较轻（隐性感染），仅少数人出现中枢神经系统症状（显性感染），表现为高热、意识变化、惊厥等。典型的病程可分为下列 4 期。

1. 初热期

病初 1～3 天为病毒血症期，起病急，无明显前驱症状。有头痛、发热、精神萎靡或轻度嗜睡，此时神经系统症状及体征常不明显。少数患者出现激惹或颈项轻度抵抗感。

2. 热极期

病程 3～10 天，除全身毒血症症状加重外，最突出的为脑损害的症状。体温可达 40℃以上，并持续不退。患者意识障碍逐步加重，一般 50%～94% 的患者昏迷，持续数周，严重者可达 1 个月以上。惊厥发生率为 40%～60%。颈项强直，脑膜刺激症状明显。有不同程度的颅内压增高。在极重型病例中，可发生呼吸衰竭（15%～40%）。少数患者可出现血压下降、脉搏细速、肢端厥冷等循环衰竭症状。大多数患者经3～10天病程后，体温下降，病情逐渐好转。高热、惊厥和呼吸衰竭是乙型脑炎极期的严重症状，其中呼吸衰竭是致死的主要原因。

3. 恢复期

2～3周体温逐渐下降及恢复正常，意识障碍开始好转，经过精神呆滞或淡漠而渐转清醒。神经系统病理体征逐渐改善。此阶段可表现为中枢性发热，低热持续不退；自主神经系统功能紊乱（多汗、失眠、面色渐呈潮红），反应迟钝、精神及行为异常，失语、吞咽困难、肢体瘫痪及癫痫样发作等神经系统表现。

4. 后遗期

发病半年至一年后，患者中有5%～20%留有后遗症，主要有意识障碍、癫痫、痴呆、失语及肢体瘫痪等。癫痫发作有时可持续终身。

临床上根据病情轻重的不同可分轻型、普通型、重型和极重型。

（三）辅助检查

外周血白细胞总数增高，中性粒细胞高达80%以上。但是部分患者外周血可始终正常。脑脊液压力增高，白细胞计数多轻度增加为(50～500)×10⁶/L，早期以中性粒细胞占优势，4～5天后则以淋巴细胞为主；蛋白质轻度增加或正常，糖含量正常或略高，氯化物正常。2%～4%的乙型脑炎患者脑脊液常规检查及生化检查正常。

（四）诊断与鉴别诊断

根据乙型脑炎流行季节、临床表现特点，如在初热期以后出现神经系统症状及脑脊液的变化等方面，可作出临床诊断，但是进一步确诊则需做血清学检查。IgM型乙脑病毒抗体可于病毒感染后5～7天出现阳性，并迅速到达高峰，对乙脑的早期诊断有一定价值。此外从发病初期患者血液、脑脊液和尸检脑组织中均可分离出乙型脑炎病毒。该病须与中毒型细菌性痢疾、单纯疱疹病毒性脑炎、脑型疟疾等疾病相鉴别。

（五）预后和防治

重型乙型脑炎病死率在20%以上，婴幼儿及老年重型患者病死率较高，轻型及普通型大多可顺利恢复，重型存活者有5%～20%发生后遗症。

乙型脑炎的治疗重在降温、止痉、脱水降低颅内压及呼吸衰竭。对于有癫痫后遗症的患者应予以长期抗癫痫治疗。遗留智力低下、言语等高级神经功能障碍和肢体瘫痪者，应加强功能康复。

预防乙型脑炎的关键是灭蚊、人群免疫及动物宿主的管理。

三、自身免疫性脑炎

自身免疫性脑炎是一类由自身免疫机制所介导的脑炎，因其累及大脑的海马、杏仁核、岛叶及扣带回皮质等边缘结构，故又称边缘叶脑炎。它是一类急性或亚急性疾病，临床表现以近事记忆缺失、精神行为异常、癫痫发作为特点的中枢神经系统炎症。

自身免疫性脑炎主要根据其致病抗原的种类进行分类。现将其分类及临床表现叙述如下。

(一) 神经元细胞内抗原抗体相关性自身免疫性脑炎

神经元细胞内抗原抗体相关性自身免疫性脑炎又称为传统型边缘叶脑炎。

本病于20世纪80年代被发现，其致病抗原位于神经元细胞内，包括抗神经元细胞核（Hu）、抗副肿瘤蛋白PNMA2（Ma2/Ta）和抗塌陷反应调节蛋白5（CV2/CRMP5）等。这类传统的细胞内抗原抗体相关性自身免疫性脑炎通常与肺癌、睾丸癌或其他系统性肿瘤相关，被称为副肿瘤边缘叶脑炎。在副肿瘤边缘叶脑炎中恶性肿瘤并非直接浸润引起脑炎表现，主要是通过分泌这些神经元抗体致脑组织T细胞浸润明显，故本病被认为是一种预后不良的自身免疫性疾病。

本病临床诊断需符合下列4点：

(1) 有近视记忆力减退、癫痫发作或精神行为异常等边缘系统受累症状。

(2) 上述症状的出现与确诊肿瘤的时间小于4年。本病的临床症状可先于恶性肿瘤出现，故怀疑本病患者需积极查找肿瘤证据。

(3) 排除其他与肿瘤相关的可引起边缘系统损害的并发症，如肿瘤直接转移、感染、代谢性因素。

(4) 至少具备以下1项：脑脊液呈炎性改变，头颅MRI显示单侧或双侧颞叶在T_2加权像上有高信号或T_1加权像上有萎缩，脑电图显示双侧或单侧颞叶有尖波-尖慢复合波或慢波。

一旦拟诊本病，应积极查找肿瘤，如发现原发肿瘤，需积极行抗肿瘤治疗。由于本病的发病机制为免疫介导，故大剂量激素、丙种球蛋白等免疫治疗能短期改善患者的临床症状，此外应加强癫痫及精神症状的药物控制。本病复发性高，临床预后差，需综合治疗，联合抗肿瘤、免疫抑制及对症治疗。

(二) 神经元细胞膜抗原抗体相关性自身免疫性脑炎

神经元细胞膜抗原抗体相关性自身免疫性脑炎又称新型边缘叶脑炎。21世纪初开始至今，陆续发现了与边缘性脑炎致病相关的细胞膜抗原抗体，这些抗原包括N-甲基-D-天冬氨酸受体（NMDAR）、α-氨基-3-羟基-5-甲基-4-异噁唑丙酸受体（AMPAR）、γ-氨基丁酸B型受体（GABA2R）等，这些抗体介导的边缘叶脑炎除抗NMDAR脑炎与畸胎瘤、胸腺瘤相关外，较少与恶性肿瘤相关联，对免疫治疗效果好，临床预后较好。

1. 抗NMDA受体脑炎

常见于15~45岁女性，易伴发卵巢畸胎瘤，青少年患者中肿瘤比例小于10%。临床表现特征可归纳为：

(1) 部分患者在前驱期有感染症状。

(2) 早期表现为神经症、精神紊乱、遗忘和肌张力障碍。

（3）一周至数周后患者出现晚期症状，表现为肌张力障碍、舞蹈样不自主运动、自主神经功能不稳定、换气不足、呼吸困难和意识障碍。急性期后多数患者病情稳定，常需要呼吸支持，其时间为2～40周，平均8周。实验室检查可见轻度脑脊液细胞增多，脑脊液寡克隆抗体IgG阳性。头颅MRI正常或异常，表现为皮质、皮质下、基底节及小脑间有少量T_2W异常信号，极少有增强的异常信号。

2. 钾通道电压门复合物（VGKC）相关性边缘叶脑炎

在边缘叶脑炎中较多见，患者血清中含钾通道电压门复合物的抗体，含量很高，滴度在400pmol/L以上（正常人小于100pmol/L）。这种抗体阳性的边缘叶脑炎患者表现为急性或亚急性发作的记忆丧失、精神紊乱、颞叶癫痫发作、激惹和其他精神症状，持续数天到数周。部分患者可有前驱感染。发病年龄以40岁以上居多。这些患者脑电图检查可见颞叶有局灶性慢波或痫样放电。头颅MRI可见T_2、FLAIR像一侧或两侧颞叶内侧面高信号。

3. AMPA受体抗体阳性边缘叶脑炎

具有典型的边缘叶脑炎临床表现，血清和（或）脑脊液AMPA受体抗体阳性。

不论何种新型边缘叶脑炎，均应积极寻找可能存在的肿瘤（尤其是畸胎瘤），并积极进行抗肿瘤治疗（手术+放化疗）。大剂量激素、丙种球蛋白、环磷酰胺、硫唑嘌呤等免疫抑制剂均可选用。此外还需加强对症治疗，应积极选用精神症状控制、抗癫痫药物。除伴发恶性肿瘤外，多数患者预后良好。

第二节 脑膜炎

一、病毒性脑膜炎

病毒性脑膜炎是中枢神经病毒性感染最常见的类型，曾被称为"虚性脑膜炎"，该病是由多种病毒所引起的一种脑膜感染。临床表现有急性脑膜感染，但极少或无神经并发症，脑脊液白细胞增多，以淋巴细胞为主。如同时侵犯脑实质称为病毒性脑膜脑炎。目前所知，能引起脑膜炎的病毒包括肠道病毒、柯萨奇病毒（A型和B型）、ECHO病毒、脊髓灰质炎病毒、腮腺炎病毒、单纯疱疹病毒、水痘-带状疱疹病毒等，以柯萨奇病毒和ECHO病毒最常见。

不论何种病毒引起的脑膜炎，其临床表现大致相同。起病急骤，以剧烈头痛、发热伴有颈项强直为特点。发病前可伴有病毒感染前驱症状，如全身不适、咽痛、恶心呕吐、肌痛、畏光等。除颈项强直外多无其他阳性神经体征。某些肠道病毒感染可出现皮疹，大多数与发热同时出现，持续4～10天。柯萨奇病毒和ECHO病毒感染可出现典型斑丘疹。柯萨奇B型病毒感染可伴有流行性肌痛和心肌炎。症状的严重程度取决于患者的自身抵抗力,年龄越大症状越重。

外周血中白细胞大多数正常,但CRP增高。EB病毒感染者外周血中可见大量不典型单核细胞。腮腺炎病毒感染者血清淀粉酶升高。脑脊液压力正常或轻度升高;白细胞计数升高,可达$100×10^6$/L,以淋巴细胞为主;蛋白质含量增高,糖含量一般正常。

根据起病急骤,发热、头痛、恶心、呕吐、脑膜刺激征,血液和脑脊液的特征性改变,临床可以拟诊本病。病原学诊断往往需从脑脊液中分离出病毒才可确定。但仍需与其他脑膜炎(化脓性、结核性、真菌性)、脑膜癌变等相鉴别。

治疗主要以对症支持治疗为主。发热可用退热镇痛药;有明显颅内高压可用甘露醇等脱水剂;抗病毒药物治疗可参见本章疱疹病毒脑炎。急性期适当使用激素可能缓解症状。

本病为自限性疾病,多数预后良好,不留后遗症。若2周不能缓解,应考虑其他疾病可能。

二、化脓性脑膜炎

化脓性脑膜炎是最常见的中枢神经系统细菌感染,是各种细菌侵犯脑膜引起的以发热、头痛、颈项强直、意识改变、惊厥为临床表现的脑膜炎症。

化脓性脑膜炎的最常见致病菌是脑膜炎双球菌、肺炎双球菌、流感嗜血杆菌,其次是金黄色葡萄球菌、链球菌、大肠埃希菌、变形杆菌、厌氧杆菌、铜绿假单胞菌等。脑膜炎双球菌最常侵犯儿童,是儿童最常见的脑膜炎,称为流行性脑膜炎,成年人也可发病。流感嗜血杆菌好发于6岁以下幼儿。肺炎双球菌脑膜炎好发于老年人及婴幼儿。大肠埃希是新生儿脑膜炎最常见的致病菌。金黄色葡萄球菌和铜绿假单胞菌脑膜炎往往继发于腰椎穿刺、颅脑外科手术或开放性损伤之后。细菌性脑膜炎一般发生在开颅手术后3周内;多发生在脑室内引流术后1个月内;用于急性颅内压增高抢救的脑室外引流术后超过5天,感染率将进一步增高,故脑室外引流时间不宜超过1周。近年来由于抗生素的广泛应用,治疗不彻底或不典型化脓性脑膜炎逐渐增多。院内医源性感染和混合感染也是细菌性脑膜炎的重要原因。

(一)病理

各种致病菌引起的急性化脓性脑膜炎的病理变化基本相同。早期软脑膜及大脑浅表血管充血、扩张,炎症沿蛛网膜下隙扩展,大量脓性渗出物覆盖于脑表面,沉积于脑沟及脑基底部脑池等处。随着炎症的扩展,浅表软脑膜和室管膜均因渗出物的覆盖而呈颗粒状,脑膜粘连可引起脑脊液吸收、循环障碍,导致交通性或非交通性脑积水,偶可见脑脓肿形成。显微镜下可见脑膜有炎性细胞浸润,早期以中性粒细胞为主,常可找到致病的病原菌。

(二)临床表现

化脓性脑膜炎临床症状的轻重取决于致病菌的毒力及患者的自身抵抗力。不论何种病原菌所致化脓性脑膜炎，均有其共同的临床表现，患者大多呈急性或暴发性起病；发病初出现全身症状，有畏寒、发热、全身不适及上呼吸道感染症状；头痛为突出症状，并伴呕吐、颈项强直、项背痛或畏光等；严重者可伴激惹谵妄，甚至出现意识障碍、昏睡或昏迷。查体可发现颈项强直、凯尔尼格征及 Bmdzinski 征阳性。然而，不同类型的致病菌所致的临床表现又有各不相同之处。

1. 脑膜炎双球菌性脑膜炎

本病多见于儿童，特别是幼儿，病原菌借助于咳嗽、打喷嚏、说话等由飞沫直接经空气传播。密切接触如同吃同睡、怀抱、喂乳、接吻等也可传播。无论散发或流行，流脑发病率以冬春季为高。在流行年，流行前期逐月发病率递增幅度较非流行年明显为大，对预测本病是否将发生流行有一定意义。按临床表现的轻重，本病可分为普通型、暴发型、慢性败血症型。

普通型脑膜炎球菌感染约占全部病例的 90%。可分为上呼吸道感染期、败血症期和脑膜炎期：

(1) 上呼吸道感染期：大多数患者不产生任何症状，仅部分患者有咽喉疼痛、鼻咽部黏膜充血，分泌物增多。鼻咽拭子培养可发现脑膜炎球菌。一般情况下很难诊断。

(2) 败血症期：患者常无前驱症状，30%～50% 的患者有败血症而无脑膜炎，有突然寒战、发热、头痛、呕吐、全身乏力、肌肉酸痛、食欲不振及神志淡漠等毒血症表现。主要特征性体征为出血性皮疹（约 70% 患者在发病不久出现皮肤、黏膜瘀点、瘀斑，大小为 1～2mm，也可至 1cm）。毒血症严重时可出现脑膜刺激征。多数患者于 1～2 天发展为脑膜炎。

(3) 脑膜炎期：此期出现化脓性脑膜炎典型中枢神经系统症状。严重者 1～2 天后患者进入谵妄、昏迷状态。此时病情重笃，可出现呼吸衰竭、循环衰竭或其他并发症。

暴发型脑膜炎球菌感染患者起病急骤，病情凶险，如不及时抢救，常在 24 小时内即可危及生命，称为暴发型。临床主要表现为：

1) 败血症休克。

2) 脑膜脑炎。

3) 兼有上述两种临床表现，病死率极高。

慢性败血症型脑膜炎球菌感染患者病程可迁延数月，反复发作，易出现并发症，并发症包括继发感染和化脓性迁徙性病变。继发感染以肺炎最为常见，尤多见于老年患者和婴幼儿，其他有压疮、角膜溃疡、尿道感染。化脓性迁徙性病变即在败血症期播散至其他脏器而造成的化脓性病变、变态反应性病变。有全眼炎、中耳炎、化脓性关节炎（常为单关节炎）、肺炎、脓胸、心内膜炎、心肌炎、睾丸炎、附睾炎。

2. 肺炎双球菌性脑膜炎

本病呈散发性，多见于婴幼儿及老年患者。50% 以上的患者继发于肺炎球菌性肺炎之后，绝大多数于肺炎后 7～10 天逐步出现典型脑膜炎症状。本病可有明显的颅内压增高症状，较明显的炎性渗出物引起脑膜粘连较容易累及脑神经麻痹，最常见的受累神经依次为展神经、面神经、动眼神经。此外脑膜粘连易导致脑膜下积液积脓、阻塞性脑积水的形成。婴儿患者常表现为抽搐、嗜睡、烦躁、厌食和呕吐，反应敏感、突然尖叫，两眼发呆，重则角弓反张。老年患者则深睡、精神紊乱或抽搐发作。

反复多次发作的复发性脑膜炎是本病的特征之一，发作间期为数月或数年。反复发作的原因如下。

(1) 脑脊液鼻漏。
(2) 先天性缺陷或后天性颅骨损伤。
(3) 脑膜旁感染病灶如乳突炎或鼻窦炎。
(4) 儿童脾切除术后。
(5) 宿主免疫功能低下或应用免疫抑制剂。
(6) 脑脊液极度黏稠形成包裹，影响药物疗效。

3. 金黄色葡萄球菌性脑膜炎

以金黄色葡萄球菌性脑膜炎最为常见，为严重的化脓性脑膜炎，多见于新生儿或成年糖尿病患者的继发感染。起病急，起病前多合并局部葡萄球菌感染灶。一般均有明显全身中毒症状，39℃以上的弛张热、关节痛、肝脾肿大，严重者伴有感染性休克。神经系统症状除典型脑膜炎症状外，早期即可继发颅底粘连，出现多对脑神经麻痹和颅内压增高，继发脑内感染形成脑脓肿，重则继发脑疝而死亡。

4. 铜绿假单胞菌性脑膜炎

铜绿假单胞菌是一种条件致病菌，仅当机体免疫功能降低或颅脑、脊柱手术时污染手术野和创口后才能进入中枢神经系统而致病。因而本病菌感染常发生于下列人群：

(1) 应用免疫抑制剂、抗肿瘤药物的患者。
(2) HIV 感染者。
(3) 耳、乳突及鼻旁窦感染扩散者。
(4) 颅脑、脊柱外伤、手术患者。
(5) 脑室引流患者。
(6) 肺部感染、心内膜炎、尿路感染者或压疮患者。

铜绿假单胞菌性脑膜炎患者较少急性起病，常缓慢起病、病程迁延，可有 38～39℃ 高热，脑膜刺激征症状可不突出，预后差，病死率高。

(三) 辅助检查

外周血白细胞总数明显增加（$20×10^9$/L 左右，高者达 $40×10^9$/L 或以上，中性粒细胞占 0.80 以上）。白细胞总数正常或以下者在 60 岁以上老年患者提示预后不良。

脑脊液检查是诊断脑膜炎的重要依据，但应注意腰椎穿刺后易发生脑疝，应严格掌握适应证。典型脑膜炎常压力升高，脑脊液外观呈浑浊米汤或化脓样，白细胞总数明显增高，可达数千甚至数万，白细胞分类绝大多数为多核细胞。蛋白质含量显著增高，糖含量低。50%的患者可在脑脊液中找到致病菌。

头颅影像学检查可用于寻找化脓性脑膜炎感染源，常可见鼻旁窦炎、中耳炎等影像学依据。此外尚可早期发现交通性脑积水、脑室扩大及继发性颅内脓肿。脑电图检查没有临床意义。

(四)诊断与鉴别诊断

根据可能的流行病学特征（流脑冬春季流行，儿童患者多于成年患者）、临床表现（起病急，高热、头痛、呕吐，颈项强直及脑膜刺激征者，流脑患者皮肤及黏膜瘀点或瘀斑）以及白细胞总数明显增高、脑脊液呈化脓性改变，脑脊液沉渣涂片病原菌的发现即可确诊化脓性脑膜炎。

化脓性脑膜炎尚需与结核性脑膜炎相鉴别。结核性脑膜炎多起病缓慢，从低热、盗汗、消瘦等开始，1～2周后出现神经症状。多有结核病接触史和结核病灶。脑脊液多呈玻璃样，有薄膜形成，细胞数为 $(0.1～10.5)×10^9/L$，以淋巴细胞为主，蛋白质含量增高，糖和氯化物含量降低。薄膜和脑脊液沉淀涂片可找到结核杆菌，培养和动物接种液可获得阳性。

(五)治疗

1. 病因治疗

化脓性脑膜炎诊断一旦成立，均应积极地选择有效的抗生素进行病因治疗，治疗的积极性和准确性与患者预后直接相关。抗生素的选择应根据病原菌选用，如病原菌未明确，应选用广谱抗生素，并按一般发病规律选用药物。此外，应选择容易通过血脑屏障的药物，以期在脑脊液中达到较高的药物浓度。给药方式以静脉给药为首选，使其血药浓度短期内迅速升高。临床中常常不能立即明确病原菌，故治疗必须分为病原菌明确前和明确后两种治疗方案。

(1) 常规抗生素选择原则根据不同患者进行选择：

1) 新生儿：选用头孢噻肟、氨苄西林。

2) 婴儿和儿童：选用第三代头孢菌素。

3) 成年人：社区获得性感染者选用第三代头孢菌素，加用氨苄西林；外伤或颅脑手术感染者选用万古霉素加用头孢类抗生素或美罗培南。

4) 老年人、免疫能力差者：选用氨苄西林加用头孢拉啶；合并短路引流者选用万古霉素加用头孢菌素或美罗培南。

(2) 已知病原菌的药物治疗根据不同致病菌进行选择：

1) 脑膜炎双球菌脑膜炎：首选青霉素G，每日的剂量成年人为20万～30万U/kg，儿童为10万～25万U/kg静脉滴注。

当患者对青霉素过敏时，可改用氯霉素治疗。剂量为成年人每日50mg/kg，儿童每日50～75mg/kg，根据病情分次口服、肌内注射或静脉滴注。应严密注意对骨髓的抑制。某些菌株对于磺胺类药物敏感，亦可使用，成年人采用复方磺胺甲基异噁唑片或针剂（含

SMZ0.4g，TMP0.08g)，每次 3 片或 3 支，每日 2 次。儿童按 SMZ 每日 50～80mg/kg 计算，分 2 次口服、肌内注射或静脉注射。亦可采用磺胺嘧啶加 TMP 治疗。第三代头孢菌素类毒性低，抗菌谱广，对 β-内酰胺酶稳定，且脑脊液内浓度较高，故对病原诊断尚不明确者可以应用。头孢唑肟成年人剂量为每日 3～4g，儿童剂量为每日 150mg/kg，分 3～4 次静脉快速滴注。头孢曲松（头孢三嗪）成年人剂量为每日 2g，儿童为每日 100mg/kg，每日 1 次静脉滴注。

2) 肺炎球菌性脑膜炎：首选青霉素 G，用量为 2000U/d，分次静脉滴注，两周为一个疗程。青霉素耐药者可选用头孢曲松，2.0～4.0g/L，分两次静脉滴注；或头孢噻肟钠 2.0g，每日 2～3 次。

3) 金黄色葡萄球菌性脑膜炎：多数对青霉素 G 耐药，故可选用万古霉素，剂量为 2～3g/L，分 3～4 次静脉滴注。

4) 铜绿假单胞菌性脑膜炎：可选用头孢他啶或头孢吡肟，每日 3 次静脉滴注，每次 2g。

2. 对症治疗

(1) 肾上腺皮质激素在应用大剂量抗生素的同时，静脉滴注地塞米松 5mg/d，对减少颅内粘连、脑积水、脑膜增厚等均有远期效果。

(2) 20% 甘露醇每次 250mL，分 3 次静脉滴注，可改善急性颅内压增高。

(3) 脑室引流脑膜炎后期、继发交通性脑积水或阻塞性脑积水者，均可选择脑室外引流或脑室内引流。

(六) 预后

早期足量应用抗生素，多数患者预后良好。若治疗不充分容易使病程转为慢性脑膜炎，并继发脑神经麻痹、交通性脑积水、癫痫等后遗症。治疗不充分者亦可形成继发性脑脓肿。

三、结核性脑膜炎

结核性脑膜炎是由结核分枝杆菌引起的脑膜和（或）脊膜非化脓性炎症的慢性脑膜炎，是最常见的中枢神经系统结核病，约占神经系统结核的 70%，结核性脑膜炎可伴或不伴全身结核，如粟粒性肺结核。

(一) 病因和病理

结核分枝杆菌属于放线菌目、分枝杆菌科、分枝杆菌属，中枢神经系统结核感染主要是人型结核分枝杆菌引起的。结核的感染主要通过呼吸系统吸入含结核分枝杆菌的微粒，经血源播散至全身各脏器，结核分枝杆菌感染 2～4 周即产生细胞介导的免疫反应，在组织形成以干酪样物质为中心、周围聚集巨噬细胞和淋巴细胞的结核结节，在一定情况下结核结节可以破裂，释放结核分枝杆菌以及产生有毒性的抗原物质，进入周围组织，这些过程发生于脑膜时即形成临床的结核性脑膜炎。少数情况下，结核感染源可以是颅内邻近组织如内耳或乳突感染。

结核分枝杆菌多同时累及脑膜、脑实质和脑血管，初期在蛛网膜下隙形成结核渗出液，主要是多形核细胞、红细胞、巨噬细胞和纤维组织，随病程迁延，结核渗出液中淋巴细胞增多。结核渗出液能影响小动脉、中动脉和毛细血管，引起反应性血管内皮下细胞增生而堵塞血管。除了影响脑实质和血管，结核渗出液阻塞导水管或孟氏孔引起阻塞性脑积水，以及影响脑脊液吸收导致交通性脑积水。

（二）临床表现

结核性脑膜炎的临床表现多样，起病呈亚急性或慢性，既往结核感染史较少（20%左右），无明显的诱因，平均起病时间为2～3周，但是有的患者可达数月。感染初期可以无神经系统表现，逐渐出现头痛和脑膜刺激征（颈项强直、凯尼尔格征），精神情感淡漠、意识模糊和行为改变，后期出现局灶神经功能缺损，由于大脑血管病变的存在，容易出现偏瘫、抽搐、偏侧运动障碍；结核渗出液易引起脑膜粘连从而导致多种脑神经麻痹等症状和体征。最常见的脑神经麻痹是第Ⅵ对神经，其次第Ⅲ、第Ⅳ、第Ⅶ对神经，较少累及第Ⅱ、第Ⅷ、第Ⅺ和第Ⅻ对神经。50%粟粒性结核患者眼底检查可发现视网膜粟粒样结节。在整个病程中颅内压增高十分常见，在儿童结核性脑膜炎患者中，表现为前囟突起和颅围增大；成年人患者则以嗜睡、复视和视物模糊表现为主。后期患者由于结核性分泌物在脑室形成粘连易产生脑积水症状，严重或晚期患者可以出现昏迷。

（三）辅助检查

常规实验室检查多无特征性改变。脑脊液检查是结核性脑膜炎的主要实验室指标。脑脊液检查结果多变，脑脊液一般压力明显增高，外观清亮或呈乳白色，晚期可黄变，留置后可形成薄膜；在脑脊液生化检查中，糖含量明显降低，且糖含量的高低与脑膜炎症活动程度相关，因此糖含量的变化可作为疾病发展过程的重要指标；同时，脑脊液氯化物含量亦降低，此指标虽然诊断意义低，但可作为本病预后的重要指标；脑脊液蛋白质含量升高（1～2g/L），蛋白质含量超过10～20g/L时，会出现脑脊液自凝或椎管阻塞现象。脑脊液细胞增高，以淋巴细胞为主，一般在$500×10^6$/L。上述典型脑脊液改变虽然无特异性，但提示应高度疑诊结核性脑膜炎。脑脊液涂片寻找抗酸杆菌阳性率低（<25%），结核分枝杆菌培养是结核性脑膜炎诊断的"金标准"，但是培养阳性率亦低，约50%。

1. 皮肤结核菌素试验

取结核菌素蛋白1∶10000或1∶5000的浓度，于前臂内侧皮内注射形成皮丘，观察48h，若皮丘周边发红，形成直径大约1.0cm的红色皮丘为阳性。结核菌素皮内试验阳性者提示有结核感染，但不提示结核性脑膜炎的诊断。近年来，由于患者常应用类固醇皮质激素，因此结核菌素皮内试验常为阴性结果。

2. 结核杆菌感染T细胞斑点试验（T-SPOTTB）

T-SPOTTB技术是利用结核分枝杆菌感染患者外周血或脑脊液单个核细胞中特异性

活化T细胞，这些单个核T细胞在受到结核分枝杆菌特异性抗原刺激后分泌γ-干扰素而设计的T细胞斑点试验，通过计数斑点数可以推测体内是否存在对结核分枝杆菌反应的T细胞，从而对结核分枝杆菌感染进行辅助诊断。外周血T-SPOTTB诊断结核的敏感性为83%～97%，特异性可达到87%；而脑脊液T-SPOTTB检测结核性脑膜炎的特异性可达到96%，因而该项技术已广泛用于结核及结核性脑膜炎的诊断，其阳性斑点数越高，结核诊断的价值就越大。脑脊液细胞结核菌素抗体分泌细胞，即B细胞斑点试验检测，其阳性率在90%左右，亦有早期诊断结核性脑膜炎的价值，优于PCR和酶联抗体检测。

头颅CT可发现结核性脑膜炎形成的继发性脑积水造成脑室扩张，慢性病者可见室管膜结核渗出物形成脑室旁软化灶、缺血灶。增强MRI可发现脑神经增粗，颅底结核渗出物增强，在渗出物覆盖下可出现大范围的脑实质损害。脑血管检查可发现血管狭窄和受累动脉的血管瘤形成。

(四) 诊断和鉴别诊断

根据结核病史或接触史、既往肺结核或其他部位结核感染的结核病，出现头痛、脑膜刺激征以及典型的脑脊液改变，外周血或脑脊液T或B-SPOTTB检测阳性，诊断不难。但是需与治疗不彻底的化脓性脑膜炎及其他亚急性或慢性炎症类型脑膜感染（如隐球菌性脑膜炎等）相鉴别。结核性脑膜炎的确诊则仍有赖于脑脊液涂片寻找抗酸杆菌或细菌培养阳性，然而因其阳性率低且时间长而被临床忽视。

(五) 治疗

1. 药物的选择

(1) 一线药物：临床常用药物主要包括异烟肼、利福平、吡嗪酰胺等。

1) 异烟肼 (INH)：为治疗各种结核感染的核心药物，它抑制结核杆菌DNA合成，破坏菌体内酶活性，干扰分支菌酸合成，对细胞内外、静止期及生长期的结核菌均有杀菌作用。本药易透过血脑屏障，成年人剂量0.3～0.4g/d顿服，每日2次。儿童按10mg/(kg·d)。不良反应以肝脏毒性最常见，严重者可出现急性重型肝炎。常规剂量偶有周围神经炎、精神症状、癫痫等不良反应。对易发生周围神经炎的患者（糖尿病、酒精中毒、营养不良）、妊娠者、癫痫患者应加用维生素B_6 100～200mg/d。

2) 利福平 (RFP)：与菌体RNA聚合酶结合，干扰DNA和蛋白质的合成而灭菌。对于细胞内外结核菌均有杀菌作用，特别对半休眠状态、偶有突发生长的细菌最为有效。它可口服或静脉给药。成年人剂量10mg/(kg·d)，一般不超过600mg/d，晨起饭前服用。利福平不良反应少见，可有肝肾功能损害和血液系统毒性。用药后尿可呈橘红色。

3) 吡嗪酰胺 (PZA)：破坏菌体内酶活性，干扰菌体电子运输系统，在酸性环境下对于细胞内结核分枝杆菌有杀灭作用，特别对半休眠状态的菌群更有效，其血脑屏障通透性好。推荐剂量为20～35mg/kg，分3次服用，单独应用易产生耐药性，肝脏毒性较多见。

4) 乙胺丁醇（EMB）：一种抑菌剂，可抑制菌体 RNA 合成，阻碍核酸合成，干扰脂类代谢，与其他结核药物合用能防止耐药菌产生。推荐剂量 750～1000mg/d 顿服，不良反应可以出现球后视神经炎。

5) 链霉素（SM）：可干扰菌体蛋白质合成和需氧电子运输系统而杀灭、抑制结核菌生长，在碱性条件下为细胞外杀菌药。链霉素成年人剂量 1g/d，儿童剂量 20～40mg/(kg·d)，此药易深入胸腹腔，不易渗入干酪病灶和脑脊液。主要不良反应为第Ⅳ对脑神经不可逆损害，以前庭损害为重。一般在治疗前数周给药，以后逐渐减少。

(2) 二线药物：目前常用的二线药物主要有对氨基水杨酸、环丝氨酸、卷曲霉素、卡那霉素、阿米卡星、环丙沙星、莫西沙星、氧氟沙星、利福喷汀等。二线药物为抑菌药，主要防止结核分枝杆菌耐药性的产生。环丝氨酸由于其严重的中枢毒性限制了它在中枢感染的应用；在脑膜炎症不明显时，对氨基水杨酸、卡那霉素、阿米卡星不能很好地透过脑脊液，导致脑脊液中药物浓度很低。而氧氟沙星较易通过血脑屏障，可在脑脊液中达到较高浓度。

2. 治疗方案

目前 WHO 推荐结核性脑膜炎治疗方案为异烟肼、利福平和吡嗪酰胺（可加用乙胺丁醇）联合应用 2 个月后，停用吡嗪酰胺，续用异烟肼和利福平 4 个月，儿童患者则延长到 10 个月。国内专家推荐方案为异烟肼成年人起始量为 1.2g/d，病情稳定后可逐渐减量至 0.4g/d（用药 1 年时）；利福平 0.45g/d，应用 9～18 个月；吡嗪酰胺 1.5g/d，分 3 次服用，疗程为 3～4 个月；链霉素 0.75g/d，肌内注射，总量 60～90g/L。

对于耐药菌所致的结核性脑膜炎，目前共识方案为联合 4 种一线的抗结核杀菌药物，包括异烟肼、利福平、吡嗪酰胺、链霉素。当药物敏感度报告出结果后可加用乙胺丁醇。

在抗结核治疗的过程中，患者体重增加和一般状况改善为病情恢复的早期表现，体温降低往往见于持续治疗后 1 个月以上。脑脊液糖含量升高、细胞数降低为最早的治疗反应，随后出现蛋白质降低。整个治疗恢复过程大约需要 6 个月甚至更长。

3. 辅助治疗

(1) 糖皮质激素：病情严重者如颅内压增高明显、椎管阻塞等可以加用糖皮质激素治疗。建议泼尼松 1mg/(kg·d) 或地塞米松 10～20mg/d，疗程 3～6 周，此后在 2～4 周逐渐减量并停药。糖皮质激素不主张鞘内注射。

(2) 降低颅内压：颅内高压明显时可给予脱水药。

(3) 抗癫痫治疗：结核性脑膜炎患者常继发癫痫发作，此外由于异烟肼的应用，癫痫发作颇为常见。故治疗除应用抗癫痫药物外需加用维生素 B_6。

(4) 手术治疗：结核性脑膜炎常继发颅底粘连引起交通性或梗阻性脑积水，此时应做引流手术治疗。

(六) 预后

结核性脑膜炎一般预后良好，与疾病程度、神经功能损害严重程度、抗结核治疗早晚及年龄有关。神经系统后遗症主要为广泛脑功能受损引起的神经精神症状、癫痫以及继发性神经功能损伤（包括偏瘫、脑神经麻痹、脊髓蛛网膜炎）。

四、新型隐球菌性脑膜炎

新型隐球菌感染是中枢神经系统最常见的真菌感染，以脑膜侵犯多见，其临床病情重，病死率高。人群感染率在3%～6%，中枢神经系统感染约1/10万。临床表现呈慢性或亚急性脑膜炎，常被误诊为结核，脑膜炎。

（一）病因和病理

新型隐球菌呈革兰染色阳性菌，属条件致病菌，其荚膜多糖是血清型特异性的抗原基础，并与其毒性、致病性和免疫性密切相关。新型隐球菌广泛存在于土壤和鸽粪中，鸽子是主要的传染源。新型隐球菌可以通过呼吸道、消化道和皮肤接触等三条途径传播，目前主要是免疫缺陷患者的感染机会之一，包括艾滋病、淋巴瘤、长期使用激素和免疫抑制剂患者。

新型隐球菌感染可以侵犯脑膜和脑实质，以脑膜炎表现最为常见。新型隐球菌性脑膜炎中颅底软脑膜受累显著，蛛网膜下隙有广泛的渗出物，含单核细胞、淋巴细胞及隐球菌，也可形成局限性肉芽肿。

（二）临床表现

起病隐匿，呈慢性或亚急性病程，病前可有上呼吸道感染或肺部感染史，多数患者以发热、头痛、恶心、呕吐为初始症状，头痛症状非常突出，可从早期的阵发性头痛逐步转为持续性头痛。发热一般体温不高，多在38℃左右，亦有少数患者不伴发热。体格检查早期脑膜刺激征（颈项强直和凯尔尼格征）明显；多数患者出现视盘水肿和后期视神经萎缩等颅内压增高症状和体征；因蛛网膜下隙的脑膜损害显著，常出现多脑神经损害的症状，以听神经、面神经和眼球运动神经损害多见，也可见阻塞性脑积水的表现。若隐球菌沿血管周围间隙进入脑实质，而临床抗真菌治疗比较晚或不彻底则可形成隐球菌性肉芽肿，临床表现为颅内占位性病变。新型隐球菌性脑膜炎临床常呈进行性加重，未经治疗的患者在数月内死亡，一般病程为6个月左右。免疫力低下的患者常急性起病，进展迅速，多在2～4周死亡。

（三）辅助检查

脑脊液检查压力常明显增高，常超过300mmH$_2$O，外观清亮或微浑，轻中度细胞增多，$(100～500)×10^6$/L，以单核细胞为主。脑脊液蛋白质含量轻度增高，为0.5～1.0g/L，晚期伴颅底粘连时可超过1.0g/L。糖含量和氯化物含量明显减低，少数慢性病患者糖含量极低（甚至为零）。

脑脊液离心后做墨汁涂片检查发现新型隐球菌可以确诊，阳性率约70%。脑脊液培养为"金标准"，脑脊液培养（2～10天）或动物接种（20天）可以明确诊断，阳性率也达75%。

血清学乳胶凝集试验呈阳性结果,其特异性和敏感性高达90%,但是血清学指标与治疗疗效间无明显关系。此外类风湿关节炎、红斑狼疮、肿瘤患者也可出现假阳性。

新型隐球菌性脑膜炎患者头颅CT或MRI无特征性改变,常无明确病灶,头颅MRI偶可见脑实质中散在多发小病灶,增强后轻度强化。如隐球菌侵犯血管可造成血管炎性闭塞引起相应血管供血区的梗死信号。此外一旦形成隐球菌性肉芽肿则可出现占位性病变。

(四)诊断与鉴别诊断

对于临床表现为中枢神经系统感染征象,呈亚急性或慢性病程,伴有颅内压增高、颅底多脑神经损害体征,尤其是具有免疫力低下患者和养鸽习惯的患者,应高度怀疑诊断。临床上容易和结核性脑膜炎混淆,通过临床症状和体征以及脑脊液变化无法鉴别,须依赖血清学乳胶凝集试验、脑脊液墨汁涂片和培养结果。另外应与其他中枢神经系统感染相鉴别,如部分治疗的化脓性脑膜炎。

(五)治疗

1. 抗真菌治疗

(1)两性霉素B(AMB):它是最强有力的抗真菌药物,几乎对所有真菌均有抗菌活性,其作用机制主要是药物与真菌细胞上的固醇结合,损伤细胞膜的通透性,导致细胞内主要物质的外漏,影响其生长代谢。成年人首次两性霉素B 1～5mg/d,加入5%葡萄糖液500mL内静脉滴注,6小时内滴完;以后根据情况加量,直至最大剂量达1mg/(kg·d),总剂量达3000～4000mg,疗程需3～4个月。部分患者可行两性霉素B鞘内注射,从小剂量开始,首次为0.05～0.1mg,逐渐增加至每次0.5mg,总量为20mg左右。两性霉素B不良反应主要有静脉滴注时出现高热、血栓性静脉炎、头痛、恶心、呕吐、血压下降;长期使用时出现肝肾功能受损、心律失常、低钾血症等。为减轻不良反应静脉滴注时应避光缓滴,并加用1～5mg地塞米松。且多主张与氟胞嘧啶和吡咯类药物合用,以减少其剂量。也可使用两性霉素B脂质体,它与两性霉素B相比,增加了对真菌细胞膜内麦角固醇的亲和力,降低了对哺乳动物细胞膜的亲和力,从而提高了抗真菌活性,而且对宿主器官的损伤大为降低。

(2)5-氟胞嘧啶(5-FC):本品为抑菌剂,高浓度时具有杀菌作用。其作用在于药物通过真菌细胞的渗透酶进入细胞内转化为氟尿嘧啶,代替尿嘧啶进入真菌脱氧核酸中,从而阻断核酸的形成。推荐剂量为100～150mg/(kg·d),静脉滴注或口服,口服者分3～4次给药,疗程6周以上,不良反应主要是消化道不适、白细胞和血小板减少、肝肾功能损害。5-氟胞嘧啶与两性霉素B合用可增疗效。

(3)吡咯类药物:其作用机制为通过与菌体包膜结合,使细胞液外渗,菌体溶解死亡。常用药物有以下几种。

1)氟康唑:广谱抗真菌药物,血脑屏障通透性好,不良反应较少,主要不良反应是消化道不适和皮疹。常用剂量为200～400mg/d,疗程为6～12个月。因其单用易产生耐药性，宜与氟胞嘧啶和两性霉素 B 联合应用。

2) 伊曲康唑：为亲脂性制剂，其在脑膜与脑组织中易形成高浓度，不良反应相对较少，患者多能耐受。

3) 酮康唑与咪康唑：因其不能透过血脑屏障，故不用于脑膜炎的治疗。

2. 对症治疗

颅内压增高者应注意防止脑疝发生，积极应用脱水剂治疗。出现脑积水表现者，可行脑室分流减压术。因其病程长、病情重的特点，须注意水电解质平衡、全身营养以及呼吸系统和泌尿系统感染。

在治疗新型隐球菌感染的过程中，如患者临床症状、体征完全消失，尚须每周做一次脑脊液涂片及培养，连续 4 次阴性、脑脊液糖含量恢复正常以及脑脊液中抗原转阴方可停药。

(六) 预后

隐球菌性脑膜炎者若能早期诊断，积极进行抗真菌药物治疗，多数患者预后良好，病死率在 10% 左右。未经治疗则患者大多预后不良，此外伴有免疫功能低下者预后亦不良。

第三节　康复评定

康复评定的目的是全面掌握患者的功能障碍，制订和修订康复治疗计划并评定康复治疗效果。

一、临床评估

(一) 评估内容

详细了解病史，仔细进行体格检查。

应查血常规、血生化、红细胞沉降率、乙肝五项、丙肝病毒抗体、HIV 抗体、梅毒螺旋体抗体检测、甲状腺功能全项、肿瘤全项、胸片等；脑脊液常规、生化检测、免疫学检测、脑脊液病毒、涂片和培养等。

疑似结核菌感染时可查结核菌素试验、血及脑脊液结明三项 (ICT-TB 卡、结明试验、TB 快速卡)、ADA 抗体、脑脊液找抗酸杆菌及行结核杆菌 DNA 检测。

影像学方面应行头颅 MRI 或 CT 扫描，必要时增强扫描。结核菌感染者及隐球菌感染者，也应行胸片检查。

电生理方面应行脑电图检查，并尽快行腰椎穿刺术，进行脑脊液检查，确定有无感染，是细菌性还是病毒性的。单纯疱疹病毒脑炎患者即使在抗病毒治疗开始一周以后，仍有 80% 可以在脑脊液中得到聚合酶链反应 (PCR) 阳性结果。

(二)病毒性脑炎的检查所见

1. 血常规

可见白细胞轻度增高，EB 病毒感染可见于非典型淋巴细胞，血清淀粉酶增高可见于腮腺炎病毒感染。

2. 脑脊液 PCR

可针对所有患者查单纯疱疹病毒-1、单纯疱疹病毒-2、水痘-带状疱疹病毒、EV 病毒；也可据已有证据选择查 EB 病毒/巨细胞病毒（特别对于免疫缺陷患者）、腺病毒、流行性感冒病毒、轮状病毒（儿童）、麻疹病毒；也可特殊地查狂犬病病毒、西尼罗河病毒、蜱传脑炎病毒。

3. MRI

比 CT 更为敏感，表现为相应脑部位异常信号，典型表现为颞叶内侧、额叶眶面、岛叶皮质和扣带回出现局灶性水肿，T_1 加权像上为低信号，T_2 加权像上为高信号，在 FLAIR 像上更为明显。

4. 脑电图

早期即可异常，常表现为弥漫性高波幅慢波，比单侧或双侧颞、额区异常更明显，甚至可出现颞区的尖波和棘波。

(三)细菌性脑膜炎的检查所见

1. 脑脊液

会有压力升高；白细胞明显升高可达 $(1000 \sim 10000) \times 10^6/L$，中性粒细胞占绝对优势；外观浑浊呈脓性，蛋白质明显增高，可达 100mg/dL 以上；糖含量明显降低，通常低于 2.2mmol/L，氯化物含量降低。免疫球蛋白 IgG、IgA 明显增高。若病菌含量高，可通过细菌涂片找出病原菌；细菌量不多时可通过细菌培养方法，一般脑脊液致病菌培养可呈阳性。

2. 血培养

常可检出致病菌；如有皮肤瘀点，应使用消毒空针抽吸法抽吸皮肤瘀点的组织液和血液进行细菌涂片和细菌培养，如阳性则有助于诊断脑膜炎双球菌脑膜炎。

3. 影像学特征

MRI 诊断价值高于 CT 诊断，早期可正常，随病情进展，可见蛛网膜下隙、软脑膜增强表现后期可显示弥散性脑膜强化、脑水肿等。

4. 脑电图

可见弥漫性慢波，无特异性改变。

二、康复评定的内容

(一)国际功能、残疾和健康分类(ICF)

为描述和分类健康以及健康相关领域提供了统一的国际化和标准化的语言，并为健康结局的测量提供了通用架构。

ICF 包括三个关键部分。第一部分，身体功能和身体结构，分别是指生理功能和解剖部分；缺失或偏离正常的身体功能和身体结构都被称为损伤。第二部分，活动是指个体的任务执行情况；"活动受限"是指个人在执行中可能遇到的困难。第三部分，参与指的是与生活状态有关的方面；"参与局限"是个体投入生活情景中可能体验到的问题，涵盖性术语"功能和残疾"总结了这三个部分，它们与健康状况（如障碍或疾病）以及个人和环境因素有关，并且可能相互影响。

ICF 包括患者功能、残疾和健康的绝大多数重要方面，临床医师和健康专业人员能据此制订干预目标。它还包含大范围的功能、残疾以及健康相关生活质量测量项目的内容。

（二）身体功能和结构水平相应评定

1. 全身状况

评估患者的全身状况，包括心肺功能、皮肤情况、进食情况、二便情况，要了解既往病史，是否有高血压、冠心病、糖尿病等以及目前的用药情况。

2. 意识障碍

昏迷阶段可采用 Glasgow 昏迷评分标准（CCS）及 Glasgow-Liege 昏迷量表等评定，详参《康复评定学》。

3. 植物状态

可采用 1996 年我国制定的 PVS 评分量表，详参《康复评定学》。

4. 认知障碍

可采用较为实用的简易精神状态检查量表（MMSE）或长谷川痴呆量表先行筛查，对轻度的认知功能障碍可用蒙特利尔认知评估量表（MoCA）快速筛查。确定有认知功能障碍的，可行 LOTCA，Halstead-Reitan 成套神经心理测验（HRB），韦氏成年人、儿童、幼儿智力量表等评定，针对具体情况再进行定向、记忆、注意、思维等专项评价，注意障碍可用反应时间、注意广度、注意维持、注意选择、注意转移、注意分配的检查来评定。记忆障碍可用瞬时记忆、短时记忆、长时记忆评定，也可用临床记忆量表、韦氏成年人记忆量表、Rivemead 行为记忆测验等标准化成套测验来评定。计算障碍可用数字加工和数字计算来评定，思维障碍可用读语解释、类比测验、推理测验、故事排序测验、问题解决能力测验来评定。执行功能障碍可用威斯康星卡片分类测验、言语流畅性检查、反应-抑制和变换能力检查来评定。

5. 运动障碍

评定关节活动度、肌张力、肌力、运动模式、平衡功能、步态等。具体可采用关节活动度测量、徒手肌力评定、改良版 Ashworth 痉挛量表、布氏分级、Fugl-Meyer 肌力评测法、三级平衡、Tinetti 平衡量表、Berg 平衡评价量表、Fugl-Meyer 平衡评测法、世界神经病联合会国际合作共济失调量表。

6. 听觉障碍

可采用行为观察法、条件反应测听、视觉加强听力测验、听力计检查法。

7. 知觉障碍

单侧忽略可用二等分线段测验、划消测验、画图测验等来评定。左右分辨障碍可按照口令做动作及动作模仿来评定。躯体失认可由按照指令指出人体部位、模仿动作、画人体图来评定。手指失认可由手指图指认、命名指认、动作模仿来评定。结构性失用可由复制几何图形、复制图画、复制模型来评定。穿衣失用嘱患者脱上衣或穿上衣，观察其动作表现来评定。物体失认通过患者辨认并命名一些常用物品，如梳子、眼镜、钥匙、铅笔、硬币、牙刷等实物或照片，结合闭目时触摸辨认并命名来评定。意念运动性失用症患者平时可自发地完成日常生活活动动作，只在检查中发现异常，患者不能按指令做动作，但在恰当的时间和地点就能够自动地完成该动作。意念性失用患者既不能按指令也不能自动完成。根据从难到易的原则，评价在个体能力水平上进行；用手势执行动作口令；模仿检查者的动作；用实物实际操作。

8. 言语语言障碍

可采用失语症筛查及检查量表来评定语言障碍。言语障碍可用改良的Frenchay构音障碍评定。语言障碍可用汉语失语成套测验（ABC）、汉语失语症检查、中国康复研究中心汉语标准失语症检查（CRRCAE）评定。

9. 吞咽障碍

由饮水试验筛查，进一步可行电视X线透视吞咽功能检查（VFSS）及内镜吞咽功能检查来评定。所有采取非经口进食或采用改良食物的患者要进行定期再评定。急性期患者应在发病后1周及1个月时分别进行再评定，每2～3个月进行一次评定，1年后每6个月进行一次评定。

10. 精神障碍

随着病情进展，可出现精神症状，如注意力涣散、反应迟钝、言语减少、情感淡漠和表情呆滞，患者呆坐或卧床，行动懒散，甚至生活不能自理，或表现木僵、缄默，或有动作增多、行为奇特及冲动行为。可有人格改变。可参照进行精神功能检查、人格测验等。

11. 情绪障碍

用汉密尔顿抑郁量表和汉密尔顿焦虑量表，可以测验患者的情绪变化程度，有助于开展心理治疗。

12. 继发障碍

可对体位低血压、关节挛缩、深静脉血栓、压疮、骨质疏松、疼痛、肩关节半脱位等采用关节活动范围测定、X线片、血管彩超等方法予以评定。

(三)活动及活动受限水平相应评定

1. 日常生活活动（ADL）

日常生活活动是人在独立生活中反复进行的、最必要的基本活动。ADL 能力评定有助于确定患者的自理能力、制订和修订训练计划、评定训练效果、帮助患者回归生活。

2. 常用的 ADL 能力评定方法

Katz 指数分级法、Kenny 自我照料指数、Barthel 指数分级法、改良 Barthel 指数分级法（MBI）、PULSES 评定量表、功能独立性测量（FIM）等。

(四)参与局限水平相应评定

生活质量（QOL）：一个人在其生活的文化和价值系统的背景下，对其所处的地位和状况的感觉。它与个人的目标、期望、标准和所关心的事物等有关，是一个范围很广的概念，包含个体的身体健康、心理状态、独立生活水平、社会关系、个人信念以及与周围环境关系的内容。

QOL 评定量表很多，可采用 WHO 生活质量测定量表（WHOQOL-100 量表）、健康状况调查问卷（SF-36）、健康生存质量表（QWB）、疾病影响程度表（SIP）、生活满意度量表（SWLS）等。

(五)康复结局评定

康复结局评定量表可参照用于脑外伤患者结局的格拉斯哥结局量表（GOS）与用于脑卒中患者结局的改良 Rankin 评分。

GOS 是用于评价脑损伤的一个非常简单的量表，主要用于判断脑损伤患者的预后。该量表内容简单，分级明确，是应用较为广泛的预测脑损伤结局的量表。

改良 Rankin 评分（MRS）如下。

0 分：完全无症状。

1 分：尽管有症状，但无明显功能障碍，能完成所有日常职责和活动。

2 分：轻度残疾，不能完成病前所有活动，但不需要帮助能照顾自己的事务。

3 分：中度残疾，要求一些帮助，但行走不需要帮助。

4 分：重度残疾，不能独立行走，无他人帮助不能满足自身需求。

5 分：严重残疾，卧床、失禁，要求持续护理和关注。

对于患者应基于系统康复评定，建立合理康复目标，进行全面康复治疗。

第四节 康复治疗

一、康复治疗原则

（一）尽量早期介入

早期康复治疗的时间一般在患者生命体征稳定、炎症得到有效控制、神经学症状不再发展2~3天后开始。开始时不要求患者完全清醒和有较好的交流能力，最好能有警觉，具备一些交流能力以及对疼痛有反应。

（二）避免加重病情

急性期康复应以不影响临床治疗为前提，尤其是病情有波动迹象时更要谨慎，与临床医师协作做好危险管理。

（三）避免出现并发症预防和处理

各种并发症，注意防止各种不动或制动所引起的废用综合征。

（四）全面系统康复

恢复期功能障碍突出，多种障碍并存，如认知行为障碍、运动功能障碍等，也可因早期康复措施不力出现关节畸形挛缩、体位低血压等。待解决问题多，如胃管、尿管、气管切口套管等问题。可能出现癫痫。恢复期应综合使用物理治疗、作业治疗、言语语言治疗、吞咽治疗、心理行为治疗、假肢矫形器治疗、药物治疗等全面系统的康复治疗措施，以促进患者功能的最大恢复，提高日常生活活动能力和生活质量，争取重返社会。

（五）个体化的治疗

同样的障碍也会有个体差异，个体对康复治疗的反应也有差异，同时康复治疗中也要照顾到个体康复需求，康复治疗的时程及治疗强度也各有不同，患者年龄分布跨度大，儿童至成年人均有发病，康复治疗应体现出符合个体特点。

二、康复治疗的内容

（一）早期治疗与昏迷期的康复治疗

1. 保持合理体位

合理的仰卧位及侧卧位。

2. 定时改变体位

病情重时可采用电动充气减压气垫，可每2小时翻身一次，注意观察皮肤有无压疮，注意保护足跟、肘关节和骶尾部等骨突出处，逐步由被动翻身过渡到主动翻身。

3. 被动活动关节

每天 2～3 次，全身肢体每个关节 3～5 次地被动活动，手法轻柔。

4. 重视营养支持

急性期的患者需评定确认吞咽功能后才能经口进食。应注意监测患者的意识水平及醒觉程度，对于有意识障碍的患者，不能经口进食。意识障碍的患者一旦清醒尽早进行吞咽障碍的筛查。病程可能较长，部分患者病情重，慢性消耗大，应注意患者的全身营养，可采用肠内营养路径或肠外营养路径，综合配给。经口进食时应注意有无呛咳、吞咽困难，进食后清洁口腔。

5. 并发症的预防

(1) 压疮的预防：关键是解除压迫。定时变换体位：防止长时间同一部位持续受压。卧床患者每次翻身时均需检查皮肤受压情况，根据皮肤反应调整翻身时间。使用减压装置：减压装置可用来帮助减轻或减小各种压力。改善全身营养状况：最好的营养状态是维持理想体重、适当的减肥和理想的前白蛋白水平。皮肤护理：保持皮肤干燥清洁。康复训练中注意避免局部皮肤长时间受摩擦或牵拉。床单应清洁平整，无皱褶，无渣屑，不拖拽扯拉患者，防止产生摩擦。如厕时外用开塞露避免划伤肛门，及时治疗各种皮肤疾病。向患者及其家属开展压疮防治的健康教育。

(2) 深静脉血栓的预防：尽早进行患肢的被动及主动活动，尽早离床活动。可用弹力绷带或气压袋，也可按摩协助静脉回流，还可使用抗凝剂。

(3) 关节挛缩预防：定时变换体位，保持良好肢位，被动及主动关节活动。

(4) 直立性低血压的预防：定时变换体位。坐起或站立床、起立床练习；主动或被动活动四肢；睡眠时上半身略高于下半身，给予交感神经刺激，改善血容量及增强血管收缩；做深呼吸运动，促进反射性血管收缩效果，但有高颅压者禁忌对健侧肢体、躯干、头部做阻力运动，增加心输出量，刺激循环反射，推动内脏及下肢血液回流；按摩四肢，冷水摩擦皮肤下肢、腹部用弹性绷带，促使血液回流量增加。

(5) 肩手综合征的预防：避免腕关节过度掌屈，影响手部静脉回流造成水肿。从卧位到坐位过程中保护肩关节及腕关节，坐位时腕关节置于胸前的搁板上。避免长时间患侧上肢支撑及被动关节活动中手指的过度伸展。保护好肩关节，防止半脱位。尽量不用患侧手背静脉输液，减少输液时间，防止患侧手受外伤。

(6) 失用性骨质疏松的预防：尽早负重站立。可用站立床帮助站立，也可在平衡杠内站立，应尽早进行力量、耐力和协调性练习，进行肌肉等长收缩、等张收缩练习，尽早恢复日常生活活动。注意高钙饮食、补钙药物、日光照射等。

6. 并发症的处理

较重患者易出现泌尿系感染、坠积肺炎、癫痫、脑积水等，需采取预防措施并积极处理，如做好排痰训练及呼吸训练、尿便排泄管理、营养支持及其他处理。出现并发症时更应积极应对，治疗得当。

7. 做好危险管理

重视心肺功能，防范继发肺栓塞、跌倒伤害、坠床伤害等，注意稳定情绪，避免精神行为障碍致负面影响。练习过程中要适当休息，避免过度疲劳。动作过快、用力过大和时间过长的训练是有害的，对年老体弱及年幼患者更要注意。训练期间若安静时心率超过100次/分、血压收缩压超过24.0kPa(180mmHg)、有心绞痛发作或严重心律失常时应暂停训练。体温高于正常及有呼吸困难时可与临床医师协商决定进行康复治疗内容，尤其要注意急性期患者病情可能出现反复，谨慎进行。

8. 高压氧治疗

高压氧治疗可增加血氧含量，提高血氧张力，血氧弥散量及有效弥散距离大幅增加，能有效地消除脑水肿，控制脑缺氧、脑水肿恶性循环的发展。对急性缺血性脑损害有明显的保护作用，同时对神经精神功能障碍有一定疗效的高压氧治疗可降低重型脑炎脑膜炎的病死率，减少致残率和提高生存者生活质量。

(二) 恢复期的康复治疗

1. 运动障碍的康复治疗

(1) 瘫痪：单侧、双侧偏瘫可参照脑卒中后单侧、双侧偏瘫康复治疗进行；如截瘫、四肢瘫，则可参照脊髓损伤所致截瘫、四肢瘫运动治疗原则进行，可以应用Bobath治疗技术、Rood治疗技术、Brunnstrom治疗技术、运动再学习治疗技术及PNF治疗技术等。也可以应用强制运动疗法、运动想象治疗、减重步行训练、机器人训练及辅助工具及矫形器治疗等。

康复治疗的目标是通过以运动疗法为主的综合措施，充分促进患者功能恢复，争取帮助患者达到生活自理、回归社会。功能训练可使感受器接受的传入性冲动促进大脑皮质功能的可塑性，使丧失的功能重新恢复，是中枢神经系统功能重组的主要条件，这是一个再学习的过程，一种运动技巧的获得需要多次重复。

运动训练大体按照翻身→坐起→坐位（坐位平衡）→双膝立位平衡→单膝跪位平衡→站起→立位（站立平衡）→步行来进行。大多数患者可跨越跪位和跪行的阶段，由坐位直接练习站起至立位。根据患者病情决定从哪个水平开始训练。

(2) 共济失调：由小脑、本体感觉及前庭功能障碍而引起的运动笨拙和不协调，而并非肌无力，可累及四肢、躯干及咽喉肌，引起姿势、步态和言语障碍。可采用Frenkel's训练法、负荷训练法进行治疗。

(3) 痉挛处理：感觉运动系统的功能障碍，其特征是速度依赖性的肌张力增高并伴随腱反射亢进，是肌肉牵张反射亢进所致，也是运动神经元损伤的表现之一。多种治疗措施综合运用。

(4) 物理因子治疗：病情稳定即可开始，针对脑部病灶可采用碘离子直流电导入法、超声波治疗、脑部仿生电治疗等。针对瘫痪肢体可采用超短波治疗、功能性电刺激法、痉挛肌电刺激疗法、经皮神经电刺激法、吞咽肌电刺激疗法、肌电信号触发的神经肌肉电刺激疗法、温热水浴疗法等。

(5) 作业治疗：通过滚筒、木钉盘等基础作业活动，可以促进躯干及肢体的运动能力。通过日常生活活动能力训练可提高日常生活自理能力。

2. 认知障碍的康复治疗

采用计算机化的认知障碍康复训练。计算机辅助训练模式采用专门设计的认知康复训练软件，其具有针对性、科学性；训练难度可自动分等级，循序渐进，具有挑战性；训练题材丰富，针对性强，选择性高；训练指令准确、时间精确、训练标准化；评估或训练结果反馈及时，有利于患者积极主动参与。

(1) 注意障碍康复治疗：注意力是指专注于某一特定刺激的能力。注意力障碍者不能整合所获得的信息。注意力包括警觉（保持较长注意时间至少 30s 的能力）、分配（处理注意力集中和分散程度的能力）和选择（在众多信息中选择最应关注的信息并加以注意的能力）。

(2) 记忆力康复治疗：记忆包括信息登录／编码、证实／储存、回忆／调集。患者可因记忆力下降而发生遗忘，学习能力下降。对于以记忆障碍为主的患者，康复治疗的总体目标应当是逐渐增加或延长刺激与回忆的间隔时间，最终使患者在相对较长时间后仍能够记住应当进行的特定作业或活动，提高日常生活活动能力的独立程度。改善或补偿记忆障碍的方法大体分为基本技能训练、外辅助代偿。

(3) 计算障碍康复治疗：定计算障碍类型，如额叶型失算、空间型失算，建立训练方案。

(4) 思维障碍康复治疗：可进行分类概念、推理、抽象与概括、思维策略训练等基本技能训练。

(5) 执行功能障碍康复治疗：开放性作业需要一个人具有启动和制定目标计划、追踪时间、作出选择以及确定优先重点和排序的能力。因此，设计和选择开放性作业是执行功能障碍的康复训练手段。

3. 知觉障碍的康复治疗

(1) 单侧忽略：可采用视扫描训练、忽略侧肢体的作业活动训练、忽略侧肢体的感觉输入训练、阅读训练、环境策略等。

(2) 结构性失用：不能自发地或根据指令用图画、积木或其他零件或物品制作或组装出二维或三维结构。可进行基本技能训练和实用功能活动训练。

(3) 穿衣失用：可用暗示、提醒指导患者穿衣，甚至可一步一步地用语言指示并手把手地教患者穿衣。最好在上下衣和衣服左右做上明显的记号以引起注意。

(4) 意念性失用：可采用故事图片排序，根据患者的进步可逐渐增加故事情节的复杂性。可采用连环技术，即将活动分解成一系列动作，让患者分步学习，待前一步动作掌握后，再学习下一步动作，逐步将每个动作以串联的形式连接起来，使患者最终完成包含一整套系列动作的活动。可采用视觉、触觉或口头的方法进行自我提示。在进行某一项作业活动训练时，首先要求患者闭眼并在脑海中呈现该活动中每一个动作的顺序。

患者也可以在动作之前观看治疗师示范一套完整的动作。口头提示指让患者大声说出活动步骤，逐渐变为低声重复，直至默念。

（5）各种失认症。

1）物品失认：患者可进行与物品相关的各种匹配强化训练，如图形－汉字匹配、图形的相似匹配、声－图匹配、图形指认等。

2）视觉失认：患者虽然不能通过眼睛认识以往熟悉的事物，但仍可以利用其他感觉途径如触觉、嗅觉、听觉等对那些"视而不认"的物品、人物进行识别。功能代偿训练在视觉失认康复中具有重要的作用和意义。在训练中要鼓励患者利用其他正常的感觉输入方式，如利用触觉或听觉辨识人物和物品。

3）面容失认：患者学习和掌握通过固定衣服的颜色或发型来认识生活在自己身边的熟人，先让患者反复看亲人的照片，然后把亲人的照片混放在几张无关的照片中，让患者辨认出亲人的照片。

4）颜色失认：用各种颜色的图片和拼版，先让患者进行辨认、学习，然后进行颜色匹配和拼出不同颜色的图案，反复训练。

4. 言语语言障碍的康复治疗

（1）语言障碍的治疗原则

1）综合训练，注重口语：脑损伤患者往往在听、说、读、写等口语和书写语言上有多方面受损，应进行综合训练，但治疗的重点和目标应放在口语的康复训练上，首先从提高患者的听理解力开始。随着患者听理解的改善，再将重点转移到口语训练上来。对一些重度患者要重视读和写的训练，因其他语言模式的改善对口语会有促进作用。

2）明确障碍，针对治疗：治疗前要通过标准的语言功能来评定，掌握患者语言障碍类型及程度，以便明确治疗方向。

3）因人施治，循序渐进：可从患者残存功能入手，逐步扩大其语言能力。治疗内容要适合患者的文化水平及兴趣，先易后难，由浅入深，由少到多，要逐步增加刺激量。

4）心理配合，方式多样：当治疗取得进展时，要及时鼓励患者，使其坚定信心，患者精神饱满时，可适当增加难度，情绪低落时，应缩短治疗时间或做患者爱好的题目或停止治疗。

5）指导家属，调整环境：医院内训练时间有限，要经常对患者家属进行必要指导，使之配合治疗，会取得更好效果，另外要让患者的家属创造一个好的家庭语言环境，以利于患者语言的巩固和应用。

6）区别缓急，分别治疗：对于有多种语言障碍的患者，要区别轻重缓急，分别治疗。一些患者在有失语症的同时可能伴有构音障碍，要注意构音器官和发音清晰度的治疗。

（2）注意事项

1）强调反馈："反馈"是指治疗中患者对自己的反应有意识地认识，如指出图片或发出声音等。一是对自己所进行的活动有意识地客观把握，另一个是能认识到自己的反应正确与否。

2) 及时调整：经常存在由原发病所致注意力及观察力下降、抑郁、过度紧张，要注意与患者的说话方式和适时调整环境。

3) 确保交流：语言是交流的工具，对于重症失语症患者，首先要用手势、笔谈、交流板等交流工具，尽量建立基本的交流。

4) 自己训练：训练效果与训练时间成正比，因此，要充分调动患者及其家属的积极性，配合训练的课题和内容可以一样，让患者自己训练，但要变换形式。

5) 注意异常：开始前要了解患者原发病及其并发症等，要注意患者的身体情况尤其是疲劳表情。训练时如发现与平时状态不同绝不要勉强训练。

(3) 实用交流能力的治疗原则

1) 重视日常性的原则：以日常交流活动内容为训练课题，选用接近现实生活的训练材料，如实物、照片、新闻报道等。

2) 重视传递性的原则：用口头语、书面语、手势语、画图等手段传递信息。

3) 调整交流策略的原则：计划应包括促进运用交流策略的训练，使患者学会选择适合不同场合及自身水平的交流方法。

4) 重视交流的原则：设定更接近于实际生活的语境变化，引出患者的自发交流反应。

(4) 构音障碍的康复治疗

1) 构音改善的训练：

①舌、唇运动训练：训练患者唇的张开、闭合、前突、缩回，舌的前伸、后缩、上举、向两侧的运动等。面对镜子会使患者便于模仿和纠正动作；可以用压舌板和手法协助较重患者完成；可以用冰块摩擦面部、唇以促进运动，每次一两分钟，每日3~4次。

②发音的训练：能完成以上动作后，要让其长时间地保持动作，如双唇闭合、伸舌等，再做无声构音运动，最后轻声引出靶音，先训练发元音，然后发辅音。辅音从双唇音开始，如"b、p、m、f"等，能发音后再将辅音与元音相结合，发音节"ha、pa、ma、fa"，熟练后用元音加辅音再加元音，最后到单词和句子的训练。

③减慢言语速度：轻度至中度的患者可以发大多数音，但多发成歪曲音或失韵律。这时可以利用节拍器控制速度，由慢开始，逐渐变快。

④语音分辨训练：首先训练分辨出错音，可以通过口述或放录音或小组训练形式，由患者说一段话，让患者评议，最后由治疗师纠正。

⑤利用视觉：通过画图让患者了解发音的部位和机制，指出其问题所在并告之准确的发音部位。结合手法促进准确地发音，先单音，后拼音、四声、词、短句。还可以给患者录音、录像，分析构音错误。

2) 克服鼻音化的训练：治疗的目的是加强软腭肌肉的强度。

①"推撑"疗法：患者两手放在桌面上向下推；两手掌由下向上推；两手掌相对推或两手掌同时向下推，同时发"澳"的声音。训练发舌后部音如"卡、嘎"等也用来加强软腭肌力。

②引导气流法：引导气流通过口腔，减少鼻漏气，如吹吸管、吹乒乓球。

3) 克服费力音的训练：由声带过分内收所致，听似喉部充满力量，声音好似从其中挤出来似的。起初让患者打哈欠并伴呼气，再在打哈欠的呼气相时教发出词和短句。还可训练患者发由声带外展产生的。

4) 克服气息音的训练：由声门闭合不充分引起。"推撑"方法可促进声门闭合；用一个元音或双元音结合辅音和另一个元音发音，再用这种元音和双元音诱导发音的方法来产生词、词组和句子。

5) 音调训练：多数患者表现为音调低或单一音调，训练发音由低到高，乐器的音阶变化也可以用来克服单一的音调，也可通过"音量音调训练仪"监视器曲线的升降来调节音量。

6) 音量训练：自主的呼吸控制对音量的控制和调节极为重要。要训练患者强有力地呼吸并延长呼气的时间。

(5) 听觉障碍防治内容：早治疗中耳炎，早预防，避免应用损伤听神经的药物，早发现，早训练，早佩戴助听器，尽早开始语言训练。

5. 精神行为康复治疗

(1) 躁动不安：许多患者表现出一种神经行为紊乱综合征，称之为躁动或躁动不安。

1) 排除诱因：如电解质紊乱、营养不良、癫痫活动、睡眠障碍、水肿、感染、损伤、药物（如镇静药、抗高血压药物等）均可引起躁动，注意分析，给予排除。

2) 环境管理：保持病房安静，如果可能，去掉有可能引起伤害刺激的导管、引流管，限制不必要的声音，限制探视者数量等。避免患者自伤或伤害他人。允许患者情感宣泄。尽可能固定专人护理及治疗。

(2) 异常行为的康复处理：在减少破坏性行为方面，保持一致性，如同一环境里治疗，对行为给予一致反应，每天同时间、同地点给予相同的治疗。

1) 治疗中给予适当的鼓励。

2) 通过提供治疗性活动的选择，控制患者的不良行为，为了增加自律，把建立责任感放在治疗计划中。

3) 尽可能将患者的兴趣与努力结合在一起，以便在治疗中激发患者的兴趣和全身心的投入。设法把患者的注意力从挫折的由来或原因处引开。

4) 适当改变治疗环境，减少对患者的刺激，用平静的语调，并且与身体语言保持一致。

(3) 药物治疗：为了稳定情绪，控制异常行为，可酌情加用非经典抗精神病药物富马酸喹硫平，不典型抗精神病药物，对多种神经递质受体有相互作用。喹硫平片对治疗精神分裂症的阳性和阴性症状均有效。可从每日50mg用起，可根据患者的临床反应和耐受性调整剂量。不良反应为：困倦（17.5%）、头晕（10%）、便秘（9%）、直立性低血压（7%）、口干（7%），以及肝酶异常（6%）。

奥氮平，用于治疗精神分裂症、双相情感障碍的急性躁狂相以及精神分裂症的维持治疗，根据临床状况而定，每日范围在5～20mg。不良反应是嗜睡和体重增加。也可加用丙戊酸盐制剂如丙戊酸钠，稳定心境。

6. 情绪障碍的康复治疗

患者因突然转变为有各种功能障碍、需要他人照顾的人，常会受到精神打击，而表现出消沉、抑郁、悲观，甚至产生轻生的念头。接受功能障碍现实需经过系列心理过程，需常给患者以精神鼓励，根据其病残前的个性、智能水平和社会地位等，以及所处心理障碍阶段来及时疏导和帮助，尽快消除其消极情绪，建立回归家庭、社会的信心。

由于功能障碍恢复是一个长期过程，一般数月甚或一年以上，且可遗留功能障碍，多数患者会出现程度不同的抑郁情绪，表现为忧愁、悲观、失望、焦虑、淡漠、迟钝、兴致索然、失眠、企图自杀等。另外，由于患者大脑皮质功能紊乱，使高级神经系统对情感释放失控，使患者情绪极不稳定，只要有轻微的刺激常会引起激动、发脾气或伤感、哭泣或呆笑。

情绪障碍必然会影响康复效果。因此对患者进行必要的心理评测以及有针对性的心理治疗十分重要。治疗方法分个别治疗与集体治疗。有严重的认知功能障碍或行为沟通困难者不适合做心理治疗。本人不接受或被动接受心理治疗，心理治疗的效果不佳。

必要时加用抗抑郁、焦虑的药物治疗。

7. 吞咽障碍

重视口腔护理：包括通过咽腔刺激以提高吞咽口腔预备期、口腔期的自主控制。

代偿性吞咽治疗：可提高咽喉结构运动功能，常用的方法包括口咽活动度训练、行为学方法等。

口咽活动度训练包括以下六点。①改善口面肌群运动：可增强口轮匝肌、颊肌、咬肌等口面肌功能及运动协调性，加强闭口能力，减少流涎，增强口腔对食团的控制；②增强舌运动：可增强聚合食团能力，食团控制，防止食团过早通过口腔，引起吞咽前误吸；③增强吞咽反射：可防止吞咽反射减弱/消失/延迟造成的吞咽前吸入；④声带内收训练：可增强声带闭锁肌功能，达到屏息时声带闭合；⑤增强喉上抬能力：可保证喉入口闭合，增大咽部空间，增强使食管上括约肌开放的被动牵引力；⑥咽收缩训练：可改善咽闭合功能，增强清咽能力。

行为学方法是通过体位、头位调整、特殊吞咽手法来促进食团的控制与传递。使用这些方法需要患者具有遵从复杂指令的能力，需要加强肌肉运动，对于理解力差或易于疲劳的患者不适宜。具体采用何种方法，应在进行 VFSS 全面评价后再选择适当的方法。

可应用刺激技术，包括咽部吞咽温度/触觉刺激、机械刺激技术、饮食管理方面，要在恰当时间，采取恰当的喂养方式、喂养量，以减少误吸、营养不良的发生。饮食管理包括进食方式的调整、食物性状调整、心理支持及护理干预等。

进食注意事项：鼓励及协助患者自主进食，自主进食比喂食更为安全。进食时保持环境安静，减少干扰。保持进食体位：躯干保持 90°，颈部保持中立轻度前屈。不能保持体位的患者可应用体位枕。对于辅助下不能保持坐位者应保证上胸部抬高大于 30° 再给予喂食。每餐之前先进行口腔护理，去除口腔内细菌。看护采用坐位给食，与患者保持平视。

限制喂食速度，每次一勺，保证吞咽完成后再给予。鼓励患者使用宽口杯或改造口杯饮水，以防患者饮水时颈部后仰引起误吸。在进餐后 30 分钟内应观察患者有无窒息、咳嗽、音质改变等吞咽障碍征象。每餐之后进行口腔护理，去除口腔食物残渣，将食物放在口腔较为有力的一侧；固体和液体食物不要混合给予。在患者进食时不要和患者进行交谈，给予患者适当的语言提示，如张口、咀嚼和吞咽。

适合吞咽障碍患者的食物：如增稠的液体，像果茶或蜂蜜的液体；质地均一、无颗粒的泥状食物。可用搅拌机将食物磨碎或在稀薄液体中加入酸奶、果酱来增加食物稠度。

不宜给予吞咽障碍患者的食物：干颗粒状食物，如豌豆、玉米、饼干、硬糖等；混合黏度食物，如水果罐头、混有固体的牛奶或稀粥；直接用水送服药片或胶囊可能会造成误吸；稀液体或辛辣刺激性食物。

8. 日常生活活动能力障碍的康复治疗

(1) 日常生活活动训练注意事项：

1) 早期注意预防关节挛缩等继发障碍。

2) 尽量避免做易引起运动受限的动作。

3) 利用残存功能的同时开发代偿功能。

4) 利用非瘫痪侧的肢体但不过度用力。

5) 充分练习 ADL 活动的基本构成动作。

6) 巩固已有的 ADL 能力尽量予以提升。

7) 根据功能水平制作必要的辅助器具。

8) 根据功能水平进行生活环境的改造。

9) 活动中注意保护关节，要防止摔倒。

(2) 各个恢复阶段的主要康复训练内容和指导事项如下。

1) 急救期：以临床急救治疗优先，应在患者病情许可的范围内，配合做良肢位、体位变换、关节活动、感觉知觉刺激等康复治疗。

2) 急性期：继进行良肢位、体位改变等治疗后，尽早开始实施日常生活活动相关动作的指导，首次训练必须做好危险管理，要经过医师确认。

进行床边 ADL 活动训练，还可增加房内可以进行的动作训练。如坐位保持动作、床上起坐动作、立位保持、起立、进食、坐位下或立位下的洗漱动作、移乘动作、更衣动作、健侧肢体操作的轮椅使用训练等。

3) 急性期康复治疗目的：提高运动功能、预防继发障碍、改善耐力。

恢复期的康复治疗以 ADL 自理为目标。以在病房内的 ADL 活动自理为目的。例如：从病房到厕所之间的转移、借助于步行器或拐杖等辅助器具的步行、在治疗人员辅助下完成动作等。以家庭内的 ADL 活动自理为目的。如做饭、洗衣、整理卫生、外出购物等，这些活动要求必须具备安全方面的自我管理能力。

治疗者首先需要对患者进行 ADL 评定，根据结果为患者制订全面的康复治疗训练计划。应注意的是，对 ADL 的评定不能仅限于利用各种表格来完成，而是要对患者的整个生活情况进行全面评定，最终判断出能够和不能完成的日常生活活动和动作，再针对不能完成的动作进行具体分析，寻找和发现阻碍完成动作的原因。然后进一步确定解决这些问题的方法和手段，以此来设定康复训练的目标，并设计治疗方案和计划。开始实施治疗计划。实施过程中，治疗者应设法充分发挥患者的主动性，让患者认识到自己仍然具备的能力。

充分利用患者具备的这些能力，进行基本动作的训练，除此之外，还要为患者选择适当的辅助具，提高患者的功能，另外还要考虑根据患者情况对患者的生活环境进行改造、调整等问题。

4) 维持期：以在居住环境中 ADL 活动自理为目的。环境的不同、恢复程度的差异等，患者恢复的范围、程度和自理的方式不同。为了还原或尽量接近患者患病前的生活方式和习惯，治疗者还应该注重生活环境的调整，根据患者的特点和需求，对居住环境和常用的用具进行改造，使患者尽可能地在自然、熟悉的环境中生活。可进行基本动作能力训练、维持 ADL 能力的训练及扩大 IADL 的能力训练等。

(三) 后遗症期的康复治疗

此期患者不同程度地留下各种后遗症，如痉挛、肌力减退、挛缩畸形、共济失调、姿势异常甚至呈软瘫状态。康复治疗的目的是继续训练和利用残余功能，防止功能退化，并尽可能改善患者的周围环境条件以适应残疾，争取最大限度的日常生活自理。同时进行职业康复训练，使患者尽可能回归社会。

在家庭、社区继续进行维持性康复训练。基本动作能力训练可维持改善身体运动和感觉功能。维持改善体力、提高姿势保持能力包括步行训练、上下阶梯训练、起立、移乘、双侧协调性改善和操纵轮椅、使用各种工具等上肢的操作性训练。

指导发挥和运用代偿能力，健手通过训练是完全可以达到生活自理的，必要时可加用自助器具。

预防和改善失用性综合征。使用必要的辅助器具（如手杖、步行器、轮椅、矫形器等），以补偿患肢的功能。

维持 ADL 能力的训练，扩大 IADL 的能力训练。如做饭、洗碗、洗衣、整理卫生、购物、自我安全管理（金钱、危险品等）、公共交通工具的利用、公共设施的利用等。

社会参与能力的培养，如处理人际关系、交流沟通能力等。

业余时间的合理安排，如兴趣爱好的培养、作业能力的训练等。

对家属进行指导，提供福利政策、房屋改造等方面的指导和建议。

改造家庭环境及可能的社区环境以适应患者完成日常生活活动的需要，如门槛和台阶改成坡道，蹲式便器改坐式便器，厕所及浴室加扶手等。

康复训练更着重于提高生活活动能力、提高生活质量、增加参加社会活动，如增加娱乐爱好类活动、社交类活动。

第二章 新发呼吸道传染病

传染性疾病一直威胁着人类的生存和健康，随着医学的不断进步和公共卫生环境的改善，鼠疫、霍乱、天花等传染性疾病得到了有效的控制。然而，随着人类活动范围的不断扩大以及社会与地理生态环境的不断改变，新型呼吸道感染病原体不断增加。过去10年全球大约出现了近40种新发传染病，如2003年严重急性呼吸综合征（SARS），2009年起源于墨西哥和美国的新型甲型H1N1流感，2012年6月在中东地区出现的中东呼吸综合征冠状病毒感染（MERS），2013年在中国出现的人感染H7N9禽流感，都给我们敲响了"警钟"。目前常见的急性呼吸道传染性疾病病原体以病毒为主，一般具有易变异性、传播能力强等特点，发病率和病死率高，对人类社会造成广泛的威胁和巨大的经济损失。基于临床一线的早期诊断和早期治疗是降低病死率的关键。

第一节 严重急性呼吸综合征

SARS是2002年11月起，在我国及世界范围内暴发的由SARS冠状病毒（SARS-CoV）引起的以呼吸道受累为主的严重急性呼吸综合征。临床上多急性起病，以发热、呼吸系统症状为主要表现，部分患者呈进行性加重，发展为ARDS，可出现全身多器官系统受损，进而发生多器官功能衰竭。

一、流行病学

SARS病例最早发生于我国广东佛山（2002年11月16日），之后蔓延于广州市和广东省各地。于2003年2月起，在我国内地和香港暴发流行，截至2003年7月31日，波及全球26个国家，774人死亡，总病死率为9.6%；其中，内地感染人数为5327人，死亡人数为349，病死率为6.6%。

自2003年7月以后，又相继有4起SARS事件发生，其中3起是由于实验室操作不当导致病毒泄漏，第4起SARS新出现病例为散在发生，在这散发的4例SARS患者中，3例与暴露在动物或相关环境有关，1例感染源不明。之后，未再有新的SARS病例发生。

（一）传染源

SARS患者是最主要的传染源。在发病的第2周传染性最强，尚未发现潜伏期和治愈出院患者有传染他人的证据，也未发现隐性感染者具有传染性。

SARS 病毒的确切来源一直为各国科学家所关注。系统进化分析发现 SARS-CoV 并非源自人类，有中国学者曾宣布在果子狸上检出 SARS-CoV，它除一个 29bp 片段外与人 SARS-CoV 几乎相同。但是后续研究发现在野生和人工饲养的果子狸上都无法检出 SARS-CoV。根据临床、动物实验及动物模型的研究结果，且由于蝙蝠携带有多种类 SARS 冠状病毒（SL-CoV），尚未发现其他野生动物携带此类病毒，学术界推测蝙蝠可能是 SARS 病毒最主要的天然宿主。

研究提示，蝙蝠也是近来发现的一种新型冠状病毒"中东呼吸综合征冠状病毒（MERS-CoV）"的天然宿主。然而，先前尝试从蝙蝠分离 SARS-CoV 的祖病毒是不成功的；遗传树分析的结果与人类 SARS-CoV 有较大的差距，特别是它们的棘突蛋白并不能利用 SARS-CoV 的受体——人类的血管紧张素转换酶Ⅱ（ACE2）。最近武汉病毒所的研究人员取得了重大的进展。他们在"自然"杂志报告：从我国云南中国菊头蝠（蹄鼻蝠科）分离到两株新 SL-CoVRsSHC014 和 Rs3367，全基因组测序显示其远比先前已经分离到的 SL-CoV 更接近人类 SARS-CoV；最重要的是，他们从蝙蝠粪便样本 Vero E6 细胞中分离到一株活 SL-CoV（蝙蝠 SL-CoV-WIV1），它有着典型冠状病毒的形态学，与 Rs3367 高达 99.9% 同源，并且能够利用来自人类、果子狸以及中国菊头蝠的 ACE2 进入细胞。这一研究成果是迄今为止最强有力的证据表明：中国菊头蝠是人类 SARS-CoV 的天然宿主。某些蝙蝠的 SL-CoV 感染人类可能并不需要经过中间宿主。

（二）传播途径

SARS-CoV 主要经过密切接触在近距离（小于 1m）内传播给周围的人群，包括家人、朋友及医务工作者等。已经确认的传染路径为 SARS-CoV 随呼吸道飞沫由眼、鼻、口感染呼吸道黏膜上皮细胞，实现人-人间传播。但由于目前认为 SARS 是一种以呼吸系统器官为首先攻击的靶器官的多系统受累疾病，而且大便中排出的 SARS 病毒可以存活 2 个月之久，因此是否存在其他传染途径，仍有待于进一步研究。

（三）易感人群

一般认为人群普遍易感，但儿童感染率较低，具体机制不明。SARS 症状期患者未加适当防护的密切接触者是 SARS 感染的高危人群。医护人员和家属等随近距离接触次数多、接触时间长，如果防护措施不力，很容易被感染。

二、病原学

（一）冠状病毒家族

冠状病毒属冠状病毒科、冠状病毒属，为具有囊膜的、非节段、单股正链 RNA 病毒，是已知的基因组最大的 RNA 病毒，基因组全长 27～31kb，约 2/3 的区域编码病毒 RNA 聚合酶复合蛋白，后 1/3 的区域编码病毒的结构蛋白和非必要的辅助蛋白，按基因组上的排列顺序依次为 S、E、M、N，在 S 和 E 之间、M 和 N 之间及 N 蛋白的基因下游均为一些未知功能的开放读码框（ORF）。

由于冠状病毒聚合酶基因为保守基因，能够较稳定地反映病毒的进化关系。因此，根据 RNA 依赖 RNA 多聚酶序列分析，按进化关系的远近将冠状病毒分为 3 组：第 1、第 3 组主要为哺乳动物冠状病毒和人冠状病毒；第 2 组为禽类冠状病毒。

（二）SARS 冠状病毒

从 SARS 患者肺组织分离出的 SARS-CoV 可以和第 1 组的冠状病毒多克隆抗体发生反应，同源比对发现 SARS 病毒与冠状病毒属中其他已知的成员不同，是一种新型的冠状病毒。SARS-CoV 在形态学上与已知的人类冠状病毒十分相似，病毒颗粒多呈球形或椭圆形，多聚集成堆，在成熟的病毒颗粒外周可见清晰的双层膜结构。病毒颗粒分实心、空心两种，其直径根据表面有无表面突起而异，分别为 80～140nm，周围有 20～40mn 的复杂鼓槌状表面突起，此病毒有脂质包膜，膜下方是环状的衣壳，内有病毒的基因组核酸等，具有刺突 S、包膜 E、膜 M、核衣壳 N 4 种结构蛋白。

1. 基因组结构

SARS 冠状病毒的基因组是由 29727 个核苷酸组成的多腺苷酸 RNA，5' 端有甲基化的帽结构，3' 端有不少于 50 个碱基的 poly A 尾，和真核 mRNA 结构非常接近，这是其基因组 RNA 能发挥翻译模板作用的重要结构基础，41% 的碱基为鸟嘌呤 G 或胞嘧啶 C，基因的顺序为 5' 复制酶 rep、S、E、M、N。rep 基因 21.2kb，约占全基因组的 2/3，预期可编码 2 种多聚蛋白，由 ORF1a(265-13，398nt) 和 ORF1b(13，399-21，485nt) 编码，此基因下游有 4 个 ORF，分别为 S、E、M 和 N 蛋白编码，未发现 HE 蛋白编码序列，此外还有许多小且分散的 ORF 随机分布于结构蛋白基因之间，它们编码 8 个辅助蛋白，14 个 ORF 在 SARS-CoV 基因组上的分布情况。SARS-CoV 具有比较保守的基因组序列结构，其中有些蛋白质在其他冠状病毒基因中都能找到同源性很高的序列，这说明这些蛋白可能是 SARS-CoV 具有病毒行为的物质基础。

2. 基因组编码蛋白

SARS-CoV 病毒基因组编码的蛋白可以分为三组：结构蛋白、非结构蛋白、辅助蛋白。非结构蛋白包括：RNA 复制酶-转录酶复合体，3CL 蛋白，木瓜蛋白酶样蛋白酶（PLpro），以及 ORF1a 编码的非结构蛋白 1～11 和 ORF1b 编码的非结构蛋白 12～16。结构蛋白包括：存在于 SARS-CoV 表面的最大跨膜蛋白——S 蛋白，它是病毒吸附、融合和侵入宿主细胞的功能分子，也是诱导宿主体液免疫反应的重要抗原决定簇，与病毒的致病性及毒力等特性有关；病毒核衣壳的主要组分 N（核衣壳）蛋白，是 SARS-CoV 的一个主要的抗原分子，在 SARS 疾病的诊断和预防中具有重要的作用；构成病毒包膜主要成分的 M 跨膜糖蛋白，与病毒的出芽和包膜的形成有关，可能介导了 SARS-CoV 的细胞免疫反应；以及小包膜蛋白（E 蛋白），其主要参与包膜的形成并能诱导表达 E 蛋白的细胞凋亡。8个辅助蛋白包括ORF3a和3b，ORF6，ORF7a和7b，ORF8a、8b和9b，该类蛋白有助于病毒侵染和毒性的提高。

3. SARS冠状病毒侵入宿主细胞的机制

识别特定物种细胞的相应受体，继而选择性地感染特定物种细胞是所有冠状病毒的特点，冠状病毒侵入宿主细胞是通过病毒S蛋白与特异的宿主细胞受体结合来完成的。研究已经证实：ACE2是SARS-CoV的功能性受体，受体结合区（RBD）位于S蛋白的318～510位氨基酸残基之间，相对于全长S蛋白有更强的ACE2结合能力，同时它也是中和抗体的主要靶标。位于450～490氨基酸之间的残基被推测为其与ACE2结合的最佳位点。RBD具有一个由5链的反平行β-折叠和一个扩展环所构成的核心，该扩展环（424～494）也叫受体结合基序（RBM）中含有一些对ACE2与SARS-CoV相互作用具有重要影响的氨基酸序列，这些序列的自然变异对SARS-CoV的传播和致病性具有重要的意义。ACE2蛋白可在肺泡上皮细胞和小肠上皮细胞表面表达，也存在于动脉、静脉内皮细胞及肺、小肠、结肠、肝、脾、肾、脑等器官的动脉平滑肌细胞上。这种组织上的分布与SARS的病理改变具有高度一致性，进一步说明了ACE2是SARS-CoV的功能性受体。

钙依赖性（C-type）植物血凝素树突细胞特异性细胞间黏附分子-3结合非整合素因子以及其相关蛋白DC-SIGN/R能够以聚糖依赖形式与S蛋白相结合。DC-SIGN/R主要存在于ACE2阳性肺中SARS-CoV感染细胞及其周围细胞中。SARS-CoV感染可以诱导DC-SIGN的表达量上调，这提示在被感染者体内DC-SIGN可能有足够的机会捕获SARS-CoV。尽管DC-SIGN/R在SARS-CoV感染中有可能起到重要的作用，但DC-SIGN/R被S蛋白结合对病毒传染性的影响尚未阐明。初步明确的是DC-SIGN/R和相关的外源血凝素结合有可能调节病毒在体内的传播，然而该结合是增强还是抑制了病毒的复制还需要进一步确定。

由于在心脏及其他组织中未见病毒复制迹象，而且通过细胞培养模型研究表明，只有ACE2存在的情况下不足以维持病毒感染。因此，在不同组织中可能存在其他的病毒受体或共同受体，也可能存在其他因素阻止病毒在这些组织中的复制。

4. SARS冠状病毒的理化特性

SARS冠状病毒在外部环境中不稳定，对理化因素比较敏感，在pH偏离7.2的环境中容易失活，一般在33℃时生长良好，35℃时即可受到抑制，故其引起的疾病流行大多数发生在冬末与早春季节。室温下SARS病毒在被污染物的表面可存活24小时以上，在患者的尿和粪便中至少能生存1～2天，在腹泻患者的排泄物里能生存4天，在人类垃圾中可存活4天左右。在4～8℃环境中至少可生存4天。温度升高会缩短SARS病毒在空气中的存活时间，在0℃环境下甚至可无限期存活，当条件适宜时可卷土重来。对有SARS病毒的实验室，要特别重视防护工作。

三、SARS病理学及发病机制

(一)病理学特征

SARS-CoV对人体组织、器官具有泛嗜性,但主要导致肺和免疫器官损伤。SARS的病理变化可归纳为肺部病变、免疫器官损伤、全身性血管炎、全身中毒性改变及继发感染等四个方面。

1. 肺部病变

SARS-CoV感染导致的严重急性呼吸系统病变,其临床肺部病理损害特征与急性肺损伤和急性呼吸窘迫病变相似。光镜观察病变的肺组织呈脱屑性肺泡炎及脱屑性支气管炎改变,肺泡腔内充满大量脱落和增生的肺泡上皮细胞,渗出的单核细胞、淋巴细胞、浆细胞及水肿液。肺泡壁毛细血管高度扩张充血,微血管内透明血栓形成。透射电镜下肺泡上皮与血管内皮细胞内可见凋亡小体。

2. 免疫器官损伤性变化

免疫器官损伤性变化病变主要表现在脾脏、淋巴结及骨髓组织。淋巴组织呈大片状坏死,部分残存的淋巴细胞呈凋亡状态;淋巴结内血管高度扩张充血,淋巴小结萎缩或消失,淋巴窦内可见多量单核细胞;骨髓组织造血面积减少,粒细胞系统及巨核细胞系统相对抑制,中幼红细胞呈小灶性增生。

3. 全身性血管炎改变

肺、心、肝、肾、脑、肾上腺、横纹肌肌间小静脉周围及血管壁水肿,血管内皮细胞肿胀、脱落,部分血管壁呈纤维素性坏死,可见单核细胞、淋巴细胞、浆细胞及中性粒细胞浸润。

4. 全身中毒性改变及继发感染

全身中毒性改变及继发感染主要表现为肺、心、肝、肾、脑、肾上腺等全身实质器官组织细胞的变性和坏死,肺、肝、肾出现灶性或片状坏死,坏死灶内可见单核细胞、淋巴细胞、浆细胞及少量中性粒细胞浸润;心肌纤维肿胀,部分心肌纤维透明变性,局部可见肌溶小灶形成;脑组织出现不同程度的水肿,局部神经纤维出现脱髓鞘现象,少数神经细胞见尼氏体消失、胞突变短等变性改变。免疫器官损伤及淋巴细胞凋亡导致了严重的继发细菌感染如金黄色葡萄球菌、铜绿假单胞菌、白色念珠菌或曲霉菌等,是SARS-CoV感染后死亡的主要原因。

(二)发病机制

1. SARS-CoV细胞毒作用

SARS-CoV直接的病毒作用可导致严重肺损伤,尤其是在疾病早期病毒高复制时。SARS-CoVS蛋白结合支气管肺泡上皮细胞的ACE2并抑制其表达,使肺内ACE2和ACE1功能失衡,升高血管紧张素Ⅱ水平,使AT1受体过度激活,导致肺部毛细血管通透性增加,引起肺水肿和急性肺损伤。SARS-CoV可通过caspase-依赖通路诱导细胞凋亡,直接发挥细胞毒作用;其E蛋白可抑制抗凋亡蛋白Bcl-Xl,引起T细胞凋亡。过度表达

SARS-CoV 7a 蛋白导致包括肺、肝、肾细胞系凋亡。

2. 超敏反应

研究表明，住院后第 2 周临床症状恶化的患者与病毒复制未被控制并无关联。目前认为最有可能的解释是 SARS-CoV 相关急性肺损伤（ALI）的机制是超敏反应学说。SARS-CoV 的相关结构蛋白与一些未知蛋白（主要是 S 蛋白及未知蛋白）对人体来说是超抗原，可以诱发强烈的变态反应，从而引起剧烈的免疫损伤，快速大规模地破坏感染细胞甚至是正常细胞与组织结构。香港大学 Yuen 博士等发现，在感染的第一周，SARS 患者通过接受包括利巴韦林和皮质激素类药物在内的标准方案治疗后，多数患者的发热和肺炎症状有明显改善，但从第二周以后，部分患者的病情又转入恶化，再次出现高热或在原有体温的基础上体温继续升高，并出现胸闷、气促等呼吸困难症状；X 线胸片显示肺部病变阴影迅速增大；病理检查发现在病程的第 10 天左右，肺部出现弥漫性损伤，如肺泡间隔的炎性渗出、单核细胞的大量浸润、肺泡细胞的坏死脱落、肺泡腔内大量浆液的渗出及透明膜的形成，严重时出现肺纤维化、肺泡塌陷等。淋巴结、脾脏等免疫器官也出现明显的出血性坏死，淋巴细胞明显减少。Ksi-azek 等利用 SARS-CoV 相关抗体检测患者肺组织中病毒抗原，结果均未检测到病毒抗原的存在，进一步用免疫组化分析发现在病程的第 1～2 周中病毒已从肺组织中清除；Peiris 等通过对 SARS 患者鼻咽部吸出物的 PCR 分析表明，病毒量在第 10 天达到最高，第 15 天病毒量已经明显降低。在 25 例从发病到死亡不足两周的患者尸检中发现，即便是有明显损伤的组织，使用原位杂交或者免疫组化未检测到病毒；这提示：病毒复制可能不是患者死亡的直接原因，而病毒导致的免疫损伤可能导致 SARS-CoV 发病。

γ- 干扰素可诱导的 10kD 蛋白（IP-10）是近年发现的 CXC 趋化因子家族的一个重要成员，是 γ- 干扰素可诱导趋化因子的主要代表。有研究发现，它对激活的 T 细胞、自然杀伤细胞以及单核细胞具有强大的趋化功能。我们在前期通过对 SARS 患者血中细胞因子 / 趋化因子的动态观察分析发现，SARS-CoV 感染后，并不能检测到通常病毒感染所致的参与免疫反应的干扰素生成增加，却无一例外地检测到高水平的血清 IP-10，并且在发病早期就显著增加，在整个疾病过程中直至终末期始终保持高水平，随着疾病的康复逐渐恢复正常。提示病毒介导的超敏反应通过释放大量的 IP-10 能够趋化细胞毒性 T 淋巴细胞（CTL）和 NK 细胞到病毒感染的靶组织器官，导致急性肺损伤。由于感染包括 SARS-CoV、H5N1 以及 H7N9 等严重呼吸道病毒所致的急性呼吸窘迫综合征，均发现显著的 CXCL10（IP-10）持续升高，而且与疾病的严重程度密切相关，提示病毒介导的失控宿主免疫炎症反应可能是急性弥漫性肺损伤发生的重要机制之一。

进一步研究发现：这些病毒表面的抗原蛋白能作为病原体相关分子模式，通过激活细胞膜上存在的模式识别受体如 Toll 样受体（TLRs），导致早期失控的宿主肺免疫炎症反应。这种失控的固有免疫反应不仅引起急性肺损伤，还引起免疫系统淋巴组织的破坏，是继发严重的细菌感染以及宿主产生获得性免疫反应清除病毒受阻的重要原因。我们发现这种失控宿主免疫炎症反应其关键的控制子是胞质酪氨酸激酶家族的JAK3。

SARS从发病初期到病情持续发展的过程中都表现出外周血淋巴细胞计数下降，尤其是CD_4^+细胞下降更明显，而且病情越重，CD_4^+下降越明显，这说明SARS患者免疫器官受到了严重破坏。在SARS病情早期，病毒可以感染包括T淋巴细胞和单核细胞在内的各种免疫细胞；在尸检中，也发现在外周血T淋巴细胞和单核-巨噬细胞、淋巴结、肺、脾脏中有SARS-CoV感染。这或许可以部分解释大多数SARS患者存在淋巴细胞减少及广泛破坏的脾脏和淋巴结。

我们发现：IP-10的大量释放可以导致免疫系统的损伤、淋巴细胞减少或者免疫系统受损，是发生继发感染的首要条件。继发条件致病菌感染是SARS患者的主要死因。

最新研究发现，在缺失CXCL10（IP10）或其受体CXCR3表达的小鼠，病毒感染导致的ARDS严重性和病死率都下降。因此，CXCL-10-CXCR3信号可能是ARDS病情加重的重要因素。在病毒导致的ARDS中，CXCL-10-CXCR3轴可能是一个极好的治疗靶点。

3. 免疫逃逸

SARS-CoV可以通过抑制IFN-β的诱导产生，来逃避IFN-β介导的生长抑制。在SARS-CoV感染的细胞中，没有检测到内源性的IFN-β转录产物和IFN-β启动子活性。为抵抗固有免疫反应，SARS-CoV编码八种蛋白拮抗IFN反应，以降低宿主细胞的抗病毒能力。

非结构蛋白nsp1，可以通过失活宿主翻译功能，降解宿主mRNAs，抑制STAT1磷酸化，来拮抗1型IFN。SARS-CoV PLP可通过阻断IRF3磷酸化来拮抗IFN，也可阻断NF-κB信号通路。SARS-CoV nsp7和nsp15蛋白也被认为是IFN拮抗剂，但具体机制不明确。M蛋白可阻止TRAF3-TANK-TBK1/IKKε复合体的形成，来抑制TBK1/IKKε依赖的对转录因子IRF3/IRF7活化，抑制IFN产生。在293细胞中，N蛋白表达可以阻止NFκB启动子的诱导；在IFN-β刺激下，ORF3b和ORF6可阻断ISRE受体的诱导；ORF6会阻断STAT1向核内的转移。ORF3b蛋白可通过转录因子IRF3和NFκB来抑制RIG-1和MAVS介导的IFN-β产生。

四、临床表现

大部分患者可以追踪到流行病学接触史。

（一）症状与体征

1. 症状

一般来说，几乎所有患者都表现突发性发热，应用非甾体类退热药物效果较差。在病程初期呼吸道症状较重，随着病程的发展，逐渐出现干咳和呼吸困难，但个别患者因同时合并细菌（尤其是金黄色葡萄球菌）感染也会出现典型的脓性痰液。患者往往有周身乏力、肌肉酸痛、咽痛等症状，有的患者合并腹泻、意识障碍。

2. 体征

较少，肺内病变范围较大时，可闻及吸气末细小、密集的高调湿啰音，出现实变时也可闻及支气管呼吸音。

(二) 辅助检查

1. 外周血常规与生化检查

外周血白细胞往往正常或减少，伴淋巴细胞减少，尤其是 $CD4^+$ 细胞数量急骤减少。淋巴细胞绝对值 $< 0.9×10^9/L$ 可作为诊断 SARS 的辅助诊断指标。但根据 2004 年我国实验室泄漏 SARS 感染病例的临床资料来看，外周血常规的改变仅供参考，个别病例在合并细菌感染时，外周血白细胞也会明显增高。部分患者有谷丙转氨酶、谷草转氨酶、磷酸肌酸激酶、乳酸脱氢酶等酶的异常。少数重症患者伴有凝血功能异常，如 APTT 延长等。

2. 胸部影像学

一般来讲，SARS 的胸部影像与普通肺炎一样，依据病情的轻重程度，不同患者之间存在很大的区别，轻症患者肺内可不出现任何异常，仅在肺部 CT 上出现小片高密度影。但 SARS 也有其特殊性，在急性期的表现有：①不一致性，即胸部影像与临床症状并非同步表现，在病程初期肺内阴影往往滞后临床症状出现；②突发性，即肺内病灶多在短期内突然显现，并迅速增大；③多样性，即 SARS 病毒性肺炎病灶形态不一，表现为单侧或双侧非叶段分布的、大小不等的、灶状或大片状、边界不清的磨玻璃样致密影，呈间质性肺炎改变，部分病灶也可呈实变，但支气管气影征不明显。ARDS 或重症 SARS 患者恢复后，肺内病灶可呈网状、结节状肺纤维化改变，并可见牵拉性支气管扩张，个别病例在较长时期内表现肺泡渗出性改变。

五、诊断与鉴别诊断

根据中华医学会呼吸分会制订的 SARS 诊疗方案及 2004 年实验室泄漏感染病例的情况，SARS 的诊断依据有以下 5 条：

(一) 流行病学史

①与发病者有密切接触史，或属受传染的群体发病者之一，或有明确传染他人的证据；②发病前 2 周内曾到过或居住于报告有 SARS 疫情的地区；③有在实验室内从事 SARS-CoV 研究工作的证据或与有关人士接触史。

(二) 症状与体征

起病急，以发热为首发症状，体温一般 $>38℃$，偶有畏寒；可伴有头痛、关节酸痛、肌肉酸痛、乏力、腹泻；常无上呼吸道卡他症状；可有咳嗽，多为干咳、少痰，偶有血丝痰；可有胸闷，严重者出现呼吸加速、气促，或明显呼吸窘迫。肺部体征不明显，部分患者可闻及少许湿啰音，或有肺实变体征（注意：有少数患者并不以发热为首发症状）。

(三) 实验室检查

外周血白细胞计数一般不升高或降低；常有淋巴细胞计数减少。

(四) 胸部 X 线检查

肺部有不同程度的片状、斑片状浸润性阴影；常为多叶或双侧改变，阴影吸收消散较慢；肺部阴影与症状、体征可不一致。若检查结果阴性，1～2 天后应予以复查。

(五) 抗菌药物无明显疗效

符合上述 (一)(①)+2+3 条，或 (一)(②或③)+2+4 条，或 2+3+4 条为 SARS 疑似诊断标准。

符合上述 (一)(①)+2+4 条，或 (一)(②或③)+2+3+4 条，或 (一)(②或③)+2+4+5 条为 SARS 临床诊断标准。

临床诊断病例符合以下任何一项则为确诊：①双份血清 SARS-CoV-Ab 滴度 4 倍升高或两次恢复期血清均高滴度；②应用 RT-PCR 核酸杂交等分子生物学手段连续 3 次以上发现 SARS-CoV 特异性基因片段；③电镜下在肺泡内、肺泡灌洗液细胞或尸检肺标本中发现 SARS-CoV 病毒颗粒。

符合下列标准的其中 1 条可诊断为重症 SARS 病例：①多叶病变或 X 线胸片 48 小时内病灶进展＞50%；②呼吸困难，呼吸频率＞30 次/分；③低氧血症：吸氧 3～5L/min 条件下，SaO_2＜93%，或氧合指数＜300mmHg；④休克、ARDS 或多器官功能衰竭。

在诊断 SARS 所致 ARDS 时，应与这些感染性疾病进行鉴别：①人感染高致病性禽流感；②巨细胞病毒性肺炎 (CMV 肺炎)；③嗜肺军团杆菌肺炎；④卡氏肺孢子虫肺炎 (PCP)。

六、治疗

目前，对 SARS 的治疗仍以对症支持和针对并发症的治疗为主，尚缺乏针对病因 SARS-CoV 的特异性治疗。

(一) 一般治疗

吸氧，维持稳定的血氧饱和度＞93%。对发热、咳嗽等临床症状给予对症治疗，维持水、电解质平衡，有肝肾功能损伤者采用相应治疗。

(二) 免疫调节治疗

应用糖皮质激素的目的在于抑制肺组织局部的炎性损伤，减轻全身的炎性反应状态，防止肺纤维化等。但糖皮质激素开始使用的时间、剂量、疗程和策略等仍存在很大的争论。因为如在早期即应用糖皮质激素，则可延长 SARS-CoV 病毒血症的时间；如肺纤维化已形成，则糖皮质激素治疗无效。但总体而言，不主张使用大剂量激素进行治疗。Chen RC 和 Yam LY 等分别总结了广州和香港 SARS 患者的临床资料，对糖皮质激素治疗的安全性和有效性进行了统计分析，其结果显示，应用适当剂量糖皮质激素可降低死亡率，缩短住院时间。就糖皮质激素应用的适当剂量而言，临床上往往建议剂量不宜过大，并不主张用激素冲击治疗，多以甲泼尼龙 1～2mg/(kg·d)，疗程 7～14 天，并逐渐减量停用，总疗程一般不超过 4 周。

其他免疫调节治疗不推荐常规使用，如胸腺素、干扰素、静脉用丙种球蛋白（IVIG）等。

（三）呼吸支持治疗

对重症 SARS 患者出现呼吸衰竭时应及时给予呼吸支持治疗，包括经鼻管或面罩吸氧、无创和有创正压通气治疗。

对于意识障碍、依从性差或正确应用 NIPPV 治疗 2 小时仍未达到预期效果，建议及时实施有创通气治疗。有创正压呼吸机通气的使用策略、模式和方法主要提倡小潮气量肺保护策略治疗为主。在应用有创呼吸机辅助治疗时，一方面应使用封闭式吸痰系统吸取气道内分泌物，另一方面在呼吸机出气口加附高效微粒捕获滤器，尽可能避免在护理操作和给患者机械通气过程中发生交叉感染。

（四）抗感染治疗

1. 抗病毒治疗

目前尚未发现有效的抗病毒药物，利巴韦林等抗病毒药物对 SARS 无明显治疗效果。使用恢复期患者血浆来治疗 SARS 患者可以缩短住院时间并降低病死率。

在 SARS 疫情得到控制之后，未再有 SARS 患者，故后续研究尽管取得丰硕的成果，但均缺乏临床试验资料。研究发现：环孢素 A 可以抑制亲环素类来阻断 SARA-CoV 复制；黄酮类化合物中的杨梅黄酮和黄芩素可抑制 SARS-CoV 解螺旋酶-nsP13 中的 ATP 酶活性，靶向 SARS-CoV 基因组序列 S 的 siRNAs 均可抑制病毒复制。

2. 抗细菌治疗

在早期不能确定病原时，可作为经验用药，其用药原则参考已制定的社区获得性肺炎指南；在明确 SARS 感染后，如无明确细菌感染证据，不推荐使用抗生素进行预防性治疗；如有继发细菌或真菌感染，可能根据病原选用有效抗菌药物。

（五）其他治疗

研究表明，重组的 ACE2 蛋白可以缓解病毒所致的急性肺损伤，该制剂目前已进入临床试验阶段。此外，针对病毒介导的超敏反应引起的急性肺损伤的关键环节，采纳临床用于抗类风湿及器官移植引起的宿主抗移植物排斥反应的选择性 JAK3 抑制剂如 Tofacitinib JP-10 单克隆抗体（临床试验阶段），通过调节异常的固有免疫应答可能是一个有价值的控制急性肺损伤的治疗新策略。

第二节 人感染禽流感

人感染禽流感病毒（简称"人禽流感"）是1997年在内地发生A(H5N1)禽流感导致人感染的新发呼吸道传染病，2003年后逐渐在多个国家出现了新发病例，患者群主要分布在亚、非、欧大陆，其中以中国和越南、印度尼西亚等东南亚国家为主，而A(H5N1)禽流感病毒在禽间具有高致病性，故称之为高致病性禽流感病毒。我国自2005年10月确诊第一例A(H5N1)人禽流感病例以来，共确诊45例，死亡30例，病死率为66.7%。2013年3月在我国上海又发现了一种重组的新型禽流感A(H7N9)导致人类感染病例，在短短的1～2个月时间即出现新发病例130余例，并且导致45例死亡，病死率约为33%，病例主要分布在华东、华南、华中等10余个省市。与A(H5N1)不同，A(H7N9)在禽间的致病力弱甚或不致病，但又可广泛污染环境，导致暴露人群普遍易感，因此，比A(H5N1)更具危险性。这些不同类型的禽流感病毒导致人际间感染，并且相当比例患者发展为危重症，病死率高，有潜在全球流感大流行的可能，已引起世界卫生组织和世界各国的高度关注。

人禽流感病例目前仍以散发为主，临床表现轻重不一，缺乏特异性，往往以重症肺炎表现为主，治疗主要以早期给予奥司他韦等神经氨酸酶抑制剂干预为主，对发病一周以上的病例主要以对症为主，但危重症患者预后差，病死率高。尽管各地各级医疗卫生专业人员对其早发现、早诊断和早治疗等方面已有了长足的提高，但在诊疗方面仍存在一定不足。本章节对现有的相关资料进行系统回顾性总结，以提高临床对之认识和甄别能力，在加强救治患者的同时，有效控制疫情扩散，防止发生暴发流行。

一、概述

（一）传染源

迄今为止，已分离到禽A(H5N1)流感病毒的宿主有：①禽类：包括鸭（包括野鸭）、鸡、火鸡、鹌鹑、鹅、鸽、黑头雁、斑头雁、鱼鹰、黑头鸥、麻雀等；②哺乳类：如虎、豹、猫、猪和人等。因此，被A(H5N1)感染的禽类和哺乳类动物，包括感染的人群在内，均可成为A(H5N1)潜在的传染源使人感染，甚或成为导致人间传播的传染源。但就目前而言，最主要的传染源仍为被A/H5N1感染的禽类动物，尤其是散养家禽，这些感染的禽类大多发病或致死。从家庭聚集现象来看，人禽流感患者也可能具有一定传染性。

新发A(H7N9)重组后的8个核心基因片段分别来自3种禽流感病毒，即H7血凝素基因可能来自我国于2011年在鸭子中分离出来的H7Nx病毒[如A/duck/Zhejiang/12/2011(H7N3, subtype ZJ12)]，N9可能来自韩国或欧洲于2010～2012年分离的HxN9[如A/wildbird/Korea/A14/2011(H7N9, subtype KO14)]，其他PB2等6

个内部基因片段则可能来自我国 2011—2012 年于花鸡分离的 H9N2[A/brambling/Beijing/16/2012-like viruses(H9N2)]。而这一新发的重组禽流感病毒与以往的禽流感病毒不同，在禽间呈低致病或不致病状态，但却使人易感。目前的主要传染源为活禽市场环境、呈非致病状态禽类。从家庭聚集现象来看，和 A(H5N1) 一样，感染患者也可能具有一定传染性。

(二) 传播途径

A/H5N1 究竟通过哪些途径侵入人体，除目前的呼吸道传播外，有相当比例人群而言，仍不明确。普遍认为人禽流感的传播途径和季节性流感的传播途径一致，吸入具有传染性的飞沫或飞沫核、直接接触或通过污染物的间接接触，将病毒接种到患者的上呼吸道或结膜的黏膜上。不同传播途径的相对传播效率尚未确定。感染 A/H5N1 禽类的呼吸道分泌物、唾液和粪便中可排泄出大量病毒，而且病毒可以在低温的水中存活数天至数周。人感染 A/H5N1 亚型禽流感的主要途径是密切接触病死禽，危险行为包括宰杀、拔毛、加工被感染禽类。少数案例中，当儿童在散养家禽频繁出现的区域玩耍时，暴露于家禽的粪便也是一种传染来源。也有个别病例的感染来源不明。目前研究的多数证据表明存在禽-人传播，可能存在环境-人传播，还有少数、非持续有限的人际间传播。

A(H7N9) 主要通过暴露于污染环境导致感染。通过对上海、浙江、江苏和安徽等人感染 H7N9 禽流感发生的活禽市场环境和交易的活禽类的监测，均发现存在 H7N9 禽流感病毒，从而证实了不仅仅是从事活禽交易的相关人员可以被感染，而且有在活禽市场或在其周边活动经历的，均可能被感染。在所发生病例中，有 75% 患者曾有类似的流行病学史。因此，和其他呼吸道传染病一样，经呼吸道传播已经成为 H7N9 感染人类的主要途径，有关部门协助关闭了活禽市场和停止了活禽交易，切断了病毒源头在环境中的扩散，随后新发 H7N9 感染病例的数量也就呈急剧下降，鲜有新发病例报道。因此，如何科学地改变我国禽类的养殖规模、水平和部分地区的饮食习惯，应该提到常规日程上，不然将会有持续不断的疫情发生和扩展，甚或出现难以掌控的蔓延。

对于 H7N9 是否还存在其他感染途径，有待今后进一步研究证实。HuY 等同时对临床收集的血、尿和粪便标本进行 H7N9 病毒核酸的动态检测，其结果显示绝大部分病例在血 (12/14，86%)、尿 (11/14，79%) 和粪便 (12/14，86%) 中均可检测出病毒核酸，这不仅提示着 H7N9 病毒存在全身感染的状态，还提示着存在经非呼吸道传播感染途径的可能，应对患者的各种分泌和排泄物消毒，加强管理，以免引起院内感染。

(三) 易感人群

人感染 A(H5N1) 亚型禽流感病例多数为年轻人和儿童，老年人群居少数；但 A(H7N9) 亚型禽流感病例则以 60 岁以上人群居多，也可发生在中壮年、青年和儿童。

(四) 潜伏期和传染期

A(H5N1) 的暴露史大多在 1 周内，而 A(H7N9) 则平均在 3 天，一般认为暴露史应在7～10天，但准确的潜伏期仍有待进一步确定。人禽流感的传染期究竟是多久？因为患者病毒排放时间未能准确确定，至今仍尚未达成共识，不过一般认为2～3周治愈康复的患者，体内已产生了中和抗体，2周内已无传染性。

二、禽流感病毒结构的特点和感染方式

(一) 禽流感病毒的结构特点

A(H5N1)和A(H7N9)流感病毒的结构与人甲型流感病毒相同，是多型性囊膜病毒，常为球形，病毒颗粒直径为80～120mn。病毒颗粒最显著特点为其外层约有2种突起，一种像棒状的囊膜蛋白，能凝集一些动物的红细胞，称为血凝素（HA或H）；另一种像蘑菇样的，能使病毒颗粒从凝集的红细胞表面游离下来，称为神经氨酸酶（NA或N）。除此以外，还有数目不清的少量M_2突起。其基因组为含8个节段、负链、单股的RNA，至少编码10种蛋白。

血凝素（HA）为病毒表面最大的囊膜糖蛋白，在感染细胞中以单多肽链（HAo）形式合成，合成后裂解成重链（HA1）和轻链（HA2），两者又通过二硫键以共价键形式相连。HAo经裂解后，病毒囊膜才能与宿主细胞膜发生融合，此时病毒颗粒方具有感染性，并刺激机体产生中和抗体。

神经氨酸酶（NA）为具有酶活性的囊膜蛋白，它能从糖蛋白或糖脂中裂解出唾液酸。而唾液酸是流感病毒颗粒附着的受体。因此，NA能介导新合成的病毒颗粒从感染细胞表面游离下来。NA是抗流感病毒药物奥司他韦和扎那米韦作用的靶点。上述两种药物均为唾液酸的结构类似物。因此，能抑制NA的酶活性，导致子代病毒不能从感染细胞游离下来。

M_2蛋白为甲型流感病毒囊膜中含量较少的第三种膜蛋白，它是具有离子通道活性的四聚体。M_2在病毒感染中的作用是通过调节病毒颗粒内的pH来减弱病毒核糖核蛋白（RNPs）与病毒核心部分M1蛋白之间的相互作用。M_2是抗流感病毒药物，是金刚烷胺和金刚乙胺作用的靶点。A(H5N1)和A/H7N1均对烷胺类药物天然耐药。

病毒颗粒核心部分含有8个节段负链单股RNA，每个RNA节段均与核蛋白（NP）和3种RNA多聚酶（PB2、PB1和PA）相连接形成RNP复合物。RNPs被一层基质蛋白（M1）所环绕，M1是流感病毒含量最丰富的一种结构蛋白。

鉴于禽流感病毒上述的特点，为何A(H5N1)病毒只感染少数个别人群，尚未发生明显的人-人间传播呢？其原因可能包括以下几个方面。

(1) 受体特异性不同：A(H5N1)流感病毒主要识别和结合宿主细胞表面的受体为α-2，3-糖苷唾液酸，而人流感病毒主要识别和结合宿主细胞表面受体为α-2，6-糖苷唾液酸。人上气道和气管上皮细胞（人流感病毒复制部位）不含α-2，3-糖苷唾液酸，降低了人感染A(H5N1)的可能性，也大大降低了通过飞沫进行人间传播的可能性。而新发重组的A(H7N9)不仅对上述两种受体的亲和力明显增加，其在感染细胞内的增殖速率也

大大提高，其结果不只是明显扩展了易感人群的范围，而且也因其快速增殖速率使临床病情在短期内加重或恶化，导致预后差。

（2）由于 A(H5N1) 和 A(H7N9) 基因组中均无人流感病毒基因节段，因此形成流感大流行的可能并不大，除非是今后与人流感病毒进一步发生重组。

（3）连接肽含碱性氨基酸数目不同：所有人流感病毒 HA 蛋白分子中，HA1 与 HA2 之间的连接肽仅含一个碱性氨基酸即精氨酸（R），经呼吸道上皮细胞中的 Clara 细胞所分泌的类胰蛋白酶裂解，发生感染；而 A(H5N1) 流感病毒 HA1 与 HA2 之间的连接肽含 4 个或 4 个以上碱性氨基酸（如 R-K-K-R，其中 R 为精氨酸，K 为赖氨酸），最多可达 8 个碱性氨基酸（如 R-E-R-R-R-K-K-R），其裂解酶为类福林蛋白酶，将其裂解为双碱性氨基酸，但该酶在人呼吸道上皮细胞基本不存在。但 A(H7N9) 的这些连接肽碱性氨基酸数量明显减少，使其明显增加了感染和繁殖概率。

（4）如果患者存在先天性或后天获得性基础疾病，可使机体抵抗力下降，易被 A(H5N1)、A(H7N9) 等病毒感染。

(二) 禽流感病毒的感染方式

1. 病毒初始感染

一般认为人上呼吸道上皮细胞是流感病毒最初的靶点。流感病毒 HA 球部含有受体结合部位（RBS），能识别和结合宿主细胞表面糖蛋白或糖脂上的受体（唾液酸）。而 HA 对受体识别和结合的特异性取决于受体上末端唾液酸和倒数第二位半乳糖（galactose）之间糖苷连接的方式。人流感病毒主要识别 α-2、6-糖苷唾液酸，与其结合；A(H5N1) 主要识别 α-2、3-糖苷唾液酸，与其结合；A(H7N9) 则均易与上述两种受体结合。

2. 病毒释放

病毒颗粒与细胞表面受体结合后，诱发受体介导的细胞内吞作用。在内吞作用过程中，病毒颗粒经宿主细胞质膜吞咽，形成饮泡，遂与细胞内含体发生融合。受体介导对病毒细胞内吞作用呈非特异性。

在内含体内，经质子泵使内含体内的内环境酸化，pH 酸碱度维持在 5～6，继之内含体膜和病毒膜形成一种半融合的中间体，出现融合孔，病毒核酸经融合孔进入感染细胞质。值得注意的是，在融合发生之前病毒颗粒内部经病毒囊膜 M_2 离子通道所介导，也使其内环境酸化，降低了 M_2 蛋白层与病毒囊膜及 RNPs 间的相互作用，有利于病毒 RNPs 从内含体释放进入胞质。金刚烷胺类药物就是通过阻断 M2 离子通道来阻断甲型流感病毒的复制。

3. 病毒 RNA 复制和翻译

RNP 复合物释放人宿主胞质后，很快被转运至胞核。在核内通过 RNPs 中转录酶（PB_1、PB_2 和 PA）将病毒负链 RNA 转录成正链信使 RNA(mRNAs)。新合成的 mR-NA 再被转运回胞质，执行翻译蛋白的功能。病毒负链 RNAs 同样也作为正链 RNA 拷贝

(cRNA)产物的模板,而cRNA又可直接复制出许多病毒负链RNA。另外,病毒核心蛋白(NP)在胞质中合成和折叠,在RNA多聚酶参与下,与新合成的病毒RNA相互结合形成RNPs。这些新合成的基因组节段在胞质中与多种病毒组分组装合成新的病毒颗粒。

4. 新病毒颗粒组装和释放

过去认为,流感病毒在细胞顶端细胞膜除经RNPs附着到细胞质膜内壁上M_1蛋白,HA和NA选择性与细胞质膜表面结合,通过芽生过程,子代病毒被再次释放回气道。

理论上讲,子代病毒不进入循环系统,但目前的研究结果显示,A(H5N1)不仅可感染肺泡上皮细胞,而且可感染全身多个脏器和组织,如神经元细胞、淋巴细胞等,并可通过胎盘屏障感染胎儿肺组织。对于A(H7N9)流感病毒感染后是否能够进入血液并感染其他系统和器官仍有待进一步证实。

三、人禽流感发病机制新认识

人禽流感的发病机制仍远未了解,有许多未知环节,根据有限的病例资源,目前主要包括病毒受体学说和细胞因子学说两个方面。

(一) 病毒受体学说

最早出现流感病毒感染的理论就是受体学说。尽管禽流感病毒特异性的受体α-2、3-糖苷唾液酸在人上气道和气管黏膜纤毛上皮细胞中无明显表达,但α-2、3-糖苷唾液酸在下呼吸道和肺泡细胞中仍有一定表达,如Ⅱ型肺泡上皮细胞、肺泡巨噬细胞和部分支气管细胞等,在机体抵抗力下降、存在免疫功能异常和(或)暴露环境中病毒载量明显增加时,仍存在被感染的可能性。何况新型重组的A(H7N9)病毒本身既能感染含有α-2、6-糖苷唾液酸的上气道上皮细胞,又能感染含有α-2、3-糖苷唾液酸的远端肺泡上皮细胞。

另外,禽流感病毒受体α-2、3-糖苷唾液酸在人类其他组织和器官内的分布,如血管内皮细胞、T淋巴细胞、脑组织神经元、肝Kuffer细胞、肠道间质中的血管内皮表达等,也可导致其对这些组织和器官细胞的感染,引起相应器官组织的炎性反应。但由于这方面的研究仍不完善,尚需要不断深入进行。

(二) 细胞因子学说

现有文献资料显示病毒感染所致的细胞因子失调和高细胞因子血症学说在人禽流感的发病机制中占有很重要的地位。1997年香港人禽流感死亡病例尸检结果显示外周血中T淋巴细胞数量下降,细胞因子包括IL-2受体、IL-6和γ-干扰素水平均升高,并合并嗜血细胞综合征。故推测人禽流感病例的死亡原因与感染病毒后病毒在呼吸道中复制、继发高细胞因子血症及合并反应性嗜血细胞增多等因素相关。

体外实验表明,原代培养的巨噬细胞在禽病毒感染后,可上调TNF-α和干扰素-β的表达水平,且与病毒的感染剂量呈正相关;并可明显上调化学趋化因子CCL2、CCL3、

CCL5 和 CXCL10 的表达。此外，还可导致人支气管和肺泡上皮细胞 IP-10、IFN-β、RANTES、IL-6、MIG 和 MCP-1 等大量表达。

人感染禽流感的发病机制正在被逐渐认识，由于禽流感病毒仍在不断变异或发生新的重组，其致病性、感染能力、与受体的结合能力、体内复制能力、对靶细胞的破坏能力及与免疫系统的互动可能处于动态演变过程中，因此，对于这种新发传染病的发病机制研究至关重要，这将对人感染高致病禽流感的预防、诊断和治疗均具有重要指导意义。

四、人禽流感病例

A(H5N1) 和 A(H7N9) 感染后均引起以肺部为主的多系统损害，除表现为弥漫性肺间实质性损伤外，同时伴心脏、肝脏、肾脏等多器官组织损伤。但 A(H7N9) 感染后的病理表现资料仍匮乏，这里仍以 A(H5N1) 感染后的病理表现进行阐述。

A(H5N1) 发病后引起以肺部为主的多系统损害，如肝脏、心脏、肾脏等，表现为弥漫性肺间实质性损伤，并发急性呼吸窘迫综合征者可见透明膜形成、肺纤维化等，同时伴心脏、肝脏、肾脏等多器官组织损伤。

(一) 肺脏病理改变

A(H5N1) 肺部的病理改变在大体上主要是肺淤血和肺实变。显微镜下，病变主要呈急性弥漫性肺泡损伤 (DAD) 伴急性间质性肺炎，气管、支气管和肺泡上皮均有不同程度的脱落，肺组织可见中性粒细胞、淋巴细胞和单核细胞浸润，广泛微血栓及小血管内血栓形成，部分毛细血管内见多核巨细胞，肺泡壁及小气道表面广泛透明膜形成。随着病程延长，可见肺组织明显纤维化形成，并可见细支气管及肺泡上皮增生及鳞状上皮化生，鳞状上皮化生的肺泡位于细支气管周围，呈灶状分布。

(二) 淋巴组织病理改变

重症 A(H5N1) 患者可见淋巴组织严重破坏，表现为全身淋巴组织萎缩伴活跃的组织细胞嗜血现象。脾脏和淋巴结的淋巴组织均可见淋巴细胞显著减少，伴灶状组织细胞增生，增生的部分组织细胞质内见吞噬的红细胞、B 淋巴细胞和 T 淋巴细胞明显减少。噬血细胞现象可能与 A(H5N1) 病毒感染有关。

(三) 其他组织的病理改变

重症 A(H5N1) 患者显微镜下可见部分心肌细胞质嗜酸性增强，有肌浆凝聚，心肌水肿，并可见心肌束间偶见单个核细胞浸润，提示有间质性心肌炎。肝脏可见广泛肝细胞内呈小泡状脂肪变性，部分肝细胞有胞质疏松化；汇管区见少许淋巴单核细胞浸润。脑实质内部分神经元可见部分嗜酸性变，轴索扭曲，脑血管周围间隙增宽呈脑水肿改变，部分区域脑血管周围有脱髓鞘现象，并可见少许淋巴细胞和单核细胞浸润。

五、人禽流感临床表现

（一）症状

不论是 A(H5N1) 还是 A(H7N9) 感染，我国人禽流感患者临床上常见的症状以发热和咳嗽、咳痰、呼吸困难等呼吸道症状最为常见，相当比例患者表现为流感样症状（肌痛、咽痛、流涕等）和消化系统症状（腹痛、腹泻等）等。个别患者在病程中出现精神神经症状，如烦躁、谵妄。由于 A(H5N1) 绝大部分确诊病例均来自重症"不明原因肺炎"，故单纯以"上呼吸道感染"诊断者甚少。而 A(H7N9) 由于其能够使人群较为普遍易感的特性，也较易发展为重症病例，轻症病例的比例也比较低，因此，临床上要加强主动甄别的能力。

（二）体征

体格检查可发现受累肺叶段区域实变体征，包括叩浊、语颤和语音传导增强、吸气末细小水泡音及支气管呼吸音等。在病程初期常集中于单一肺野，但随病情进一步恶化，可在多个肺野甚至双肺闻及细小湿啰音。合并心力衰竭时，部分患者心尖部可闻及舒张期奔马律。

（三）实验室检查

实验室检查可见大部分患者在病程中存在外周血白细胞、淋巴细胞和血小板不同程度减少，并可见多种酶学异常，如谷丙转氨酶、谷草转氨酶、磷酸肌酸激酶、乳酸脱氢酶等。

（四）胸部影像学

所有人禽流感患者均可见不同程度的肺内浸润影，但明显胸腔积液者少见。

发病初期（发病后1～3天）患者往往被诊断为"上感"而给予对症治疗，未进行胸片等影像学检查。在病情加重后患者方就医进行胸片检查（发病后4～8天，甚或更长时间），病灶表现为多叶段肺实质渗出阴影浅淡，呈絮状、磨玻璃样密度，病变进展迅速，1～2天范围扩大，密度加深呈肺实变密度，边缘模糊，病变内可见"空气支气管征"，相当部分病例演变为"白肺"样改变。病初病变形态可为斑片状、大片状、多片的、融合的双侧肺实变。

如果患者临床症状较轻或治疗及时，肺内病变14天左右可逐步吸收，此时病变消散的速度也较快，比一般肺炎的影像动态变化速度快。肺内阴影有时会在短时间内急剧恶化，迅速转变为呼吸窘迫综合征。

部分患者肺内病变恢复较慢，在恢复后肺内病灶可呈网状、结节状肺纤维化改变。

（五）并发症

如症状不缓解，病情仍持续发展，则可发生一系列并发症，包括呼吸衰竭、气胸、纵隔气肿、心肌炎、心力衰竭和肾衰竭等。重症肺炎恢复者可见原有病变部位肺纤维化表现。

六、人禽流感诊断和与不明原因肺炎之间的鉴别诊断

(一) 人禽流感诊断

根据流行病学接触史、临床表现及实验室检查结果，可作出人禽流感的诊断。

1. 流行病学接触史的定义

①发病前1周内曾到过疫点或活禽市场；②有病死禽接触史；③与被感染的禽或其分泌物、排泄物等有密切接触；④与禽流感患者有密切接触；⑤实验室从事有关禽流感病毒研究。

2. 人禽流感的诊断标准

(1) 医学观察病例：有流行病学接触史，1周内出现流感样临床表现者。对于被诊断为医学观察病例者，医疗机构应当及时报告当地疾病预防控制机构，并对其进行7天医学观察。

(2) 疑似病例：有流行病学接触史和临床表现，呼吸道分泌物或相关组织标本甲型流感病毒M1或NP抗原检测阳性或编码它们的核酸检测阳性者。

(3) 确诊病例：有流行病学接触史和临床表现，从患者呼吸道分泌物标本或相关组织标本中分离出特定病毒，或采用其他方法，禽流感病毒亚型特异抗原或核酸检测阳性，或发病初期和恢复期双份血清禽流感病毒亚型毒株抗体滴度4倍或4倍以上升高者。

另外，在流行病学史不详的情况下，根据临床表现、辅助检查和实验室检查结果，特别是从患者呼吸道分泌物或相关组织标本中分离出特定病毒，或采用其他方法，禽流感病毒亚型特异抗原或核酸检测阳性，或发病初期和恢复期双份血清禽流感病毒亚型毒株抗体滴度4倍或4倍以上升高，可以诊断为确诊病例。

(二) 人禽流感与不明原因肺炎之间的鉴别诊断

在诊断人禽流感时，同样需要与其他病原所致的肺炎类型进行鉴别。尤其是A(H5N1)感染的人禽流感病例目前传染性还不是很强，人-人间传播的感染链尚未有效建立起来，而且有些患者也无明确的病死禽暴露史，相当比例的患者在发病开始时线索不清，就诊过程复杂，临床表现不典型或呈进行性加重，往往是先就诊于综合性医院。所以，综合性医院接诊医师应警钟长鸣，如何在救治肺炎所致ARDS的患者时，能够及时发现人禽流感疑诊病例，并明确诊断，将成为我们面对的新课题。因而，在诊断人禽流感所致ARDS时，应注意与SARS等病毒性和非典型病原（如军团杆菌、肺炎支原体、肺炎衣原体）等所致的肺炎进行鉴别。尤其是对中国疾病预防和控制中心新近提出的"不明原因肺炎"病例，更应提高警惕，注意及时加以甄别。

七、人禽流感的管理

对人禽流感的临床管理和治疗主要以早期抗病毒和及时呼吸支持等对症治疗为主，糖皮质激素并不推荐常规使用。

对在短期内迅速进展为肺炎伴呼吸衰竭者,应在当地医院尽可能给予监测和救治,包括积极氧疗。对于医疗条件不能满足救治的医院,则应转入相应专科医院或医疗中心救治。病毒复制通常持续 2 周左右,对于免疫功能正常者未给予糖皮质激素治疗时,大多认为在发病 3 周后已无传染性,但尚需经病毒检测进一步确定。

(一) 对症支持

卧床休息,密切观察病情变化,早期给予鼻导管吸氧,维持稳定的脉氧饱和度 > 93%。对发热、咳嗽等临床症状给予对症治疗,如物理降温、止咳祛痰等,有肝肾功能损伤者采用相应治疗。维持水、电解质平衡,加强营养支持。注意保护消化道黏膜,避免消化道出血。必要时给予适当抗凝治疗,防止下肢深静脉血栓形成。

(二) 药物治疗

1. 抗病毒治疗的现状

奥司他韦仅有口服制剂,仍然是对 A(H5N1) 和 A(H7N9) 感染主要的抗病毒治疗药物,对于临床可疑病例,在明确病原之前应尽早给予奥司他韦治疗,成年人的标准治疗方案为 75mg,2 次/天,疗程 5 天。儿童患者,可根据体重给予治疗,体重不足 15kg 时,给予 30mg,2 次/天;体重为 15~23kg 时,45mg,2 次/天;体重 23~40kg 时,60mg,2 次/天;体重大于 40kg 时,75mg,2 次/天。因未治疗的患者病毒仍在复制,故对于诊断较晚的患者仍应给予抗病毒治疗。如果在应用奥司他韦后仍有发热且临床病情恶化,在排除细菌感染和院内感染的同时,提示病毒仍在复制,此时可延长抗病毒疗程到 10 天。

有些患者尽管给予规律应用奥司他韦抗病毒治疗,但临床情况仍不断恶化,则可考虑给予大剂量个体化治疗,成年人可加量至 150mg,2 次/天,疗程延长至 10 天。但对青少年应慎用,因其神经心理不良反应仍不清楚。因奥司他韦主要在胃和小肠吸收,对胃蠕动不良、胃扩张、腹泻或胃肠功能紊乱者,其生物利用度会不同程度受到影响,建议对胃蠕动不良、胃扩张者经鼻 – 空肠管给药。

2. 其他抗病毒药物

(1) 神经氨酸酶抑制剂:扎那米韦治疗剂量为经鼻吸入 10mg,2 次/天,疗程为 5 天;预防剂量为经鼻吸入 10mg,1 次/天,疗程为 7~10 天。成年人扎那米韦的静脉制剂量为 300mg,2 次/天,疗程同前。

(2) 金刚烷胺和金刚乙胺:对金刚烷胺和金刚乙胺敏感对禽流感病毒株普遍无效。

3. 免疫调节治疗

应用糖皮质激素的目的在于抑制肺组织局部的炎性损伤,减轻全身的炎性反应状态,防止肺纤维化等,目前仍在临床探索过程中。由于治疗的病例数有限,目前尚未发现应用糖皮质激素对人禽流感患者治疗和预后任何有益的结果,尤其是大剂量激素还可诱发感染,故不推荐使用。但对合并感染中毒症存在肾上腺皮质功能不全者,可考虑给予小剂量糖皮质激素治疗,如氢化可得松 200mg/d。

其他免疫调节治疗不推荐常规使用,如胸腺素、干扰素、静脉用丙种球蛋白(IVIG)等。

4. 抗生素

对社区获得性肺炎而言,在未明确病因时,可根据当地社区获得性肺炎常见的感染病原及其耐药状况给予经验抗生素治疗,给予 P- 内酰胺类抗生素联合大环内酯类或氟喹诺酮类进行治疗,如根据血培养和(或)痰培养结果,已知感染病原及其药物敏感谱,则可选择特异抗生素进行治疗。如果已高度怀疑或已确诊为禽流感感染,并排除混合细菌感染,则不提倡抗生素预防性治疗。在预防性应用抗生素原则上存在很大的争议。

(三)其他

1. 恢复期血清治疗

对发病 2 周内的重症人禽流感患者,及时给予高效的人禽流感恢复期患者血清,有可能提高救治的成功率,但尚需进一步证实。

2. 嗜血细胞增多症

几例尸体解剖的结果显示 A(H5N1)可致反应性嗜血细胞增多症,细胞毒药物依托泊苷可能有一定潜在疗效。嗜血细胞增多症可通过发热、骨髓象、脾大、两个以上血系统增殖降低、高甘油三酯血症和(或)低纤维蛋白原血症、NK 细胞活性降低或缺如、高铁蛋白血症、可溶性 CD_{25} 水平增高 8 项诊断标准确诊,必要时应用 IVIG、糖皮质激素和依托泊苷等给予相应经验治疗。

(四)氧疗和呼吸支持

对重症人禽流感患者出现呼吸衰竭时应及时给予呼吸支持治疗,包括经鼻管或面罩吸氧、无创和有创正压通气治疗。实际上,对病毒性肺炎出现呼吸衰竭时,维持和保证恰当有效的氧合是治疗最重要的环节。

1. 鼻导管和面罩

对于鼻管或面罩吸氧患者,在吸氧流量 ≥ 5L/min(或吸氧浓度 ≥ 40%)条件下,SpO_2 < 93%,或呼吸频率仍 ≥ 30 次 / 分以上,呼吸负荷较高,应及时考虑给予无创正压通气(NIPPV)治疗。

2. 无创正压通气

尽管无创正压通气治疗在抢救人禽流感患者的过程中发挥了一定作用,也有个别抢救成功的病例,但因为其是一种经呼吸道传播的疾病,而患者咳嗽等呼吸道症状又比较明显,如果已发生 A(H5N1)在人 - 人间较强的传播感染,无创正压通气则有可能对周边医疗环境造成一定污染医疗,护理和其他工作人员存在交叉感染的可能,在这种情况下,主张及早给予有创正压通气治疗。

3. 有创通气

对于意识障碍、依从性差或正确应用 NIPPV 治疗 2 小时仍未达到预期效果,建议及时实施有创通气治疗。有创正压呼吸机通气的使用策略、模式和方法主要提倡小潮气量肺保护策略治疗为主，可参阅有关章节。在应用有创呼吸机辅助治疗时，一方面应使用封闭式吸痰系统吸取气道内分泌物，另一方面在呼吸机出气口加入高效微粒捕获滤器，尽可能避免在护理操作和给患者机械通气过程中发生交叉感染。

（五）体外膜氧合（ECMO）

对于严重难以纠正的 ARDS 患者，可考虑应用 ECMO 进行治疗，但其确切疗效仍有待观察和总结。

第三节 新型甲型 H1N1 流感

新型甲型 H1N1 流感 [pandemic 2009 influenza A（H1N1）] 最早于 2009 年 3 月在墨西哥、美国和加拿大出现，并迅速向全球扩散，成为继 1968 年流感大流行以来新的全球大流感。据世界卫生组织统计：截至 2010 年 3 月，全球所有国家和地区都出现新型甲型 H1N1 流感病毒感染病例，死亡 17700 例。2010 年 10 月 8 日，WHO 宣布全球进入大流感后期，新型甲型 H1N1 逐渐取代传统季节性 H1N1 流感，成为各地季节性流感的主要流行株之一。

我国最早 3 例新型甲型 H1N1 流感于 2009 年 5 月 10—15 日确诊，均为北美留学生，年龄分别为 30 岁、18 岁和 19 岁，2 男 1 女。3 例均于回国后 1～3 天发病，表现为上呼吸道感染症状，包括：发热（38.8～39.4℃）、头痛及咽痛。发热持续时间 2～3 天。早期病例虽然症状轻，预后好，但是 2009 年下半年开始重症和死亡病例逐渐增多，截至 2010 年 3 月，我国共确诊新型甲型 H1N1 流感 127000 例，死亡 793 例。

一、新型甲型 H1N1 流感的认知过程和启示

（一）病毒学

这是一种由新型甲型 H1N1 流感病毒感染引起的主要累及上、下呼吸道的全身性疾病。包括中国在内的世界各地分离到的病毒株基本同源。

（二）传染源和传播途径

新型甲型 H1N1 流感患者为主要传染源，无症状感染者也具有传染性。无动物传染人类的证据。主要通过飞沫经呼吸道传播，也可通过口腔、鼻腔、眼睛等处黏膜直接或间接接触传播。接触患者的呼吸道分泌物、体液和被病毒污染的物品亦可能引起感染。通过气溶胶经呼吸道传播未得到证实。

（三）易感人群

人群普遍易感。与季节性流感相比，青少年和青壮年发病率高是新型甲型 H1N1 流

感的显著特点。

（四）感染后易成为重症病例的高危人群

(1) 妊娠期女性。

(2) 伴有以下疾病或状况者：慢性呼吸系统疾病、心血管系统疾病、肾病、肝病、血液系统疾病、神经系统及神经肌肉疾病、代谢及内分泌系统疾病、免疫功能抑制（包括应用免疫抑制剂或 HIV 感染等致免疫功能低下）、19 岁以下长期服用阿司匹林者。

(3) 肥胖者（体重指数 ≥ 30kg/m^2）。

(4) 年龄 < 5 岁的儿童（年龄 < 2 岁更易发生严重并发症）。

(5) 年龄 ≥ 65 岁的老年人。

二、对新型甲型 H1N1 流感发病机制的认识

新型甲型 H1N1 流感是一种流感病毒急性感染，发病机制既与病毒复制并直接造成细胞损伤和死亡有关，也与机体和病毒的免疫作用有关。

（一）病毒复制

与季节性流感不同，新型甲型 H1N1 流感病毒表面的血凝素既可以与主要分布于上气道的 α-2、6- 糖苷唾液酸受体结合，也可以与主要分布于下呼吸道和肺泡上皮细胞的 α-2、β- 受体结合。新型甲型 H1N1 流感病毒在下呼吸道的复制是重症病毒性肺炎的发病基础。

轻症新型甲型 H1N1 流感病毒载量在出现呼吸道症状时达到高峰，之后病毒载量逐渐下降，平均排毒时间为 6 天（1～17 天），年龄小于 14 岁、男性和起始抗病毒治疗晚是排毒时间长的危险因素。重症新型甲型 H1N1 流感病毒性肺炎患者排毒时间长于轻症患者；免疫缺陷患者排毒时间明显延长。

（二）抗病毒免疫

天然免疫和适应性免疫过度是新型甲型 H1N1 流感发病的重要环节，其中：树突状细胞、巨噬细胞以及 Th1 和 Th17 淋巴细胞在发病中起重要作用。与人感染高致病性禽流感相似，重症和死亡新型甲型 H1N1 流感也存在细胞因子风暴，表现为血清 IL-6、IL-10 以及 IL-15 水平升高，另外，重症患者 IL-1α、IL-8、干扰素诱导蛋白 10、肿瘤坏死因子、IL-17 的水平也明显升高。动物实验证明：IL-17 缺陷小鼠以及用 IL-17 抗体干预，感染新型甲型 H1N1 流感的小鼠生存率提高。说明过度免疫机制在新型甲型 H1N1 流感肺损伤机制中起重要作用。

（三）继发感染

美国 CDC 对 2009 年 5—8 月 77 例新型甲型 H1N1 流感患者尸检发现，22 例（29%）继发细菌感染。2009 年 7—8 月因感染甲型 H1N1 病毒死亡的 21 例巴西患者尸

检也发现：8例（38%）存在细菌感染。肺组织中存在大量中性粒细胞往往提示伴有细菌感染。与美国和巴西报道相似，2009年11月—2010年1月北京朝阳医院感染和临床微生物科收治的重症新型甲型H1N1流感继发细菌感染10例（14.1%，10/71），包括鲍曼不动杆菌4例、铜绿假单胞菌2例、肺炎克雷白菌2例、产气肠杆菌1例、金黄色葡萄球菌1例。其中一例病死者24小时内尸检肺组织同时培养出大肠埃希菌和肺炎克雷白菌。

三、新型甲型H1N1流感病理改变对临床诊治的启示

病理发现主要来自尸体解剖。主要的病理改变为：支气管和肺泡上皮细胞损伤，肺泡腔渗出、水肿，肺泡出血，中性粒细胞、淋巴细胞及单核样细胞浸润，部分肺组织形成以中性粒细胞浸润为主的脓肿灶。其他病理改变包括肺血栓形成和嗜血现象。

肺和其他组织病理研究能够帮助临床医师更好地理解新型甲型H1N1流感的发病机制，指导临床医师开展临床救治和临床研究。

四、新型甲型H1N1流感临床表现的差异性分析

（一）潜伏期类似季节性流感

其与季节性流感相似，新型甲型H1N1流感潜伏期为1～3天。少数病例可达7天。

（二）临床谱多种多样

新型甲型H1N1流感临床谱多种多样，既可表现为体温正常的上呼吸道感染，也可表现为急性进展的致死性病毒性肺炎。

2009年新型甲型H1N1流感流行期间，没有基础病的青壮年发病是一个显著特点，与季节性流感主要累及老年人不同。2010年以后，新型甲型H1N1逐渐演变为常见的季节性流感的一种，新型甲型H1N1发病年龄与季节性H3N2相仿（51年±20年 vs 53年±16年）。

大多数病例有典型的流感样症状，表现为发热、咳嗽、咽痛和流鼻涕。一般8%～32%病例不发热。全身症状多见，如乏力、肌肉酸痛、头痛。恶心、呕吐和腹泻等消化道症状比季节性流感多见。

严重症状包括：气短、呼吸困难、长时间发热、神志改变、咯血、脱水症状、呼吸道症状缓解后再次加重。重症病毒性肺炎急性进展很常见，多出现起病后4～5天，可导致严重低氧血症、急性呼吸窘迫综合征（ARDS）、休克、急性肾衰竭。合并ARDS的重症患者可以出现肺栓塞。

一般14%～15%新型甲型H1N1流感表现为COPD或哮喘急性加重，或其他基础病急性加重。少见的临床综合征包括：病毒性脑炎或脑病，出现意识不清、癫痫、躁动等神经系统症状，以及急性病毒性心肌炎。

新生儿和婴儿典型流感样症状少见，但可表现为呼吸暂停、低热、呼吸急促、发绀、嗜睡、喂养困难和脱水。儿童病例易出现喘息，部分儿童病例出现中枢神经系统损害。

妊娠中晚期女性感染新型甲型H1N1流感后较多表现为气促，易发生肺炎、呼吸衰

竭等。妊娠期女性感染新型甲型 H1N1 流感后可导致流产、早产、胎儿宫内窘迫、胎死宫内等不良妊娠结局。

五、新型甲型 H1N1 流感实验室检查特征分析

(一) 血常规检查

白细胞总数一般正常，重症病例可表现为淋巴细胞降低。部分儿童重症病例可出现白细胞总数升高。

(二) 血生化检查

部分病例出现低钾血症，少数病例肌酸激酶、天门冬氨酸氨基转移酶、丙氨酸氨基转移酶，乳酸脱氢酶升高。与季节性 H3N2 流感相比，新型甲型 H1N1 流感的天门冬氨酸氨基转移酶和乳酸脱氢酶升高的比例更高。

(三) 病原学检查

1. 病毒核酸检测

病毒核酸检测以 RT-PCR（最好采用 real time RT-PCR）法检测呼吸道标本（鼻咽拭子或气管抽取物、痰）中的新型甲型 H1N1 流感病毒核酸，结果可呈阳性。

2. 病毒分离

呼吸道标本病毒培养，是诊断新型甲型 H1N1 流感病毒感染的"金标准"之一。其是研究流感病毒核酸和抗原演变规律和监测抗病毒药物体外药敏的重要方法。

3. 血清抗体检查

动态检测双份血清新型甲型 H1N1 流感病毒特异性抗体水平呈 4 倍或 4 倍以上升高。

(四) 胸部影像学检查

新型甲型 H1N1 流感肺炎在 X 线胸片和 CT 的基本影像表现为肺内片状影，为肺实变或磨玻璃密度，可合并网、线状和小结节影。片状影为局限性或多发、弥漫性分布，病变在双侧肺较多见。可合并胸腔积液。发生急性呼吸窘迫综合征时病变进展迅速，双肺有弥漫分布的片状影像。儿童病理肺炎出现较早，病变多为多发及弥漫分布，动态变化快，合并胸腔积液较多见。

六、如何判断重症新型甲型 H1N1 流感

(一) 诊断标准

具有临床表现，以下 1 种或 1 种以上的病原学检测结果呈阳性者，可以确诊为新型甲型 H1N1 流感。

(1) 新型甲型 H1N1 流感病毒核酸检测阳性（可采用 real-time RT-PCR 和 RT-PCR 方法）。

(2) 新型甲型 H1N1 流感病毒分离培养阳性。

(3) 急性期和恢复期双份血清的新型甲型 H1N1 流感病毒特异性 IgG 抗体水平呈 4 倍或 4 倍以上升高。

(二) 重症与危重新型甲型 H1N1 流感病例

重症与危重新型甲型 H1N1 流感为临床急症，必须高度警惕和密切动态监测，及时救治。出现以下情况之一者应该判断为重症病例：

(1) 持续高热 > 3 天，伴有剧烈咳嗽、咳脓痰、血痰，或胸痛。
(2) 呼吸频率快，呼吸困难，口唇发绀。
(3) 神志改变：反应迟钝、嗜睡、躁动、惊厥等。
(4) 严重呕吐、腹泻，出现脱水表现。
(5) 合并肺炎。
(6) 原有基础疾病明显加重。

出现以下情况之一者为危重病例：

(1) 呼吸衰竭。
(2) 感染中毒性休克。
(3) 多脏器功能不全。
(4) 出现其他需进行监护治疗的严重临床情况。

第三章 食管疾病

第一节 贲门失弛缓症

一、概述

贲门失弛缓症是一种原发性食管神经肌肉病变所致的食管运动功能障碍性疾病。以食管体部正常蠕动消失、下食管括约肌（LES）张力增高及LES松弛不良为特征。贲门失迟缓症最早由ThoseWillis在1674年首先描述。贲门失弛缓症的发生率为(0.5～1)/10万，男女的发病率基本相同，各年龄组均可能发病，但30～50岁的患者比较多见，儿童发病率不到全部病例的5%。

其病因及发病机制尚未完全明确。神经、精神、炎症、病毒感染、遗传因素和免疫等被认为可能与之有关。神经病变包括肌间神经丛神经节细胞的损伤、减少，迷走神经的退化，迷走神经背侧运动神经核的变形、退化。Raymond等研究发现，90%的贲门失弛缓症患者有肌间神经丛神经束膜和神经节细胞周围的炎症反应，炎症反应以T淋巴细胞为主，同时伴有自主神经元及其纤维的减少。这种异常可累及食管体部和LES，导致贲门在吞咽时不能松弛和食管扩张及失蠕动。食管肌间神经丛中支配LES的非肾上腺素能非胆碱能（NANC）抑制性神经节细胞数量减少或消失也被认为是本病的主要原因。在该病患者中，发现食管肌间神经丛中含一氧化氮（NO）的神经元及一氧化氮合酶（NOS）减少，含VIP的神经纤维明显减少。支配LES的食管抑制性神经节细胞及其神经递质的缺失导致LES的兴奋与抑制性调节失衡，使LES基础压力增高，导致LES松弛障碍。贲门失弛缓症的家族聚集现象说明其具有遗传易感性，单卵双生儿、同胞和父母子女均患病的报道支持此假说。但也有单卵双生儿中只有一个患病的报道，不支持遗传因素的证据。对*贲门失弛缓症HLA-DR和HLA-DQ*等位基因表型及其亚型的研究，发现HLA等位基因有种族特异性。对HLAD抗原表位的研究表明，HLA-DQA1*0101和HLA-DQ的α异二聚体与贲门失弛缓症有相关性，HLA-DQA1*0101纯合子的相对危险度显著高于杂合子；表明DQB1*02对机体有保护作用。这些研究提示，基因遗传因素与本病的发生可能有关。另外，以往研究认为贲门失弛缓症患者的发病与病毒感染有关，但最近的研究显示，对来源于贲门失弛缓症尸检标本，应用RT-PCR技术检测麻疹病毒、疱疹病毒及乳头状瘤病毒的DNA或RNA，全部显示阴性，表明两者无相关性，是否有未知病毒存在，尚需进一步研究确定。

本病的病理变化主要累及 LES 部和食管体部。疾病早期食管大体标本基本正常，进一步发展，中晚期食管体部扩张、延长、扭曲，食管壁变薄，但环形肌可肥厚，LES 无明显解剖学异常。组织学检查可见食管体部黏膜有不同程度的炎性改变、溃疡、间变细胞等。典型特征为肌神经丛病变，神经节细胞的减少或缺失，单核细胞浸润，纤维化及瘢痕样改变。脑干中背侧迷走神经核的神经节细胞也减少，迷走神经可发生沃勒变形。食管平滑肌在电镜下可发现微丝丛从表面膜脱落或细胞萎缩。

二、诊断

（一）临床表现

贲门失弛缓症的主要临床表现是吞咽困难、胸骨后疼痛、反胃等症状。大多数缓慢发病，开始不明显，持续多年或数月才就诊。突然发病者多与情绪紧张有关。

1. 吞咽困难

咽下困难是本病最早出现的症状。早期症状不十分明显或间断性发生，诱发因素有情绪紧张，进食过快或冷、热饮食等。患者常感进食后胸骨下部有食物黏附感或阻塞感，可持续多年不被患者注意。疾病进一步发展，患者感觉食物不能咽下，进食固体和液体时均可出现，这是因为本病的吞咽困难是不能松弛引起的，而不是由食管的机械性狭窄引起的，后者只在进食固体时吞咽困难明显。举臂、挺胸等动作可增加食管内压力，可部分缓解吞咽困难的症状。

2. 胸骨后疼痛

贲门失弛缓症引起胸痛称非心源性胸痛。发生率为 13%～90%。胸痛位于胸骨后、剑突下或胸骨下端，可放射到肩、颈部或心前区。疼痛性质不一，呈针刺样或灼烧样痛，隐痛或剧烈的压挤样痛。大多发生在进食时，也可自发性疼痛，口服硝酸甘油片可缓解，与心绞痛发作相似。临床上应与之慎重鉴别。若接受多次 LES 扩张术或食管肌切开术后患者常发生严重的胃食管反流（GERD），由于酸性胃内容物对食管黏膜的刺激和食管黏膜对酸的敏感性可诱发食管运动异常和第三收缩而致胸痛。

3. 反胃

50%～90% 的患者可发生反胃，较咽下困难发生晚些，因为在早期，虽然食管排空迟缓，但 LES 尚可缓慢通过食物。此时食管内潴留物并不多，患者大多数只感觉咽下困难或阻塞感。随着疾病进展，吞咽困难加重，食管进一步扩张，在进餐中或餐后出现反胃现象，开始多为当餐或当日进食的食物，常混有大量唾液和黏液样分泌物。疾病晚期，由于食管高度扩张，容量增加，可滞留更多的食物，反胃次数可相对减少，反出的内容物甚至是 2～3 天以前进食的已腐烂变质的食物并带有臭味。夜间入睡后也常有食管内容物反出即称夜间反流，反流物误吸入呼吸道称肺吸入，可导致支气管肺部感染和夜间哮喘发作。

4. 其他

重症和病程较长时，则有明显体重减轻、营养不良和贫血。如短期内迅速消瘦，吞咽困难呈进行性加重的患者应警惕食管下端贲门癌。贲门失弛缓症如未经治疗或治疗效果不佳，是食管鳞癌的危险因素，继发食管癌者达 2%～7%。

(二) 特殊检查

1. 放射学检查

食管钡剂检查早期食管下端狭窄呈漏斗状，边缘光滑，食管扩张不严重，少量钡剂尚可通过 LES 到达胃内。失代偿期食管下端呈圆锥状狭窄如"鸟嘴样"，上端食管普遍扩大，食管内潴留物较多，可出现分层现象（气体、液体、钡剂），蠕动完全消失。由于食管上段为骨骼肌，在本症中受累较少，所以食管上段可保持正常外形。直立体位时，如见到食管内钡剂潴留的液气平面，有助于明确诊断。

2. 内镜检查

内镜检查不但能够排除一些临床或放射学表现与本症相似的疾病，特别是继发于肿瘤等的"假性贲门失弛缓"，而且可以在实施治疗之前对食管黏膜的情况进行评估。内镜下所见，食管腔扩大、松弛，腔内潴留液较多，并混有食管残渣。合并巨食管者，食管壁变薄，有时可见局限性向外膨出形成假憩室。食管体部蠕动减弱或完全无蠕动，食管下端缩拢或关闭等，对关闭的贲门稍用力推进镜身即可通过进入胃腔。合并食管炎时，表现有黏膜充血，糜烂渗出，溃疡形成，黏膜增厚及息肉样改变。当发现黏膜表面有白色伪膜样覆盖或白斑时，应进行细胞刷片直接查找菌丝或酵母菌，偶见念珠菌性食管炎。如发现贲门口狭窄，僵硬，表面不光滑，应考虑合并贲门癌之可能，多处取活检进行组织学检查以明确诊断。胃内应仔细观察，有时胃癌可发生假性贲门失弛缓。然而，即使通过内镜检查，仍有一些浸润型的肿瘤不能排除，可疑病例需行进一步的超声内镜等检查，可观察到 LES 或贲门四周的肌层改变，如肌层破坏、不对称增厚等。

3. 食管测压

食管测压对诊断贲门失弛缓症有重要意义，同时可作为药物治疗效果、扩张术及食管肌切开术后食管功能评价的一种量化指标。正常人吞咽后 LES 可完全松弛，吞咽后 LES 松弛障碍是贲门失弛缓症的特征性改变。贲门失弛缓症在食管测压中可出现以下表现：① LES 静息压升高或正常，当吞水或做干吞试验时，LES 无松弛发生或松弛不完全；②食管体部压力和运动异常，吞咽时，食管体部缺乏推进性的蠕动收缩，而被许多杂乱无章的小波所代替，或呈低幅非传导性同步收缩；③食管静息压上升，几乎和胃内压相同，呈正压；④上食管括约肌（UES）压力及松弛功能正常。国人贲门失弛缓症的食管测压特点显示，79.5% 患者 LESP < 40mmHg，且 LESP 高低与 LES 的松弛不相关。这证明 LES 压力增高不是诊断贲门失弛缓症的必备条件。根据高分辨率测压结果，可将贲门失弛缓分为 3 型。Ⅰ型贲门失弛缓症（经典型）：在 10 次吞咽检查中有 8 次出现食管远端压力 < 30mmHg；Ⅱ型贲门失弛缓症（压力增高型）：至少有 2 次吞咽检查中食管压力 > 30mmHg；Ⅲ型贲门失弛缓症（痉挛型）：出现 2 次以上的痉挛性收缩，可伴有或不伴有食管压力升高。

4. 醋甲胆碱（methacholine）激发试验

对于轻度失弛缓症压力测定不典型的患者可行激发试验，皮下注射醋甲胆碱 5～10mg，1～2 分钟后，食管强力收缩，食管腔内压骤增，持续 5～10 分钟甚至或更长，LES 压力上升，甚至诱发胸痛、呕吐。这种超敏反应在弥漫性食管痉挛者更为明显。由于 methacholine 可诱发心绞痛发作，现已被氯贝胆碱（5～10mg，皮下注射）或 5-肽胃泌素（6μg/kg 皮下注射）所代替。

5. 同位素食管排空时间测定

应用放射性同位素闪烁扫描检查食管通过时间，通常用于食管肌切开术或扩张术后，用于评价食管排空改善程度或用于检查术后伴发 GER 情况。检查方法是空腹 12 小时以上，口服 15mL 水，内含 30mL（1.1mGBq）^{99m}Tc（锝）。在 γ 照相下连续进行食管区域的同位素计数，计算全食管通过时间、食管分段通过时间及 1 分钟和 5 分钟食管核素通过百分率。贲门失弛缓症患者食管下 2/3 通过时间显著延长。

（三）鉴别诊断

1. 弥漫性食管痉挛

弥漫性食管痉挛临床主要表现为吞咽困难和非心源性胸痛。弥漫性食管痉挛典型 X 线特征：吞钡后食管下段蠕动波减弱，显示被动性扩张；食管下段外形呈波浪状或明显的对称性收缩，即无推动力的第三收缩伴纵向缩短；严重典型病例食管外形呈弯曲状、螺旋状或串珠样钡柱。食管压力测定可见食管中下段高幅、宽大、畸形蠕动波，波幅＞20kPa（150mmHg），收缩波持续时间＞6 秒，多发性非传导性蠕动波，70% 的患者 LES 压正常。这说明本病的发病机制在于食管缺乏推进性运动，出现强烈的非推进性持续收缩。与贲门失弛缓不同，弥漫性食管痉挛食管神经节细胞数并无明显减少。

2. 假性食管痉挛

假性食管痉挛是一种与精神、心理因素有关的非特异性吞咽困难。食管测压显示食管末端呈低幅蠕动或无蠕动，故称节段性失蠕动。但具有正常的 LES 静息压和吞咽时松弛功能正常，可与贲门失弛缓症相鉴别。

3. 假性贲门失弛缓症

贲门及食管下段的肿瘤，有黏膜下层和肌间神经丛浸润时，可伴有类似贲门失弛缓症样 LES 高压和吞咽时无松弛，称假性贲门失弛缓症。内镜及活检具有重要鉴别意义。CT 和超声内镜检查对两者鉴别也起重要作用。

4. 食管恰加斯病

食管恰加斯病系流行于南美的一种锥虫病，可侵犯食管肌层，释放出外毒素，支配 LES 的神经节细胞遭到破坏，即出现食管扩张等类似原发性贲门失弛缓的临床表现，也常伴巨食管，食管测压时不能松弛，食管失蠕动。本病国内无报道，通过临床流行病学调查和查找病原菌可与贲门失弛缓症相鉴别。

5. 特发性高张力性下食管括约肌

特发性高张力性下食管括约肌又称特发性下食管括约肌高压症。其原因不明，食管测压显示 LES 高压状态（＞4.0kPa），有时达 6～7kPa，吞咽时可正常松弛或松弛不全，但食管蠕动正常，X 线食管吞钡检查无食管扩张等改变有助于贲门失弛缓症鉴别。

6. 胡桃夹食管

临床表现是非心源性胸痛，伴或不伴吞咽困难。其特点是食管下段发生高振幅（＞180mmHg）、长时限的蠕动性收缩，但 LES 功能正常，吞咽时可以松弛。

三、治疗

治疗旨在减低 LES 高压，改善 LES 松弛，加速食管排空，减轻食管的扩张程度，但一般不能改善食管的蠕动，达到解除和缓解失弛缓症症状的目的。

目前的治疗方法主要包括药物治疗、内镜下扩张术、括约肌内肉毒素注射和肌切开术等。

（一）一般治疗

贲门失弛缓症患者应避免生气及情绪波动，注意改变饮食方式和习惯，宜少食多餐、进质软高能食物，要细嚼慢咽，避免过冷、过热及辛辣刺激性饮食。睡眠时宜将头偏向一侧，避免食管内食物、黏液反流入呼吸道而发生肺部感染。

（二）药物治疗

1. 钙拮抗剂

钙拮抗剂可干扰细胞膜的钙离子内流，解除平滑肌痉挛，可松弛 LES，有效解除吞咽困难及胸骨后疼痛。硝苯地平常用量为 10～20mg，每日 3 次。硫氮䓬酮、维拉帕米疗效不如硝苯吡啶，且不良反应明显，尤其对有心功能不全、房室传导阻滞和心房颤动、心房扑动的患者，应忌用。

2. 硝酸盐类

硝酸盐或亚硝酸盐类药物在体内降解产生 NO，松弛 LES，从而缓解贲门失弛缓症患者的临床症状。常用药物：硝酸甘油 0.3～0.6mg，每日 3 次，餐前 15 分钟舌下含服，硝酸异山梨酯 5～10mg，餐前 10～20 分钟舌下含服，每日 3 次，疗程不宜过长，一般为 2 周，以防产生耐药性。

3. 局部麻醉剂

2% 普鲁卡因 60mL 于餐前 15～20 分钟口服，有助于 LES 松弛，可能与该药抑制兴奋活动过程，而使 LES 松弛有关。

4. 抗胆碱能药物

丁溴东莨菪碱每次 10～20mg，肌内注射或静脉推注，可阻断 M 胆碱能受体，使乙酰胆碱不能与受体结合而松弛平滑肌，改善食管排空，可获疗效。其他药物山莨菪碱、阿托品等疗效不大，不良反应可见口干、尿潴留、心悸，应用较少。

5. 镇静抗焦虑

贲门失弛缓症患者大多情绪紧张、焦虑，导致病情加重，应用阿普唑仑0.4mg，每日3次；或黛安神每日1次，上午服；或百忧解25mg，每晚1次；多塞平25mg，每日3次；可抑制中枢神经兴奋性，降低患者的紧张情绪，缓解症状。

6. 胃肠动力药物

贲门失弛缓症患者晚期常继发食管运动明显减弱，排空延迟，故可采用胃肠动力药物甲氧氯普胺5～10mg，每日4次口服，或多潘立酮10～20mg，每日3次口服，增加LESP和食管下端的蠕动，缩短食管与酸性反流物的接触时间。

(三) 中医中药治疗

1. 中药治疗

根据临床表现，贲门失弛缓症与中医学之噎膈、反胃、呕吐描述近似，多因气郁、气逆、痰阻、血瘀致气机升降失调。有报道，经辨证贲门失弛缓症分为肝胃不和、肝郁化火及肝郁气滞、血瘀二型。分别给予丹栀逍遥散加减以疏肝健脾、清热降火；通膈汤以疏肝解郁、通络化瘀。每15天为1个疗程，治疗3个疗程后，总有效率为92.3%。

2. 针灸治疗

针刺一定穴位具有调气降逆、宽胸利膈、行气解郁等功能，现代医学认为，针刺相应穴位可以调整自主神经功能，解除贲门平滑肌痉挛，达到治愈和缓解贲门失弛缓症的目的。

(四) 扩张术治疗

1. 内镜下球囊扩张术

球囊扩张术是利用外力强行过度扩张，造成LES处环形肌撕裂，从而消除食管下段痉挛，降低LES压力，解除咽下困难等症状。采用的球囊扩张器有注气球囊和注水球囊。基本操作方法：从胃镜活检孔道插入导丝，退出胃镜，接着在导丝引导下将扩张球囊导管插入食管下段，再插入胃镜，直视下确定球囊位置在狭窄部位中央，向球囊中注水或注气扩张，当患者示意胸痛明显时终止注水或注气，维持扩张时间为3分钟，之后抽尽球囊内水或气。胃镜观察如见贲门口扩大，黏膜轻度撕裂，有少量出血，即终止扩张，退出胃镜及扩张球囊。

内镜下球囊扩张治疗目前被认为是最有效的非手术治疗贲门失弛缓症的方法。贲门失弛缓症患者在扩张后吞咽困难、反食、胸痛症状得到明显改善，钡餐造影提示食管宽度缩小，并在3～6个月后复查时仍保持疗效。食管测压表明，LESP都有不同程度的降低（正常值2～15mmHg），扩张后4周、12～24周，LESP＜13mmHg的次数分别占82.5%和85.9%，较扩张前明显增加，扩张后ESP＞2.67kPa的次数显著减少，说明扩张可明显降低LESP。扩张术后1年的有效率为60%～90%，5年后约为60%。有研究报道，男性、年龄＞20岁、病程超过3年，扩张球囊直径＞3.0cm者疗效较好。扩张的并发症包括穿孔、出血、胃食管反流、吸入性肺炎和疼痛等。其中食管穿孔是最严重的并发症，其发生率为1.6%。

2. 内镜下支架植入术

治疗贲门失弛缓症的支架多选择可回收覆膜防反流食管支架。支架在体内随着温度的升高而缓慢扩张，对LES持续压迫，造成贲门环形肌部分慢性撕裂，从而降低LES压力，缓解症状。

基本操作方法：经胃镜活检孔插入导丝至胃腔，根据胃镜预先确定的位置标记在置入器上，将支架置入器沿导丝插入，缓慢释放支架并将置入器退出。再次插入胃镜，观察支架位置是否合适，若有偏移可用异物钳或支架回收器予以调整。支架置入后的4～5天在胃镜下取出，治疗后1年的缓解率可达96%，1～3年的缓解率为93.9%，3～5年的缓解率为90.9%。

并发症主要是支架的移位、胸骨后疼痛、胃食管反流、出血等，穿孔的发生率不高。该方法是一种患者痛苦小，安全、有效的治疗方法。

(五) 括约肌内肉毒素注射

A型肉毒素能够与突触前胆碱能神经受体相结合，不可逆地抑制乙酰胆碱的释放，导致肌肉的松弛。在LES部位局部注射肉毒素，可以对抗乙酰胆碱对LES的兴奋作用，从而使LES松弛。

具体操作方法：将A型肉毒素100U用生理盐水稀释至5mL，行胃镜检查于齿状线上缘0.5cm处，分别于3点、6点、9点、12点处注射，每点注射20～25U，注射时调节出针长度5mm，保证针达到固有肌层LES内。

超声内镜引导下的注射治疗是近年发展起来的一种新的肉毒素注射治疗方法。超声内镜为准确定位LES，并将肉毒素注入其内提供了可靠的技术手段。肉毒素注射术后一个月的有效率高达90%，但很多患者的症状会复发，需要重复治疗。一般认为，反复注射肉毒素，一年后的治疗有效率与气囊扩张术接近，约为60%。括约肌内肉毒素注射的并发症发生率约为20%，严重程度一般较轻，主要是皮疹和一过性胸痛，患者容易耐受。

(六) 手术治疗

经内科保守治疗无效，或合并严重并发症，怀疑癌肿，扩张术失败或穿孔者应进行手术治疗，手术的方法包括缩窄扩大的食管腔，缩短屈曲延长的食管，扩张LES区，食管-胃部分切除吻合或转流手术，贲门成形术及食管肌切开术等。食管肌层切开术（Heller术）应用最广泛，尤其是随着近年来微创外科的发展，开展了经腹腔镜和经胸腔镜Heller括约肌切开术，使手术操作简化，创伤减轻，术后病死率降低。在西方发达国家已基本取代了常规开胸手术，而成为贲门失弛缓症的首选治疗方法。腹腔镜下Heller括约肌切开术的并发症发生率为6.3%，病死率为0.1%。

第二节 食管癌

一、流行病学

食管癌是我国常见的恶性肿瘤之一，因食管癌进展很快，诊断明确时往往已经是中晚期，故预后极差。食管癌死因在恶性肿瘤中占21.8%，排在胃癌、肝癌和肺癌之后，居第4位。早期食管癌经手术切除后5年生存率可达90%以上，而中晚期患者仅6%～15%。随着生活条件和医疗水平的提高，尽管我国城市的食管癌死亡率下降了29.21%，但农村的死亡率仍无明显下降。国内研究报道，我国食管癌粗发病率为 (0.3～115.1)/10万人，粗死亡率为 (1.3～90.9)/10万人。我国食管癌患病分布有典型地区差异，以河北、山西、河南、江苏及四川农村地区病例报道较多见，其中山西阳城、江苏扬中与河北磁县的食管癌发病率最高。不同统计数据显示，男性患病率与女性相比为2∶1至12∶1，提示食管癌以男性多见。

二、病因

食管癌可能是环境中多种因素共同作用引起的肿瘤。但是，有些可能是主要病因，有些只是一种促发因素。食管癌的病因及促发因素主要有下面一些因素。

（一）亚硝胺类化合物

亚硝胺类化合物进入人体可诱发机体产生食管癌。动物实验观察到近30种亚硝胺能诱发动物的食管癌或胃癌。已证实亚硝胺类化合物可作用于食管上皮DNA，并激活其癌基因，进而诱发食管上皮鳞状细胞癌变。而从发霉食物中分离出一种亚硝胺具有致突变性和致癌性，提示食用发霉食物后食管癌的发生可能与亚硝胺类化合物有关。2009年我国学者研究了广东汕头地区食管癌患者风险性与当地环境、饮食中N-亚硝基化合物及N-亚硝氨基化合物含量的相关性，结果显示，环境因素与饮食因素综合效应引起的这两种致癌物在当地食管癌患者尿液中检出量增加，认为其是食管癌患病的直接危险因素，而这两种成分在腌制、油炸、烟熏甚至冷藏的食物中含量都较多，考虑环境与饮食中的N-亚硝基或N-亚硝氨基化合物可能是导致食管癌发生的重要因素之一。

（二）霉菌、真菌污染环境和食物

食管癌较高发地区的谷物霉菌污染率明显高于低发区，高发区粮食中污染的一些微生物可产生各种毒素，这些毒素能与食管上皮DNA结合，激活其癌基因，因此具有较强的致癌性。研究发现，高发区粮食和人大便、尿液中一些毒素的检出率和含量均高于低发区相应样品。这些霉菌、真菌的污染可能也是我国食管癌的重要病因之一。

(三)不良饮食习惯和食物营养不均衡

进食过快、热烫饮食或进餐不规律，以及粗糙食物等不良饮食习惯是食管癌发生的相关危险因素，其机制可能与这些不良习惯引起的食管黏膜机械损伤而引起食管炎症、溃疡或上皮异形增生等相关。此外，营养不足如维生素（胡萝卜素、维生素C、维生素E等）缺乏、缺钼、缺锌、长期进食高盐饮食、高脂食物等也可能是食管癌的促发因素。肉蛋奶、新鲜果蔬摄入较少而引起的维生素、膳食纤维和微量元素缺乏者食管癌风险增加。

2011年有报道，为验证不良饮食习惯在食管癌发病过程中的作用，对我国食管癌发病率较高的地区与较低的地区的病例进行了一项病例对照研究，结果显示不良生活方式包括不良饮食习惯与当地居民的食管癌发病率直接相关，饮食因素是重要的食管癌病因之一，且与肿瘤家族史（遗传因素）呈协同效应。在吸烟加进食过快或热烫饮食后分别使食管癌患病风险增加43.6%与50.8%，提示合并其他不良因素作用后不良饮食习惯使食管癌的患病风险明显增加。

(四)吸烟与饮酒

研究报告显示，吸烟与饮酒均为食管癌发病的重要因素之一，且二者呈协同效应。统计发现，暴露于烟草环境（主动吸烟与被动吸烟）患食管鳞癌的风险性较非吸烟者增加10倍以上，并且与烟草消耗量呈正相关，而患食管腺癌的风险则增加2～3倍以上。另有学者研究饮酒因素与食管癌相关性，结果显示，经常饮烈酒且经常喝醉者患食管癌的风险增加，且食管腺癌的风险性大于食管鳞癌的风险性。戒烟30年之后的饮酒者患食管腺癌的风险性仍大于戒烟仅10年的非饮酒者患食管鳞癌的风险性，这进一步证实了饮酒与腺癌发生的密切相关性。一项对意大利、瑞士的404例及1070例食管癌病例进行病例对照研究后证实，戒烟酒后食管癌发病率下降。吸烟与饮酒量的减少可能是西方国家食管鳞癌发病率逐步下降的原因之一。

(五)食管癌前病变及其他疾病因素

慢性食管炎症、食管上皮增生、食管黏膜损伤、食管憩室、食管溃疡、食管白斑、食管瘢痕狭窄、裂孔疝、贲门失弛缓症等均被认为是食管癌的癌前病变或癌前疾病。有学者对878例内镜与病理活检诊断为基底细胞增生，其中轻度、中度、重度异型增生者随访观察食管鳞癌发生率，发现中度、重度异型增生者食管鳞癌癌变的比例明显增加，提示中度、重度异型增生为食管癌癌前病变之一。

GERD与Barrett食管是食管腺癌发生的重要病因。GERD与Barrett食管可引起食管黏膜的慢性炎性反复刺激，从而导致食管腺癌的发生。有学者对在内镜下确认的769例GERD病例的病情严重程度与食管腺癌发病率进行了调查研究，结果显示，无症状或症状较轻的GERD患者随访观察食管腺癌的发病率与症状较重需接受质子泵抑制剂治疗的GERD患者相比存在显著性差异，认为反流症状的严重程度与食管腺癌的发病率相关。而统计分析发现，Barrett食管病史者患食管腺癌的风险高于正常人群近30倍。

(六) 遗传因素与环境因素

有报道,有食管癌家族史者患食管癌风险性增加。有学者对95对单卵双胞胎调查结果提示该地区存在典型食管癌家族聚集与遗传倾向。另有学者研究报道先证者家系一级亲属食管癌患病率约26.23%。高于对照家系,验证了食管癌患病存在家族聚集的特征。环境因素方面,在食管癌发病率较高的地区饮食结构、水质及环境污染也是食管癌的重要危险因素,且环境因素和遗传因素综合交互作用可使患食管癌的风险明显增加,在肿瘤发生过程中环境因素作用可能大于遗传因素。

(七) 社会环境与心理因素

压力较大而长期处于郁闷状态或情绪低落,或心理承受能力差等也可能与食管癌发病率相关。此可能与心理调节不当而引起机体免疫功能下降有关。

三、食管癌发生的分子生物学基础

肿瘤是由癌基因的激活或抑癌基因的失活而引起局部细胞无限增殖所引起。随着分子生物学的发展,有关食管癌的分子生物学研究取得了不少进展。

(一) 食管癌癌基因

对食管癌组织和癌旁上皮组织的DNA进行了分析,发现多数有 $EGFr$ 与 $cmyc$ 基因扩增,表达增强。其他表达扩增的还有 $int-2$ 基因、$CyclinD$ 与 $HER-1$,这些基因的过度表达和扩增,可能和人食管癌的发生有密切关系。

(二) 食管癌组织中的抑癌基因

约1/3食管癌及癌组织中有视网膜母细胞瘤的易感基因 Rb 结构异常,片段完全或部分丢失。亚硝胺对其丢失起关键作用。另一抗癌基因 $P53$ 在食管癌组织及癌旁上皮中结构异常者占11%~14%。在诱发人胎儿食管上皮癌DNA中,$P53$ 基因部分丢失。还发现食管癌组织及其对应的癌旁上皮 $P53$ 高表达。在食管癌组织中可发现 Rb 基因、$P53$ 基因、$P16$ 基因完全或部分丢失。

(三) 凋亡细胞

凋亡是指细胞内由基因调控的死亡程序活化而致的细胞死亡,又称为程序性死亡。近年来,凋亡对肿瘤发生发展的意义已引起广泛重视。如果肿瘤细胞凋亡速度加快,致使大量肿瘤细胞坏死,则肿瘤可逐渐减小或消失。因此,通过诱导肿瘤细胞凋亡,达到治疗肿瘤目的的基因治疗,已引起人们的关注。凋亡受多种基因调控,研究最多的是 $bcl-2$ 和 fas 基因。其中 $bcl-2$ 基因可抑制细胞凋亡,而 fas 基因则可诱导并促进细胞的凋亡。

(四) 微血管生成与肿瘤发生发展的关系

肿瘤的发展与间质的微血管数量密切相关,大量微血管的生成是恶性实体瘤生长和转移的必要条件之一。近年来，大量的研究表明，肿瘤间质的微血管密度（MVD）与肿瘤的生物学行为密切相关，并可作为肿瘤预后判断的指标之一。采取阻断肿瘤微血管生成的基因治疗亦在研究中。肿瘤微血管密度的标志物很多，最常用的是 CD34 及 VEGF。

（五）人乳头瘤病毒（HPV）感染与食管癌

近年的研究发现，HPV 感染与食管癌发生有关，是食管癌发生的因素之一。HPV 的亚型很多，其中可使正常上皮发生癌变的亚型是 HPV16，HPV18 及 HPV16/18。

四、病理类型

（一）临床病理分期及分型

1. 临床病理分期

食管癌的临床病理分期，对治疗方案的选择及治疗效果的评定有重要意义。

2. 病理形态分型

（1）早期食管癌的病理形态分型：可分为隐伏型、糜烂型、斑块型和乳头型。其中以斑块型最为多见，占早期食管癌的 1/2 左右，此型癌细胞分化较好。糜烂型占 1/3 左右，癌细胞的分化较差。隐伏型病变最早，均为原位癌，但仅占早期食管癌的 1/10 左右。乳头型病变较晚，虽癌细胞分化一般较好，但手术所见属原位癌者较少见。

（2）中、晚期食管癌的病理形态分型：可分为髓质型、蕈伞型、溃疡型、缩窄型、腔内型和未定型。其中髓质型恶性程度最高，并占中、晚期食管癌的 1/2 以上。此型癌肿可侵犯食管壁的各层，并向腔内外扩展，食管周径的全部或大部，以及食管周围结缔组织均可受累，癌细胞分化程度不一。蕈伞型占中、晚期食管癌的 1/6～1/5，癌瘤多呈圆形或卵圆形肿块，向食管腔内呈蕈伞状突起，可累及食管壁的大部。溃疡型及缩窄型各占中、晚期食管癌的 1/10 左右。溃疡型表面多有较深的溃疡，出血及转移较早，而发生梗阻较晚。缩窄型呈环形生长，且多累及食管全周，食管黏膜呈向心性收缩，故出现梗阻较早，而出血及转移发生较晚。腔内型比较少见，癌瘤突向食管腔内，呈圆形或卵圆形隆起，有蒂与食管壁相连，其表面常有糜烂或溃疡。肿瘤可侵入肌层，但较上述各型浅。少数中、晚期食管癌不能归入上述各型者，称为未定型。

3. 组织学分型

（1）鳞状细胞癌：最多见，占 90%。

（2）腺癌：较少见，又可分为单纯腺癌、腺鳞癌、黏液表皮样癌和腺样囊性癌。Barrett 食管是食管腺癌的癌前病变，与普通人相比，其发生食管腺癌的危险性明显增加。欧美国家食管腺癌的发病率占全部食管癌的 30% 左右，年递增率达 4%～10%。

（3）小细胞未分化癌：罕见。国内占 0.18%，国外占 2.4%。

（4）癌肉瘤：一种同时含有上皮与间叶组织来源的恶性肿瘤，癌组织多为鳞癌，肉瘤成分多为梭样细胞。

五、临床表现

(一) 食管癌的早期症状

(1) 咽下哽咽感最多见,可自行消失和复发,不影响进食。常在患者情绪波动时发生,故易被误认为功能性症状。

(2) 胸骨后和剑突下疼痛较多见。咽下食物时有胸骨后或剑突下痛,其性质可呈烧灼样、针刺样或牵拉样,以咽下粗糙、灼热或有刺激性食物为主。初时呈间歇性,当癌肿侵及附近组织或有穿透时,就可有剧烈而持续的疼痛。疼痛部位常不完全与食管内病变部位一致。疼痛多可被解痉剂暂时缓解。

(3) 食物滞留感染和异物感。咽下食物或饮水时,有食物下行缓慢并滞留的感觉,以及胸骨后紧缩感或食物黏附于食管壁的感觉,食毕消失。症状发生的部位多与食管内病变部位一致。

(4) 咽喉部干燥和紧缩感。咽下干燥粗糙食物尤为明显,此症状的发生也常与患者的情绪波动有关。

(5) 其他症状。少数患者可有胸骨后闷胀不适、疼痛和嗳气等症状。

(二) 食管癌的后期症状

1. 咽下困难

进行性咽下困难是绝大多数患者就诊时的主要症状,但却是本病的较晚期表现。因为食管壁富有弹性和扩张能力,只有当约 2/3 的食管周径被癌肿浸润时,才出现咽下困难。因此,在上述早期症状出现后,在数月内病情逐渐加重,由不能咽下固体食物发展至液体食物亦不能咽下。如癌肿伴有食管壁炎症、水肿、痉挛等,可加重咽下困难。阻塞感的位置往往符合癌肿部位。

2. 恶病质

在晚期病例,由于咽下困难与日俱增,造成长期饥饿导致负氮平衡和体重减轻,对食管癌切除术后的并发症的发生率和手术死亡率有直接影响。实际上每 1 例有梗阻症状的晚期食管癌患者因其经口进食发生困难,都有程度不同的脱水和体液总量减少。患者出现恶病质和明显失水,表现为高度消瘦、无力、皮肤松弛而干燥,呈衰竭状态。

3. 出血或呕血

一部分食管癌患者有呕吐,个别食管癌患者因肿瘤侵袭大血管有呕血,偶有大出血。据吴英恺和黄国俊报道,一组 841 例食管癌和贲门癌患者中,24 例 (2.8%) 有呕血,血液来自食管癌的癌性溃疡、肿瘤侵蚀肺或胸内的大血管。呕血一般为晚期食管癌患者的临床症状。

4. 器官转移

若有肺、肝、脑等重要脏器转移,可能出现呼吸困难、黄疸、腹腔积液、昏迷等相应脏器的特有症状。食管癌患者若发生食管-气管瘘、锁骨上淋巴结转移及其他脏器的转移、喉返神经麻痹以及恶病质者，都属于晚期食管癌。

5. 交感神经节受压

癌肿压迫交感神经节，则产生交感神经麻痹症（Honer 综合征）。

6. 水、电解质紊乱

因下咽困难这类患者会发生严重的低血钾症与肌无力的倾向。正常人每天分泌唾液 1～2L，其中的无机物包括钠、钾、钙及氯等。唾液中钾的浓度高于任何其他胃肠道分泌物中的钾浓度，一般为 20mmol/mL。因此，食管癌患者因下咽困难而不能吞咽唾液时，可以出现显著的低钾血症。

有些鳞状细胞癌可以产生甲状旁腺激素而引起高钙血症，即使患者在无骨转移的情况下同样可以有高钙血症。术前无骨转移的食管癌患者有高钙血症，往往是提示预后不良的一种征象。

7. 吸入性肺炎

由食管梗阻引起的误吸与吸入性肺炎，患者可有发热与全身性中毒症状。

8. 癌细胞侵犯喉返神经

因癌转移所引起，如癌细胞侵犯喉返神经造成声带麻痹和声音嘶哑；肿瘤压迫和侵犯气管、支气管引起的气急和刺激性干咳；侵犯膈神经，引起膈肌麻痹；侵犯迷走神经，使心率加速；侵犯臂丛神经，引起臂酸、疼痛、感觉异常；压迫上腔静脉，引起上腔静脉压迫综合征；肝、肺、脑等重要脏器癌转移，可引起黄疸、腹腔积液、肝功能衰竭、呼吸困难、昏迷等并发症。

9. 食管穿孔

晚期食管癌，尤其是溃疡型食管癌，因肿瘤局部侵蚀和严重溃烂而引起穿孔。因穿孔部位和邻近器官不同而出现不同的症状。穿通气管引起食管-气管瘘，出现进食时呛咳，尤其在进流质饮食时症状明显；穿入纵隔可引起纵隔炎，发生胸闷、胸痛、咳嗽、发热、心率加快和白细胞升高等；穿入肺可引起肺脓疡，出现高热、咳嗽、咯脓痰等；穿通主动脉，可引起食管-主动脉瘘，可引起大出血而导致死亡。

10. 其他

据文献报道，有的食管鳞状细胞癌有肥大性骨关节病，有的隐性食管癌患者合并皮肌炎，还有个别食管腔有梗阻的患者发生"吞咽昏厥"，可能是一种迷走神经-介质反应。

(三) 体征

早期体征缺如。晚期则可出现消瘦、贫血、营养不良、失水或恶病质等体征。当癌肿转移时，可触及肿大而坚硬的浅表淋巴结，或肿大而有结节的肝脏。

(四) 播散途径

(1) 直接浸润：癌细胞随病期的进展由黏膜经黏膜下、肌层、食管外膜而到达周围相邻组织器官，如气管、支气管、肺、胸膜、心包及主动脉，如溃破形成瘘则发生严重并发症而死亡，癌组织不但向纵深发展，还沿食管长轴及周径蔓延。

(2) 淋巴道转移：食管癌主要沿淋巴通路转移，手术标本中约 40% 发现转移淋巴结，尸检材料有报告高达近 80%。最多转到纵隔淋巴结，依次为腹部淋巴结及颈部淋巴结。还有 1/4 的病例淋巴结的转移是跳跃式，肿瘤部位局部淋巴结阴性，而远隔部位却出现转移。

(3) 血运转移：食管癌血运转移较淋巴道的发生率低，但晚期也可以转移到各脏器，尸检材料依发生多少排列如下：肝 30%，肺（胸膜）20%，骨 8%，还有少数转移到肾、大网膜（腹膜）、肾上腺、脑、心（心包）及脾等。

六、诊断和鉴别诊断

（一）食管功能的检查

1. 食管运动功能试验

如食管压力测定，适用于疑有食管运动失常的患者；酸清除试验，用于测定食管体部排除酸的蠕动效率。

2. 胃食管反流测定

如食管的酸灌注试验，24 小时食管 pH 监测，食管下括约肌测压试验。

（二）食管内镜检查

1. 食管内镜检查的适应证

(1) 具有咽下食物哽咽感、胸骨后疼痛或咽下疼、食管内异物感、食物通过缓慢或停滞感、剑突下疼痛、咽部干燥或紧缩感等早期食管癌症状，或有吞咽困难症状者。

(2) 具有上述有关症状，食管 X 线造影检查可疑或阴性。

(3) 食管 X 线造影检查发现异常，需进一步明确病变性质。

(4) 食管脱落细胞学检查阳性，但部位不明确。

(5) 食管癌手术治疗后患者的定期复查，或手术治疗的患者近期出现有关临床症状，需排除癌复发者。

(6) 食管癌放射治疗或化学药物治疗后疗效评价。

(7) 对于伴有食管上皮不典型增生的中度、重度食管炎高危人群，或患有贲门失弛缓症、食管裂孔疝、食管憩室、食管息肉、乳头状瘤及 Barrett 食管等食管癌前疾病患者的定期随访检查。

(8) 食管癌的内镜治疗，包括食管癌狭窄的扩张和内套管留置、内镜激光治疗、微波治疗、局部注射抗癌药物等。

2. 食管黏膜染色法

近年来，国内外较广泛地应用色素内镜诊断食管表浅癌。常用的方法有卢戈尔液染色法、甲苯胺蓝染色法和甲苯胺蓝-Lugol 液双重染色法。由于甲苯胺蓝使癌变区着蓝色，Lugol 液使正常食管黏膜呈棕褐色，而癌灶呈非染色区，两者合用，相互衬托，能更清楚地显示癌灶及浸润范围。

3. 食管癌的超声内镜检查

食管超声内镜检查主要的应用目的是判断食管癌的浸润深度和外科手术切除的可能性。同时，可以确诊食管黏膜下肿瘤。由于超声内镜较粗且视野角度较窄，宜先用普通内镜检查，确定病变部位及范围后再做超声内镜检查。两种检查可以连续进行，一次完成。食管癌的内镜超声图像表现为管壁增厚、层次紊乱、中断及分界消失的不规则低回声。超声内镜检查对原发肿瘤（$T_1 \sim T_4$）的分期精确性可达80%～90%，可以比较客观地判断肿瘤的浸润深度，其准确率为70%～87%。超声内镜检查对癌周是否有肿大淋巴结的诊断准确率可达80%～90%。超声内镜检查还能较好地判断肿瘤有无外侵。此外，超声内镜检查还能确诊食管黏膜下肿瘤。最常见的是食管平滑肌瘤。EUS和CT在研究食管癌分期中可以互补。

4. 早期食管癌的内镜分型和组织学分型

内镜检查所见早期食管癌的主要特征是黏膜局限性充血、浅表糜烂、粗糙不平等黏膜浅表性病变。浅表糜烂最常见，占45%以上。我国学者以病理学为基础，根据内镜检查所见的形态特征，把早期食管癌分成充血型、糜烂型、斑块型和乳头型4型。1990年日本食管疾病学会（JSED）把食管癌分为表浅型和进展型两类。把表浅型癌（0型）分成表浅隆起型（0～Ⅰ型）、表浅平坦型（0～Ⅱ型）和表浅凹陷型（0～Ⅲ型）3型。表浅平坦型又分为轻度隆起型（0～Ⅱa型）、平坦型（0～Ⅱb型）和轻度凹陷型（0～Ⅱc型）3个亚型。我国病理组织学检查把早期食管癌分成上皮内癌、黏膜内癌和黏膜下癌3类。

（三）食管癌的影像学检查

1. 食管X线检查

（1）X线征象：①食管黏膜皱襞增粗、中断、紊乱以至消失；②龛影形成；③管腔充盈缺损及狭窄改变；④管腔僵硬、食管舒张度及蠕动度减低以至消失；⑤软组织肿块致密阴影；⑥钡剂通过减慢或排空障碍。

（2）食管癌X线表现如下。

早期癌。①表现：黏膜皱襞增粗、中断及迂曲，小的龛影，小的充盈缺损；②分型：糜烂型、斑块型、乳头型、平坦型。中、晚期X线分型：髓质型、蕈伞型、溃疡型、缩窄型。

2. CT检查

CT检查在食管癌的TNM分期上成为必要的最常用的非侵入性的手段。

（1）食管癌CT表现：食管癌CT检查对象主要是中、晚期食管癌患者。食管癌显示为管壁的环形增厚，或偏心的不规则增厚，或呈整个肿瘤团块。由于食管无浆膜层，外层结缔组织与周围组织直接相连，癌瘤很容易侵及邻近脏器。CT主要显示肿瘤的食管腔外部分，显示肿瘤与周围组织、邻近器官的关系。安徽济民肿瘤医院刘教授介绍肿瘤可以压迫、推移气管或主支气管，甚而凸入气管腔内。肿瘤也可以侵及包绕主动脉。当肿瘤与周围脏器分界不清时，应高度考虑浸润发生。CT还可显示有无淋巴结转移，以利于对食管癌进行分期。

(2) 食管癌 CT 分期：

Ⅰ期：癌瘤限于食管腔内，管壁不增厚，无纵隔内蔓延或转移。

Ⅱ期：食管壁增厚超过 5mm，未向外浸润。

Ⅲ期：癌瘤直接浸润周围组织，并有局部纵隔淋巴结转移，无远处转移。

Ⅳ期：癌瘤有远处转移。

CT 扫描不能可靠地描绘出食管的层面，因此，对区分 T_1、T_2、T_3 用处不大，可与 EUS 检查互补。

3. MRI 检查

因有三维成像及多平面成像的特点，故能清楚地显示癌瘤是否侵及周围的气管、支气管、心包及主动脉等，显示纵隔淋巴结有否肿大及转移，易于对食管癌进行分期。

4. 食管脱落细胞学检查

食管脱落细胞学检查方法简便、操作方便、安全，患者痛苦小，是食管癌大规模普查的重要方法。但对于食管癌有出血及出血倾向者，或伴有食管静脉曲张者应禁忌做食管拉网细胞学检查；对于食管癌 X 片上见食管有深溃疡或合并高血压、心脏病及晚期妊娠者，应慎行食管拉网脱落细胞检查；对于全身状况差，过于衰弱的患者应先改善患者一般状况后再做检查。

(四) 鉴别诊断

食管癌需与食管良性及其他恶性肿瘤做鉴别。食管癌的鉴别诊断除病史、症状和体征外，在很大程度上有赖于 X 线和内镜检查，而最后诊断需经组织病理学诊断证实。

1. 食管贲门失弛缓症

患者多见于年轻女性，病程长，症状时轻时重。食管钡餐检查可见食管下端呈光滑的漏斗型狭窄，应用解痉剂时可使之扩张。

2. 食管良性狭窄

可由误吞腐蚀剂、食管灼伤、异物损伤、慢性溃疡等引起的瘢痕所致。病程较长，咽下困难发展至一定程度即不再加重。经详细询问病史和 X 线钡餐检查可以鉴别。

3. 食管良性肿瘤

主要为少见的平滑肌瘤，病程较长，咽下困难多为间歇性。X 线钡餐检查可显示食管有圆形、卵圆形或分叶状的充盈缺损，边缘整齐，周围黏膜纹正常。

4. 癔球症

多见于青年女性，时有咽部球样异物感，进食时消失，常由精神因素诱发。本病实际上并无器质性食管病变，亦不难与食管癌相鉴别。

5. 缺铁性假膜性食管炎

多为女性，除咽下困难外，尚可有小细胞低色素性贫血、舌炎、胃酸缺乏和反甲等表现。

6. 食管周围器官病变

如纵隔肿瘤、主动脉瘤、甲状腺肿大、心脏增大等。除纵隔肿瘤侵入食管外，其余X线钡餐检查可显示食管有光滑的压迹，黏膜纹正常。

七、治疗

正常食管上皮细胞的增生周期在人体消化道中是最长的。食管基底细胞由重度增生到癌变的过程需要1～2年的时间；早期食管癌（细胞学检查发现癌细胞，而X线食管黏膜造影正常或仅有轻度病变）变成晚期浸润癌，通常需要2～3年，甚至更长时间；个别病例甚至可"带癌生存"达6年以上。因此，食管癌的早期治疗效果良好。即使是晚期病例，若治疗得当，也可向好的方面转化。一般对较早期病变宜采用手术治疗；对较晚期病变，且位于中、上段而年纪较高或有手术禁忌证者，则以放射治疗为佳。

（一）手术治疗

外科手术是治疗食管癌的首选方法。常用手术有三种：一是根治性切除手术，适于早期病例，可彻底切除肿瘤，以胃、结肠或空肠做食管重建术。原则上应切除食管大部分，食管切除范围应距肿瘤5cm以上。二是姑息性切除手术，多为中、晚期病例，虽可切除肿瘤，但不易彻底切净。三是姑息性手术，晚期肿瘤不能切除的病例，为减轻患者的吞咽困难，可采用食管腔内置管术、胃造口术、食管胃转流或食管结肠转流吻合术。

1. 适应证

(1) UICC分期中的0、Ⅰ、Ⅱa、Ⅱb及Ⅲ期中的Ⅱ～Ⅲ。

(2) 放射治疗未控或复发病例，尚无局部明显外侵或远处转移征象。

(3) 年龄一般不超过70岁，少数高龄接近80岁，但生理年龄较小的病例也可慎重考虑。已知病变长度与治疗预后关系不密切，所以在做选择时仅是一项参考指标。

2. 禁忌证

(1) 恶病质。

(2) UICC分期中的Ⅲ晚期（T4任何MM0）及Ⅳ期。

(3) 重要脏器有严重并发症如肺功能低下、心脏疾病伴心力衰竭或半年以内的心肌梗死等。

3. 术前能否根治性切除的判断

对每一个准备手术病例，术者都应该在术前对切除的可能性有所判断，判断依据有以下几个方面。

(1) 病变的部位。下段癌肿手术切除率在90%，中段癌肿手术切除率在50%，上段癌手术切除率平均在56.3%～92.9%。

(2) 病变段食管走行方向，如与正常段的不一致，出现扭曲角度，则说明肿瘤体积巨大，已有外侵或受大的转移淋巴结推挤，切除可能性变小。

(3) 病变段溃疡龛影的位置和深度，如溃疡位于中段食管之左侧，或是其深度已超出食管壁的界限，意味着肿瘤已外侵于纵隔，或是即将穿孔入肺、支气管甚或主动脉，切除（尤其是根治性切除）可能较小。

(4) 有无软组织影，如在普通X线造影片或CT片出现大的软组织肿物推挤气管、支气管、心包或包绕主动脉圆周超过四分之一圈时，切除可能性变小。

(5) 疼痛症状，如患者出现比较剧烈的胸背痛，意味着病变已外侵于纵隔胸膜等较敏感脏器，切除可能不大。

4. 手术前患者身体条件的评估

手术治疗除前面的适应证以外，还要重点评估患者身体状况，以明确能否耐受手术。

(1) 患者营养状况：食管癌患者由于长期进行性吞咽困难，一般代谢呈负平衡，表现为消瘦明显，体重下降。更由于强迫性偏食，所以不仅有低蛋白血症，其他营养成分，维生素、电解质、微量元素等都处于缺乏状态。这些情况会削弱患者的抗感染能力和伤口（包括吻合口）愈合能力，必须在术前妥善纠正。

(2) 患者的呼吸功能：低肺功能患者术后发生肺部并发症的可能性明显增加。而食管癌患者以50岁以上老年居多，常伴有慢性支气管炎、肺气肿等影响呼吸功能的疾患。肺功能检查时第一秒末努力呼气量FEV_1应达到75%较为理想。如低于50%，手术需慎重考虑。

(3) 患者的循环功能：除半年内无心绞痛或心力衰竭发作外，重点检查心脏储备是否能承受手术的负担。放射核素血池扫描静息时左心室射出量应该高于40%，运动后应该有所增加。如果低于40%或运动后不增加，则提示需进一步做冠状动脉造影或心室造影。

5. 手术方式

有左后外开胸、右后外开胸加开腹（或经食管裂孔游离胃）、左后外开胸加左颈二联切口、左右颈后外开胸加开腹三联切口、非开胸颈腹二联切口（将食管翻转拔脱）、正中切开胸骨上纵隔径路等。主要根据外科医师的习惯和病情需要而选择合适的径路。左后外径路的主要优点：①为中段以下食管癌及贲门癌提供良好的显露；②通过左膈肌切口比较易于游离解剖胃，清扫胃贲门部、胃左血管周围及食管周围淋巴结，最后将食管癌切除并移胃入胸进行弓下或弓上食管胃吻合重建上消化道之连续性。换言之，左开胸一个切口足以解决食管胃部分切除及食管胃吻合术两项操作。③因为主动脉显露良好，不易发生误伤，即使发生也易于采取措施加以修补止血。④当贲门癌病变较术前估计得广泛需要施行更为根治性的手术（如全胃切除或胃、脾及胰部分切除）时，向前下延长切口到腹部切断肋软骨弓，延长膈肌切口及切开部分腹肌，即变成左胸腹联合切口。此种切口可以满意地显露上腹部，游离全胃或结肠较容易。左后外切口不足之处是弓以上病变的解剖较困难。弓上切除不净时，应加左颈切口，在颈部切除重建。左颈、右后外开胸及上腹正中三联切口，适应于胸上段病变需行颈部重建术者。患者先取左侧卧位，右后外开胸解剖游离病变段及正常食管，然后关胸。患者摆成仰卧位，开腹游离胃或结肠，经食管床上抵达颈部进行消化道重建，右后外切口比左后外切口便于清扫纵隔淋巴结，提高了切除的根治性。其缺点是反复摆位铺巾，延长手术时间。非开胸颈腹二联切口，适用于心肺功能低下不能耐受开胸的患者，食管分离是经颈部切口向下和经腹部切口，通过裂孔向上或用手指或器械钝性分离，其优点在于术后患者恢复较快较平稳，缺点是不符合外科基本原则，根本没有显露，也不符合肿瘤外科原则，不能将病变和转移淋巴结彻底切除。

6. 影响食管癌外科治疗远期效果的因素

外科治疗食管癌的效果受到多种因素影响，主要有 TNM 分期、淋巴结转移、食管癌外侵程度等。

(1) TNM 分期：各期的 5 年生存率之间差别显著。0～Ⅰ期高达 83.3%～92.9%，Ⅱ期为 46.3%～53.5%，Ⅲ期为 6.7%～15.1%。

(2) 淋巴结转移：5 年生存率无转移时为 39.3%～47.5%，有转移时为 10%～25%。

(3) 食管癌外侵程度：无外侵时 5 年生存率为 34.6%～70.8%，有外侵时 22.5%～29.5%。

7. 术后并发症

(1) 吻合口并发症：分为吻合口瘘和吻合口狭窄两类，还有少见而致死性的吻合口主动脉瘘。诊断依据：①多方位观察食管造影剂从吻合口外溢；②胸腔穿刺抽液有胃肠道内容物；③口服染料后胸腔穿刺液被染；④颈部切口红肿，伴有皮下积气征。吻合口狭窄多数发生于术后 1～2 个月时，也有迟到几年以上开始出现的。表现症状为吞咽困难复现。

(2) 肺部并发症：包括肺炎、肺不张、急性呼吸窘迫综合征等。肺炎、肺不张，皆由呼吸道痰液堵塞潴留引起，加上细菌感染发展成肺炎或肺脓肿。预防要点首先是加强呼吸道护理，协助鼓励患者排痰，做呼吸运动。痰液过稠或患者无力咳出时应及时行鼻导管或纤维支气管镜吸痰，必要时及早行气管切开，保证呼吸道通畅。同时根据痰液培养，药敏试验，有针对性地应用抗生素。

(3) 乳糜胸：发生率为 0.4%～2.6%，死亡率为 15.4%～25%。临床多见于中段食管癌外侵于胸导管，切除时解剖误伤。故而也就多见于胸内弓上吻合术或是颈部吻合术，少见于贲门或下段食管癌进行弓下吻合病例。临床表现为术后早期大量胸腔积液，如左侧开胸径路对侧胸膜术中未破损，积液在左胸腔，如对侧胸膜破损积液可以在偏右胸腔或是双侧胸腔都有。乳糜胸的诊断依据：①大量黄色胸液经引流或反复穿刺未能减少，一般外观略浑浊或清亮；②液中细胞以淋巴类为主；③苏丹Ⅲ脂肪染剂可以在一半患者的胸液中看到红染的脂肪滴。

(4) 心律失常：其病因除术前已存在心脏病外，主要系心肌缺氧引起。如心律不齐为室上性、窦性心动过速、心房扑动、心房颤动其临床重要性较小。

(5) 单纯脓胸：发生率不高。病原菌可以是致病的葡萄球菌、大肠埃希菌、铜绿假单胞菌等，也可以是非致病的链球菌等。常形成包裹，在胸部平片上表现为局部密度增高，不一定有液气胸。需要X线定位穿刺确诊。

(6) 膈疝：多发生在左侧开胸经左膈行腹部操作的病例中。典型症状是：左肩放射痛伴腹痛、腹胀、肠音亢进等肠梗阻现象，应立即进行X线检查，可见到左胸内有含气液之肠袢影，多数为结肠影，钡灌肠可以进一步确诊。

(7) 胃扭转：一种少见的并发症，但是一旦发生患者进食后食糜无法通过扭折部，症状为胸闷、呕吐食物，X线可见扭转部位以上胃扩张。

(8) 伪膜性肠炎：一种少见的并发症，发生率在1%以下，但发病急，处理不及时可能导致死亡。轻型临床仅表现为水样便腹泻，混有海藻状漂浮物，重时出现高热寒战甚至休克，伴腹痛、恶心、呕吐，以及频繁水泻，有时可见整段灰白色像肠管黏膜的伪膜排出，伪膜由细菌、坏死的白细胞及纤维素等构成，涂片或培养常可见到大量革兰阳性球菌，每日大便量多达5000mL，患者出现脱水、电解质紊乱。

8. 食管癌微创手术

传统手术创伤大、并发症多、生活质量差，总是不尽如人意。随着腔镜外科，食管手术技术和器械不断发展，电视胸腔镜、腹腔镜及纵隔镜相继应用于食管癌手术，食管微创手术得到长足发展，腔镜技术逐步应用于食管癌外科。微创食管切除术具有创伤小、恢复快等优点，克服了传统开胸术需切断或切除肋骨致使胸廓完整性遭受破坏的不足，将传统的"拉链式"胸部切口变为现在的"纽扣式"切口，这是胸外科手术史上一个令人瞩目的进步。通过借助器械进行微创手术能达到与传统开放手术相似的效果，随着技术及器械的不断完善，微创手术正逐步被更多的患者及医务人员所接受。胸、腹腔镜联合手术治疗食管癌在临床上取得了良好的疗效，食管癌微创外科将是今后食管外科发展的主流方向。

(二) 放射治疗

食管癌放射治疗包括根治性和姑息性两大类。颈段和上胸段食管癌手术的创伤大，并发症发生率高，而放疗损伤小，疗效较好，可首选放疗。凡患者全身状况尚可、能进半流质或顺利进流质饮食、胸段食管癌而无锁骨上淋巴结转移及远处转移、无气管侵犯、无食管穿孔和出血征象、病灶长度<7cm而无内科禁忌证者，均可做根治性放疗。其他患者则可进行缓解食管梗阻、提高进食困难、减轻疼痛、提高患者生存质量和延长患者生存期的姑息性放疗。

1. 适应证

(1) 患者一般情况在中等以上。

(2) 病变长度不超过8cm为宜。

(3) 无锁骨上淋巴结转移，无声带麻痹，无远处转移。

(4) 可进半流食或普食。

(5) 无穿孔前征象。

(6) 应有细胞学或病理学诊断，特别是表浅型食管癌。

食管癌穿孔前征象如下。①尖刺突出：病变处尖刺状突出，小者如毛刺，大者如楔形；②龛影形成：为一较大溃疡；③憩室样变：形成与一般食管憩室相似，多发生在放疗后；④扭曲成角：食管壁失去正常走行，似长骨骨折后错位样；⑤纵隔炎：纵隔阴影加宽，患者体温升高，脉搏加快，胸背痛。穿孔后预后很差，大部分患者于数月内死亡。

2. 照射剂量及时间

通常照射肿瘤量为 60～70Gy/6～7 周。

3. 外照射的反应

(1) 食管反应：照射肿瘤量达 10～20Gy/1～2 周时，有轻度的食管黏膜反应，30～40Gy/3～4 周时，食管黏膜充血、水肿进一步加重，表现为咽下困难、吞咽痛加重，轻者可不做处理，重者给予抗生素、激素减轻反应治疗，必要时补液营养支持治疗，个别严重者需暂停放疗，此时需对患者及其家人做好解释工作，避免误解病情加重。

(2) 气管反应：咳嗽，多为干咳，痰少，以对症处理为主。

4. 并发症

(1) 出血：发生率约为 1%。应在选择患者时，对那些有明显溃疡，尤其是有毛刺状突出的较深溃疡者特别谨慎，减少每次照射剂量，延长总治疗时间，在放疗过程中，应经常行 X 线钡餐观察。

(2) 穿孔：发生率约为 3%，可穿入气管，形成食管-气管瘘或穿入纵隔，造成纵隔炎症。

(3) 放射性脊髓病：头、颈、胸部恶性肿瘤放射治疗的严重并发症之一。潜伏期多在照射后 1～2 年。

（三）化学药物治疗

食管癌的细胞增生周期约为 7 天，较正常食管上皮细胞周期稍长。理论计算其倍增时间约 10 天，故其增生细胞较少，而非增生细胞较多。因此，目前虽应用于本病的化学药物较多，但确有疗效者不多。最常用的药物有博来霉素（BLM）、丝裂霉素 C（MMC）、阿霉素（ADM）、5-氟尿嘧啶（5-FU）、甲氨蝶呤（MTX）、洛莫司汀（CCNU）、丙咪腙（MGAG）、长春地辛（VDS）、依托泊苷（VP-16），以及顺铂（DDP），单一药物化疗的缓解率在 15%～20%，缓解期为 1～4 个月。联合化疗多数采用以 DDP 和 BLM 为主的化疗方案，有效率多数超过 30%，缓解期 6 个月左右。联合化疗不仅用于中、晚期食管癌，也用于与手术和放疗的综合治疗。目前临床上常用的联合化疗方案有 DDP+BLM、BLM+ADM、DDP+VDS+BLM 以及 DDP+ADM+5-FU 等。临床观察，DDP、5-FU 和 BLM 等化疗药物具有放射增敏作用，近 10 年来将此类化疗药物作为增敏剂与放疗联合应用治疗食管癌，并取得了令人鼓舞的疗效。

1. 食管癌术前化疗方案

食管癌术前化疗能否提高患者的生存期，目前还存在争议。目前关于食管癌术前化疗的研究报道主要是 FP 方案（或称 CF 方案），FP 方案为食管癌的标准治疗方案，是最为有效的方案之一：顺铂 100mg/m² 第 1 天或顺铂 20mg/m² 第 1～5 天。5-FU1000mg/m²，持续静脉滴注，第 1～5 天，28 天为一周期。

英国的一项研究共入组 802 例食管癌患者，将其随机分入新辅助化疗（DDP+5-FU）组（400 人）及单纯手术组（402 人）。结果显示，联合化疗组中位生存期为 16.8 个月，5 年生存率为 26%，均较对照组有显著延长，HR=0.79（$P=0.004$）。

2. 食管癌术后辅助化疗方案

目前尚无前瞻性、大规模、随机对照临床研究证实术后辅助化疗可改善总的生存期。

（1）首选 FP 方案。

（2）GP 方案：健择 1000mg/m² 第 1 天、第 8 天，顺铂 100mg/m² 第 8 天。28 天为一周期。有报道 60 例 E1 期食管癌患者，术后随机以健择联合顺铂方案或 5-FU 联合顺铂方案化疗。GP 方案组的 3 年生存率与 FP 方案相仿，而毒性反应更小。

3. 晚期食管癌姑息化疗方案

对于晚期食管癌患者，应根据 KPS 评分选择姑息化疗或最佳支持治疗。选择姑息化疗一般 KPS 评分应大于 60 分。除 FP、GP 方案外，可供选择的方案如下。

（1）TP 方案：紫杉醇 175mg/m² 第 1 天，顺铂 100mg/m² 第 2 天。28 天为一周期。

（2）伊立替康+顺铂方案：伊立替康 65mg/m² 每周一次，顺铂 30mg/m² 每周一次，连续 4 周，休息 2 周，6 周重复。

4. 一些化疗药物的不良反应及防治

（1）吉西他滨的毒副作用包括①骨髓抑制：应用后可出现贫血、白细胞降低和血小板减少。尤其与卡铂连用时，血小板减少很常见。②转氨酶的升高：多为轻度、一过性损害，仅有极少数需要终止化疗。尽管如此，肝功能受损的患者使用吉西他滨应特别谨慎。③恶心，呕吐：20% 的患者需药物治疗，极少需要减少用药剂量，并且很容易用 5-HT₃ 受体拮抗剂等抗呕吐药物控制。④肺毒性：少数患者用药后数小时内发生呼吸困难。这种呼吸困难常持续短暂、症状轻、大多无须特殊治疗即可消失，其发病机制不清，偶有发生肺水肿、间质性肺炎和不明原因的成人呼吸窘迫综合征（ARDS）的病例报告。一旦发生，应停止使用吉西他滨治疗。并采取相应治疗措施。⑤肾毒性：部分患者用药后可出现轻度蛋白尿和血尿，通常不伴有血清肌酐与尿素氮的变化。少数病例可出现不明原因的肾衰竭。一旦发生，应予以相应治疗，必要时透析。⑥严重的流感样症状：罕见，表现为寒战、发热、头痛、背痛、肌痛、乏力等，大多症状较轻，无须减少用药剂量。发病机制尚不清楚，可给予水杨酸类药物处理。

（2）紫杉醇：主要毒副作用包括①血液学毒性：为剂量限制性毒性，一般在白细胞低于 $1.5×10^9$/L 时应辅助应用 G-CSF，血小板低于 $3.0×10^9$/L 时应输成分血。②过敏反应：

该药最严重的反应。在给药 12 小时和 6 小时前服用地塞米松 20mg，给药前 30～60 分钟给予苯海拉明 50mg 口服及埃索美拉唑 40mg 静脉注射。滴注开始后每 15 分钟应测血压、心率、呼吸一次，注意有无过敏反应。一般滴注 3 小时。除预处理外，若只有轻微症状如面潮红、皮肤反应、心率略快、血压稍降可不必停药，可将滴速减慢。但若出现严重反应如血压低、血管神经性水肿、呼吸困难、全身荨麻疹，应停药并给予适当处理。有严重过敏的患者下次不宜再次应用紫杉醇治疗。③神经毒性：最常见为指（趾）麻木。有约 4% 的患者，特别是高剂量时可出现明显的感觉和运动障碍及腱反射减低。曾有个别报道在滴注时发生癫痫大发作。同时服用维生素 B_1 等营养神经的药物，可减少神经毒性的发生。

（3）奈达铂：不良反应虽发生率较低，但偶尔可引起严重不良反应。①过敏性休克（0.1%～5%）：出现过敏性休克症状（潮红、呼吸困难、畏寒、血压下降等），应细心观察，发现异常应立即停药，给予补液支持及激素、抗组胺药物处理，必要时给予多巴胺等抗休克治疗。②骨髓抑制：表现为红细胞减少、贫血、白细胞减少、中性粒细胞减少、血小板减少、出血倾向（0.1%～5%），应细心观察末梢血常规，发现异常，应延长给药间隔、减量或停药，并可予 G-CSF、GM-CSF 等改善血常规，必要时加用抗生素。③抗利尿激素分泌异常综合征（SI-ADH）：表现为低钠血症，低渗透压血症，尿中钠离子排泄增加，伴有高张尿、意识障碍等，发现这些症状应终止给药，并采取限制水分摄取等适当的方法处理。④阿-斯综合征发作：有报道因使用本品引起阿-斯综合征而死亡的病例。应注意监测，及时停药，必要时安装临时起搏器。

（四）靶向药物治疗

食管癌靶向治疗是近年来研究的热点。目前开始用于食管癌的靶向药物如下。

1. 吉非替尼

吉非替尼是一种口服小分子表皮生长因子受体酪氨酸激酶抑制剂。2007 年报道了吉非替尼单药治疗晚期食管腺癌的 II 期临床研究结果。口服易瑞沙 250mg/日，其中 70% 的患者已接受过化疗，仍有 13% 的患者达到 PR，多项研究显示，易瑞沙单药二线治疗食管癌的有效率在 30%～50%，尤其对 EGFR 高表达的、女性鳞癌患者有更好的疗效。

2. 西妥昔单抗

西妥昔单抗是人鼠嵌合型 IgG，抗 EGFR 单抗。通过阻断 EGFR 与其配体的结合，干扰 EGFR 及下游信号激活，抑制细胞分化和血管形成。2008 年 AS-CO 会议报道了 SAKK75/06 多中心临床研究结果。西妥昔单抗联合放化疗治疗局部进展期的食管癌患者，20 例可评价的患者中有 13 例达到完全缓解，不良反应耐受良好，显示了西妥昔单抗在食管癌的应用前景。西妥昔单抗推荐起始剂量为 $400mg/m^2$，滴注时间 120 分钟。维持剂量每周 $250mg/m^2$，滴注时间大于 60 分钟。直至病情进展或不能耐受。最大滴速不超过 5mL/min。用药前应进行过敏试验。西妥昔单抗可引起不同程度的皮肤反应。轻度皮肤反应无须调整剂量,重度者用药推迟 1～2 周,并注意避光,症状缓解后继续原剂量用药。如无改善,可停药。

3. 贝伐单抗

贝伐单抗为基因工程重组人源化抗 VFGF 单克隆抗体。

4. COX-2 抑制剂代表药

COX-2 抑制剂代表药为塞来昔布。Dawson 等报道了塞来昔布联合顺铂、氟尿嘧啶治疗中、晚期食管癌患者的结果,两年生存率达到 44%,中位生存期 25 个月。此外,赫赛汀、伊马替尼、厄罗替尼等亦见有报道,显示了其在食管癌领域的应用前景。

(五) 内镜治疗

随着内镜技术的发展,内镜治疗食管癌已得到广泛开展。对于因为不能耐受手术或因高龄不愿手术者,可在内镜下对肿瘤进行治疗。原来一些传统外科方式,正在逐步被取代。近年来早期食管癌的治疗策略已经发生了一些变化,对早期食管癌采用内镜治疗已被许多国家所接受,并积累了比较成熟的经验。对于分化良好或中分化的早期食管癌,无静脉和淋巴的浸润,并具备浸润深度为黏膜至黏膜下层(对病变大小、侵犯周径和病变数无明显限制),通过内镜治疗可以获得与外科手术相当的疗效,大大提高了患者的生活质量。应用内镜黏膜切除术治疗早期食管癌始于日本,常用的方法有 EMR 和 ESD 两种。

(六) 综合治疗

目前对食管癌的治疗,主要有手术治疗、放射治疗、药物治疗和生物治疗等方法。临床实践表明,各种疗法均具有一定的优缺点,采用单一疗法达不到令人满意的效果,因为放疗和手术属于肿瘤的局部治疗,对于扩散全身的癌细胞完全不涉及。药物和生物治疗虽属于全身治疗,但对癌瘤中心部分供血不足的乏氧细胞却无能为力。因此,合理协调地进行综合治疗是提高食管癌治疗效果的重要途径,近年来越来越受到临床的广泛重视。综合治疗是利用各种治疗手段的优点,有计划地同时或先后应用两种以上疗法的治疗方法。其必须根据病变的大小,癌的种类、部位以及患者的周身情况来具体决定。综合治疗的方案多种多样,包括手术前或手术后的放疗、化疗或免疫治疗等,通过综合治疗以达到提高手术切除的根治度,预防术后的复发或转移,进而提高食管癌治疗的目的。

术前进行半量放疗对于食管癌瘤体已外侵或与邻近器官有癌性粘连者有益,可以使瘤体缩小,使外侵的癌组织退变软化,与相邻器官的癌性粘连转变为纤维粘连而便于手术切除。同时能使癌体周围的淋巴管及小血管闭合,减少了手术后扩散及种植。因此,对于病变位置较高或瘤体较大或外侵较广估计切除困难的病例,应首先选择在前半量放疗,为手术根治切除创造条件。有资料表明,此类病例行术前半量放疗后再手术者 5 年生存率为 40.5%,明显高于未经半量放疗直接行手术的病例的 5 年生存率 (13%)。

术后放疗的目的主要是消灭残存的癌细胞。根据手术切除中病变的严重程度以及切除组织病理检查结果,如肿瘤已侵达食管外膜层或区域淋巴结病理检查转移率提高者或食管残端癌残留者,术后均应行食管床或锁骨上区不同程度的放疗,只要患者情况允许,放疗宜尽早进行。

术前、术后化疗有利于控制食管原发病灶,使肿瘤瘤体缩小,利于手术切除以及提高对微小转移灶的控制,术后复发和播散。一般多采用联合化疗,根据患者具体情况制订出适宜的方案。此外,免疫治疗与中医中药在提高机体免疫能力、扶正机体等方面均有积极疗效。总之,如何合理协调地进行综合治疗是治疗食管癌,提高患者术后生活质量及生存期的重要手段。

八、预防

(一) 一级预防

1. 控制吸烟和饮酒

吸烟与饮酒在西方国家为明确的食管癌危险因素,吸烟和饮酒量与食管癌发病率呈正相关,且呈剂量依赖性,研究证实减少吸烟与饮酒量可降低患病风险。

2. 建立良好的饮食习惯

通过健康教育,改变饮食结构和进食习惯,可以减少食物和环境因素对食管癌的影响。如减少食用腌制蔬菜汁、霉变食物,经常食用新鲜水果与蔬菜,饮食中注意避免微量元素的缺乏等,进食时细嚼慢咽,避免进食过快与热烫饮食,减少未充分咀嚼粗硬食物损伤食管黏膜组织等,均对预防食管癌有益。

(二) 食管癌二级预防

通过开展肿瘤筛查体检项目,包括内镜下碘染色及活检以检查食管癌或者癌前病变,镜下活检病理组织学检查可确诊并能定位轻度、中度、重度异型增生,以及原位癌或黏膜内癌等早期微小病灶。对于重度异型增生、原位癌与黏膜内癌等可采取食管内镜下黏膜组织切除,使患病者五年生存率达到86%～100%,对重度异型增生患者采取内镜下微创治疗使食管癌发病率下降约2/3。而对于轻中度增生患者可进行药物防治与营养干预等手段进行癌前病变阻断。此外,对食管癌前病变的外科治疗手段已接近成熟。目前内镜黏膜切除治疗癌前病变和早期食管癌已常规推行,微创方法已成为治疗食管原位癌、黏膜内癌以及癌前病变的重要方式,是食管癌二级预防的有效措施之一。

第三节 食管间质瘤

一、概述

食管间质瘤是发生在食管的胃肠道间质瘤。胃肠间质瘤(GIST)是一组独立起源于胃肠道间质干细胞的肿瘤,GIST可以发生在从食管直至直肠的任何部位,多发生于胃和小肠，其中60%～70%发生于胃，30%发生于小肠，直肠占4%。另有2%～3%发生于结肠、食管甚至腹腔内的网膜、肠系膜。年发病率为(1～2)/10万人口，GIST在恶性胃肠道肿瘤中占1%，恶性胃肿瘤中占2.2%，小肠恶性肿瘤中占13.9%，结、直肠恶性肿瘤中只占0.1%。

二、诊断和鉴别诊断

(一) 临床表现

病程可短至数天长至20年。恶性GIST病程较短，多在数月以内。良性或早期者无症状，有症状者也无特殊病症。食管间质瘤主要出现吞咽困难，病情进一步进展可有腹痛、包块及消化道出血。腹腔播散可出现腹腔积液，恶性GIST可有体重减轻、发热等症状。

(二) 辅助检查

内镜检查可见肿瘤呈球形或半球形隆起，表面光滑，色泽正常，基底宽，可有黏膜皱襞。肿瘤在黏膜下，质硬可推动，表面黏膜可滑动。常规黏膜活检常阴性。内镜下黏膜切除或深部活检可能获阳性。由于GIST瘤体质地软碎，不适当的术前活检可能导致肿瘤种植播散和出血。大多数原发性GIST手术能完整切除，不推荐手术前常规活检。但计划甲磺酸伊马替尼治疗之前，初发疑似GIST，术前如需明确性质（如排除淋巴瘤），可选内镜超声穿刺活检。

EUS检查GIST多在第4层（肌层），并可了解肿瘤位置、大小及瘤内性质，如回声不均，伴无回声、边界不光滑等改变。

X线检查可见类圆形充盈缺损、环圈征及龛影。

CT及PET检查可发现直径小于1cm的小病灶，还可判定有无转移以及转移灶部位、大小、状况。CT及PET还是判定伊马替尼治疗效果的重要指标。

(三) 鉴别诊断

1. 平滑肌瘤

过去仅从影像与内镜发现胃肠道黏膜下肿物即作出平滑肌瘤的临床诊断，实质上其大多数是GIST。病理观察下瘤细胞形态稀疏，呈长梭形，富含酸性原纤维、免疫组化肌动蛋白MSA、SMA、deSmin强阳性，CD34及CD117阴性。

2. 平滑肌肉瘤

食管少见。从临床诊断方法难以区分平滑肌肉瘤或GIST。病理形态有平滑肌瘤特征并伴有核异型或核分裂象增多则为平滑肌肉瘤，免疫组化表型呈平滑肌肿瘤特点。

3. 神经鞘瘤

食管神经鞘瘤极少见。起源于固有肌层，无包膜，瘤细胞呈梭形或上皮样，富含淋巴细胞，浆细胞浸润，S-100强阳性，17-SMA均阴性。

三、治疗

(一) 手术治疗

手术治疗是 GIST 首选并有可能治愈的唯一方法，但术后复发转移率高。

1. 手术适应证

(1) 对于肿瘤病变局限和最大径线差 2cm，原则上应行手术完整切除。

(2) 孤立性复发或转移病变，估计手术能完整切除且不严重影响相关脏器功能者，可以直接手术。

(3) 难以完全切除的 GIST，可经新辅助靶向治疗待肿瘤缩小后切除。

(4) 评估手术创伤程度，如创伤不大，对相关脏器功能影响小，可考虑手术切除。

(5) 位于食管的 GIST，手术可能涉及开胸等，必要时可考虑内镜活检并定期随访；随访期间如肿瘤增大，则行手术切除。

(6) 对于多发性肝转移、多器官系统转移、播散性病变以及肿瘤广泛浸润致使手术有可能损伤重要器官功能和出现并发症风险、靶向新辅助治疗下肿瘤进展、肿瘤虽可切除但全身情况不能耐受手术者，原则上不宜行手术治疗。但是如果病变并发出血、梗阻或穿孔时，可以考虑行姑息性手术，术后行辅助治疗。

2. GIST 的手术原则

手术原则是尽量争取 R_0 切除。如果初次手术仅为 R_1 切除，预计再次手术难度低并且风险可以控制，不会造成主要功能脏器损伤的，可以考虑二次手术；如果二次手术可能会造成主要功能脏器损伤，则不建议进行二次手术。对低风险的患者来说，目前没有证据支持 R_1 切除患者的预后比 R_0 切除的患者更差的观点。GIST 瘤体通常质地较脆，尤其体积大的肿瘤，往往有瘤内出血或坏死。术前或术中肿瘤破裂也是预后差的主要原因之一，因此在完整切除肿瘤的同时，应特别注意避免肿瘤破裂和术中播散。由于 GIST 很少发生淋巴结转移，除非有明确淋巴结转移迹象，否则不必常规清扫。腹腔镜手术容易引起肿瘤破裂导致腹腔种植，所以不推荐常规应用。如果肿瘤直径在 2cm，可以考虑在富有经验的中心进行腹腔镜下切除，并依据国内 2007 年胃肠间质瘤外科治疗共识中对于手术和切缘的要求进行。术中推荐使用"网兜"避免肿瘤破裂播散。对于较大的肿瘤，除进行临床研究入组的病例外，原则上不推荐进行腹腔镜手术。

(二) 甲磺酸伊马替尼辅助治疗

1. 适应证

辅助靶向治疗可使肿瘤降解，缩小手术范围和降低手术风险，提高手术切除率。其适应证为：①估计难以获得阴性切缘者；②估计需要多脏器联合切除者；③估计术后会严重影响相关脏器功能的。

2. 辅助治疗后的手术时机

对此学术界尚未取得一致的共识。目前认为，辅助治疗 6 个月内施行手术是比较合理的时间范围。过度延长新辅助治疗时间可能导致继发性耐药。PET/CT检查有助于早期评估甲磺酸伊马替尼的疗效，避免对甲磺酸伊马替尼无效的病例延误手术时机。一旦证实疾病进展，应该立即停止药物治疗，进行手术干预。术前应停用甲磺酸伊马替尼1～2周，使胃肠道水肿减轻，骨髓造血功能恢复；而术后只要患者胃肠道功能恢复，能够耐受口服药物时，应尽快恢复甲磺酸伊马替尼治疗。推荐剂量为400mg/日，每日1次口服。

总之，对于GIST，应争取手术彻底切除或姑息切除原发灶。复发转移不能切除的采取口服甲磺酸伊马替尼治疗。

第四节　食管裂孔疝

一、概述

食管裂孔疝是指腹腔内脏器（主要是胃）通过膈食管裂孔进入胸腔所致的疾病。食管裂孔疝是膈疝中最常见者，达90%以上。食管裂孔疝多发生于40岁以上，女性（尤其是肥胖的经产妇）多于男性。

二、病因

（一）先天性因素

正常情况下，在食管下段有一弹力纤维膜包绕，食管下段和食管胃连接部分还有上、下膈食管韧带，胃膈韧带把食管、胃固定在食管裂孔处，从而有效地防止食管胃连接部和其他腹腔脏器疝入胸腔。目前普遍将形成食管裂孔疝的原因分为先天性和后天性两种，先天性因素有膈肌食管裂孔的发育不良和先天性短食管，如膈肌右脚部分或全部缺失，膈食管裂孔较正常人宽大松弛或裂孔周围组织薄弱，使腹腔脏器，尤其是胃囊的上端"有机可乘"而向上疝入胸腔。有些食管裂孔疝同时伴有先天性短食管，使胃向尾端迁移时停顿在胸腔内，食管的延长也因此而停顿，使食管胃接合部位于横膈上方。这是食管裂孔疝发生的先天因素，比较少见。

（二）后天性因素

最常见。多见于中老年人，后天性因素主要与肥胖以及其他慢性病引起腹腔压力长期增高有关。腹腔内压力增高，是引起食管裂孔疝的最常见因素。如妊娠后期、肥胖症、便秘、腹腔积液、腹腔内巨大肿瘤，剧烈的咳嗽、呕吐，频繁的呃逆，习惯性便秘等均可使腹腔压大于胸腔压力，导致腹腔里的胃囊通过食管裂孔向上凸入胸腔而形成食管裂孔疝。另外，各种食管疾病引起的食管瘢痕收缩，导致食管短缩，或各种原因引起的食管、胃与膈食管裂孔位置的改变，以及膈食管膜和食管裂孔松弛，均可产生食管裂孔疝，如胃上部或贲门部手术，破坏了正常的结构引起的手术后裂孔疝，或创伤后引起的创伤性裂孔疝。还有一些辅助因素如抽烟、喝酒亦可能与食道裂孔疝的发生相关。

三、发病机制

膈食管裂孔的扩大，环绕食管的膈肌脚薄弱等，致使腹段食管、贲门或胃底随腹压增高，经宽大的裂孔进入纵隔，进而引起胃食管反流、食管炎等一系列病理改变。

Barrett 根据食管裂孔发育缺损的程度、凸入胸腔的内容物多寡、病理及临床混变，将食管裂孔疝分为3型。Ⅰ型：滑动型食管裂孔疝；Ⅱ型：食管旁疝；Ⅲ型：混合型食管裂孔疝。由于 Barrett 分型简单、实用，被国内外普遍采用。最常见的食道裂孔疝为滑动型食管裂孔疝，占整个食管裂孔疝数量的85%左右。食管裂孔肌肉张力减弱，食管裂孔口扩大，对贲门起固定作用的膈食管韧带和膈胃韧带松弛，使贲门和胃底部活动范围增大，在腹腔压力增高的情况下，贲门和胃底部经扩大的食管孔凸入胸内纵隔，在腹腔压力降低时，疝入胸内的胃体可自行回纳至腹腔。

食管旁疝较少见，仅占食管裂孔疝的5%~15%，表现为胃的一部分（胃体或胃窦）在食管左前方通过增宽松弛的裂孔进入胸腔。有时还伴有胃、结肠大网膜的疝入。但食管-胃连接部分位于膈下并保持锐角，故很少发生胃食管反流。如果疝入部分很多，包括胃底和胃体上部（巨大裂孔疝）则胃轴扭曲并翻转，可发生溃疡出血、嵌顿、绞窄、穿孔等严重后果，因此，虽然食管旁疝发生率较低，但是一般症状较重，一旦发现就需要及时治疗。混合型食管裂孔疝最少见，约占食管裂孔疝的5%。混合型食管裂孔疝是指滑动型食管裂孔疝与食管旁疝共同存在，常为膈食管裂孔过大的结果。其特点是除胃食管接合部自腹腔滑入后纵隔外，胃底乃至主要的胃体小弯部伴随裂孔的增大而上移。由于疝囊的扩大及疝入的内容物不断增加，可使肺和心脏受压产生不同程度的肺萎缩和心脏移位。此外，亦有人将巨大的膈食管裂孔缺损致使腹腔内其他脏器如结肠、脾、胰腺、小肠等疝入胸腔列为Ⅵ型食管裂孔疝。

四、诊断与鉴别诊断

（一）临床症状

食管裂孔疝患者可以无症状或症状轻微，其症状轻重与疝囊大小、食管炎症的严重程度无关。滑动型裂孔疝患者常没有症状，若有症状往往是由胃食管反流造成的，小部分是由于疝的机械性影响；食管旁裂孔疝的临床表现主要由机械性影响所致，患者可以耐受多年；混合型裂孔疝在两个方面都可以发生症状。食管裂孔疝患者的症状归纳起来有以下3方面的表现。

1. 胃食管反流症状

表现胸骨后或剑突下烧灼感、胃内容物上反感、上腹饱胀、嗳气、疼痛等。疼痛性质多为烧灼感或针刺样疼，可放射至背部、肩部、颈部等处。平卧，进食甜食、酸性食物等均可能诱发并可加重症状。此症状尤以滑动型裂孔疝多见。

2. 并发症相关症状

(1) 出血：裂孔疝有时可出血，主要是食管炎和疝囊炎所致，多为慢性少量渗血，可致贫血。

(2) 反流性食管狭窄：在有反流症状的患者中，少数发生器质性狭窄，以致出现吞咽困难，吞咽疼痛，食后呕吐等症状。

(3) 疝囊嵌顿：一般见于食管旁疝。裂孔疝患者如突然剧烈上腹痛伴呕吐，完全不能吞咽或同时发生大出血，提示发生急性嵌顿。

3. 疝囊压迫症状

当疝囊较大压迫心肺、纵隔时，可以产生气急、心悸、咳嗽、发绀等症状。压迫食管时可感觉在胸骨后有食管停滞或吞咽困难。

(二) 检查

主要有内镜和 X 线上消化道钡餐检查。

(三) 诊断

由于本病相对少见，且无特异性症状和体征，诊断较困难，对于有胃食管反流症状，年龄较大，肥胖，且症状与体位明显相关的可疑患者应予以重视，临床上诊断食管裂孔疝除临床症状、体格检查外，确诊常需借助胃镜和 X 线上消化道钡餐检查。

1. X 线上消化道钡餐检查

(1) 滑动型裂孔疝：主要特征如下。①膈上疝囊征：胸透时在膈上、心脏左后方可见一圆形或椭圆形束状影，直径约为 5cm，含气；若囊内不含气体则表现为左侧心膈角消失或模糊；吞钡时可见囊内有钡剂充盈，并可见胃黏膜征象；②食管下括约肌环（A 环）升高和收缩：A 环表现为疝囊上方一宽约 10cm 的环状收缩。A 环在正常情况时不显示，出现裂孔疝后可呈收缩征象，构成疝囊的上端。③膈上疝囊内可见胃黏膜皱襞征象，并经增宽的膈食管裂孔延续至膈下胃底部。④食管胃环（B 环，Schatski 环）出现：B 环是滑动型裂孔疝的特征性征象，表现为疝囊壁上出现深浅不一的对称性切迹。B 环的形成是食管胃连接部一过性收缩而成，此环的出现表示食管胃连接部移至膈上。正常人此环位于膈下，钡餐检查时不易显示。⑤间接征象：膈食管裂孔增宽＞2cm，钡剂反流至膈上，食管胃角（His 角）变钝，胃食管前庭部呈尖幕状。

(2) 食管旁疝：发生时胃泡影像一部分进入膈上，位于食管的左前方，在食管下端左前方形成较大压迹；而贲门仍然位于膈下。

(3) 混合型裂孔疝：可见以上两种征象。

对于可复性裂孔疝（特别是轻度者），一次检查阴性不能排除本病，临床上高度可疑者应重复检查，并取特殊体位如仰卧头低足高位等，观察是否有钡剂反流及疝囊出现。

2. 内镜检查主要表现

(1) 食管腔内有潴留液。

(2) 齿状线上移，距门齿常 < 38cm。

(3) 贲门口松弛或扩大。

(4) His 角变钝。

(5) 胃底变浅。

(6) 膈食管裂孔压迹被覆充血、潮红或糜烂、溃疡的黏膜。

(7) 伴反流性食管炎所见。

内镜检查可与 X 线检查相互补充，协助诊断。内镜检查还可同时判断疝的类型和大小；是否存在反流性食管炎及其严重程度；是否存在 Barrett 食管或贲门炎性狭窄；并除外其他病变如食管贲门部恶性肿瘤等。

3. 超声内镜检查

由于肺和疝入胸腔的胃都是含气体的器官，以及肋骨的阻挡，普通超声难以诊断食管裂孔疝。而超声内镜对诊断食管裂孔疝具有不可替代的优势。食管裂孔疝在超声内镜下表现为食管壁增厚，以黏膜层为主，在 Schatski 环下方可见正常的胃壁超声影像，有助于诊断食管裂孔疝。

4. 食管动力检查

食管裂孔疝时食管压力测定可发现压力双峰，LES 上移，胃食管连接处压力随疝的滑动而波动，测压管经疝囊时压力升高。通过食管测压还可排除贲门失弛缓症、食管弥漫性痉挛和硬皮病等。

诊断过程中值得注意的是，并不是所有的反酸和胃灼热就一定是食管裂孔疝。有反流性食管炎症状表现的患者 80% 的可以从上消化道钡餐检查中查到有滑动性疝，但是只有 5% 的食道裂孔疝患者查出有反流性食管炎。

(四) 鉴别诊断

食管裂孔疝主要是其并发症引起的临床症状，需与其他疾病进行鉴别。

1. 急性心肌梗死和心绞痛

食管裂孔疝的发病年龄也是冠心病的好发年龄，伴有反流性食管炎患者的胸痛可与心绞痛相似，可放射至左肩和左臂，含服硝酸甘油亦可缓解症状。但一般反流性食管炎患者的胸痛部位较低，同时可有烧灼感，常于饱餐后和平卧时发生。心绞痛常位于中部胸骨后，常在体力活动后发生，很少有烧灼感。有时上述两种情况可同时存在，因从疝囊发出的迷走神经冲动可反射性地减少冠状动脉循环血流，诱发心绞痛，所以在做临床分析时应考虑上述可能性。连续动态心电图观察及心肌酶检测有助于鉴别诊断。

2. 下食管和贲门癌

易发生于老年人。癌组织浸润食管下端可引起胃食管反流和吞咽困难，应警惕此病。

3. 慢性胃炎

可有上腹不适、反酸、胃灼热等症状，内镜及上消化道钡餐检查有助于鉴别。

4. 消化性溃疡

抑酸治疗效果明显，与有症状的食管裂孔疝治疗后反应相似，上腹不适、反酸、胃灼热等症状通常于空腹时发生，与体位变化无关。内镜检查可明确诊断。

5. 呼吸系统疾病

食管裂孔疝患者可出现咳嗽、咳痰、喘息、憋气等呼吸系统疾病的症状，X 线、CT 检查有助于鉴别诊断。

6. 胆道疾病

除上腹不适外，一般可有炎症性疾病的表现，如发热、血白细胞增高、胆管结石伴胆管炎的患者多有黄疸，体检右上腹可有局限性压痛，血生化检查、B 超及 CT 扫描有助于鉴别诊断。

7. 胃穿孔

上腹呈持续性刀割样疼痛，腹肌紧张，伴有或不伴有嗳气、反酸、恶心、呕吐，但腹透无膈下游离气体，钡透可见膈上疝囊。

8. 渗出性胸膜炎

左下胸和左上腹明显疼痛，左侧胸呼吸音减弱，叩诊浊音。X 检查示左侧胸腔积液，但胸部仔细听诊可闻及肠鸣音，钡餐检查可发现胸内有充钡的肠袢影。

9. 左侧气胸

心脏右移、心音远弱，左上胸叩诊呈鼓音，下胸叩诊呈浊音，语颤减弱，呼吸音减弱，胸透为左胸腔有气液征，根据胸腔内有气液征象，可与气胸进行鉴别。叩诊呈鼓音，语颤减弱，呼吸音减弱的区域多为胃疝入胸腔，呈倒置的葫芦状，胃内充满气体致胃体极度扩大所致。

10. 肠梗阻

有腹痛腹胀、恶心、呕吐、肠鸣消失，或有气过水声，多由横结肠疝入胸腔引起梗阻所致，钡透胸腔有充钡肠管。

11. 伴发疾病

Saint 三联征：指同时存在膈疝、胆石症和结肠憩室。有人称此三联征与老年人、饮食过细所致便秘、腹压增高有关。**Casten 三联征**：指同时存在滑动型裂孔疝、胆囊疾患和十二指肠溃疡或食管溃疡。上述两种三联征的因果关系尚不明了，在鉴别诊断时应予以考虑。

五、治疗

无症状或症状很轻的食管裂孔疝，通常不需要治疗。

（一）内科治疗

由食管裂孔疝的症状主要是因胃酸反流刺激食管所引起，因此内科治疗基本上与反流性食管炎相似。内科治疗原则主要是消除疝形成的因素，控制胃食管反流，促进食管排空以及缓和或减少胃酸的分泌。大部分患者进行内科保守治疗即可，并不需要手术治疗，当内科治疗无效时，可以考虑手术治疗。

(二) 外科治疗

外科治疗主要的目的是修复扩大的食管裂孔，另外还要加上抗反流手术。手术治疗可选择开胸手术、开腹手术或腹腔镜微创手术。

近年来，随着微创外科技术的迅速发展，腹腔镜食管裂孔疝修补和胃底折叠抗反流术，以其手术过程中只需重建（无须切除）、图像大、光照良好、可在狭小间隙内操作以及术后恢复快，住院时间短等突出优势而迅速成为食管裂孔疝的首选手术方式。在美国等国家，腹腔镜食管裂孔疝修补和胃底折叠抗反流术已成为除腹腔镜胆囊切除术以外常用的腹腔镜手术。

腹腔镜微创手术包括：回纳疝内容物、修补食道旁裂孔和胃底折叠抗反流。腹腔镜食管裂孔疝修补术关闭或修补扩大的食管裂孔有两种方法，即合成补片修补食管裂孔缺损，或单纯缝线关闭缺损，如果食管裂孔很大，亦可先缝线关闭缺损后再应用合成补片修补，覆盖上去的补片边缘至少应超过疝环边缘 2cm。长期随访结果发现，Ⅱ、Ⅲ型的食管裂孔疝的术后复发率可以高达 20%～42%。合成补片的应用显著降低了食管裂孔疝的复发概率，但同时亦出现了一些新的与补片应用相关的并发症，如补片侵蚀食管，补片卡压或炎症刺激纤维瘢痕致使食管狭窄等，患者出现吞咽困难等不适症状，甚至需要再次手术。因此，更加理想的补片类型和形状的选择有待进一步多中心的实践来证实。近年来，生物补片应用于食管裂孔疝的修补逐渐受到人们的重视，其不但可以显著降低食管裂孔疝的术后复发率，同时更可以有效降低术后补片相关并发症的发生。

胃底折叠抗反流常用术式有两种，即 Nissen 手术（360°全胃底折叠术）和 Toupet 手术（部分底折叠术）。但是选择何种胃底折叠抗反流术式一直是外科医师的要考虑的一个问题。Nissen 手术亦称全胃底折叠术，此手术可经腹或经胸进行，是 1956 年由 Nissen 医师首先完成。Nissen 手术能消除裂孔疝，使贲门复位，恢复食管胃角，在括约肌处建立一个活瓣机制。此手术是目前采用最为广泛和施行最多的术式，被奉为抗反流的经典术式，该术式在缝合食管裂孔后将游离的胃底部与食管做全周性（360°）包绕环缝，以确保腹段食管和附加瓣的功能，达到防止反流的目的。Toupet 手术是一种胃底部分折叠术，它是将胃底由食管后方做 180～270° 包绕缝合。国外有研究表明，Nissen 手术和 Toupet 手术均可安全、有效控制反流，Toupet 与 Nissen 胃底折叠手术的效果、持久性及术后患者的满意度相似，但 Toupet 胃底折叠术的术后吞咽困难并发症发生率更低，因而更受到青睐。至于选择何种术式，仍需根据患者的病因及临床症状，由专科医师综合考虑。

从患者的角度来看，术后生活质量的提高情况是其最关心的问题。大多数患者术后反酸、胃灼热等反流症状均能得到很好的控制，尽管长时间的随访可能会有部分患者出现症状复发，但症状一般较术前好转，止酸药物的应用剂量也明显减少。但仍有部分患者术后症状无缓解或复发,这与术前患者手术适应证的选择相关。目前抗反流的手术适应证为:内科治疗失败的病例;药物治疗出现不良反应或不愿长期用药者;并发 Barrett 食管、伴有狭窄或重度反流性食管炎病例;胃食管反流病导致严重呼吸道疾病;射频治疗或其他内镜下微创治疗无效或效果欠佳者;食管旁疝或混合型食管裂孔疝。对于抗反流手术的有效性是否优于药物治疗,手术适应证的选择,术式的选择,以及什么样的患者需要使用补片,目前并没有完全统一的标准。外科医师应根据患者的临床症状,食管裂孔疝的大小,患者的心理状态及自己的临床经验积累对患者进行"个体化"的综合评估,以期达到术后满意的治疗效果。

第五节　食管-胃底静脉曲张及其破裂出血

一、概述

食管-胃底静脉曲张为门静脉高压(PHT)症主要的临床表现之一,是上消化道出血的常见病因之一。肝硬化病例中,12%~85%有食管静脉曲张;而门静脉高压症患者发生胃肠道出血时,由曲张静脉破裂而引起者约50%(41%~80%),其余病例由胃黏膜糜烂、炎症或溃疡等引起。肝硬化食管-胃底静脉曲张破裂出血患者预后不良,虽然有65%的患者在确定食管-胃底静脉曲张的诊断后2年内不会发生出血,但一旦出血,首次出血者死亡率高达40%~84%,反复出血者死亡率更高。

二、发病机制

门静脉压增高是食管静脉曲张形成的基础,门静脉高压就定义为肝静脉-门静脉压力梯度(HVPG)大于5mmHg,其发生机制是门静脉高动力循环状态时,体循环血管扩张引起内脏血流增加或肝内及门静脉侧支血管阻力增加。门静脉压力升高后,形成很多侧支循环,特别是食管和胃底部多见,也可发生在胃的其他部位和肠道。曲张静脉中的压力直接受门静脉压的影响,当门静脉压力突然升高时,曲张的静脉就可破裂,因而在用力或呕吐之后往往破裂出血。门静脉压力持续升高,曲张静脉中的压力不断增加,管壁变薄,血管半径增大,成为破裂的基本条件。肝硬化患者上消化道出血的另外两大原因是:消化性溃疡和急性胃黏膜病变,亦在一定程度上与门静脉压力升高有关。研究显示,HVPG 正常为 3~5mmHg,当 HVPG 压力大于 10mmHg 时,可出现食管静脉曲张,如 HVPG 大于 12mmHg,则食管静脉曲张出血风险显著增加,HVPG 是评估食管静脉曲张破裂出血及判定预防出血治疗效果的主要指标;但 HVPG 的测量较复杂且为侵入性检查,临床上应用受到限制。曲张静脉周围的组织支持具有重要意义,血管曲张到一定程度,如其周围有坚强的组织支持,则不至于破裂。但支持组织黏膜面可因炎症、糜烂等局部因素所损伤，使组织支持力量减弱而易于破裂。曲张静脉壁的张力受若干因素相互作用的调节，按照Laplace定律可用下式表示：曲张静脉壁张力 =(P1 − P2)×r/w，式中P1为曲张静脉内压力，P2为食管腔中的压力，r为曲张静脉的半径，w为曲张静脉壁的厚度。可见，大的曲张静脉与曲张静脉内升高的压力，可促使曲张静脉壁的张力增加。按照静脉曲张的程度，如静脉曲张到Ⅳ，则其壁薄，内镜下可见樱桃红点，即使曲张静脉内压力不很高，但出血的危险性仍很大。如果组织支持不强或吸气时食管腔内为负压，则更增加出血的危险性。因此，当曲张静脉张力增加到高度危险的程度时，任何增加门静脉压力的因素，或周围支持组织有任何缺陷，都会促使曲张静脉破裂出血。实际上，上述这些变化都有一定发展过程，因而与病程有关。肝硬化确诊之后3～4年约有1/4的病例发生呕血和（或）黑便。非硬化性肝内疾病和肝外因素引起的门静脉高压，同样发生食管-胃底静脉曲张破裂出血。食管静脉曲张越明显，出血的危险性越大，再出血率也越高。组织学研究发现食管曲张静脉的上皮下有许多扩张的管道，电镜下观察这种管道以一种不典型的内皮细胞为界限，对Ⅷ因子相关抗原染色阳性。而且，这些管道与内镜检查时所见到的樱桃红点一致。认为这些管道对曲张静脉发生破裂出血有重要意义。

三、诊断

（一）病史

及时收集详细病史，对于消化道出血的诊断非常重要。可是，急性大量失血的患者往往迅速进入休克状态，难以详细诉说病史，护送人员提供的病史资料可能不全，也未必可靠，只能先做紧急处理，严密观察，掌握时机进行必要的检查，待病情比较稳定时，再详细询问病史，安排进一步检查。

如果患者有如下病史，应首先考虑食管胃底静脉曲张破裂出血的可能：曾患肝炎，特别是肝功能或者转氨酶反复异常者；长期携带乙型或丙型肝炎病毒者；曾接受输血或输注血液制品者；有胆石症或胆系慢性感染史；有血吸虫病史或者血吸虫疫水接触史；长期嗜酒；长期用药或者接触毒物；腹部外伤或者手术史等。

一般患者存在食欲不振，体重下降，肝区或右季肋部隐痛不适，鼻、齿龈和皮肤出血倾向，黄疸等病史。部分患者可无相关的病史而仅以出血为首发症状。肝硬化患者发生上消化道大出血时，约25%出血来自并存的出血性胃炎、胃溃疡等。此种病例应借助于体检、化验室检查和其他检查作出诊断。

（二）临床表现

门静脉高压症（PHT）患者往往有三方面的临床表现。①原发病的表现：门静脉高压症90%为肝硬化引起，而肝硬化患者常有疲倦、乏力、食欲减退、消瘦，10%～20%患者有腹泻。可见皮肤晦暗乃至黝黑或轻度黄疸、皮下或黏膜出血点、蜘蛛痣、肝掌、脾大及内分泌紊乱表现，如性功能低下、月经不调（闭经或过多等）和男性乳房发育等。②门静脉高压症表现：有腹腔积液和水肿、腹壁静脉曲张和痔静脉曲张以及脾大。③出血及其继发影响：肝硬化患者牙龈、皮下及黏膜出血是常见的症状。如果胃肠道出血明显，表现为呕血与黑便。其主要出血来源为曲张静脉破裂和门静脉高压性胃病。曲张静脉主要为食管-胃底静脉曲张，也可在胃的其他部位或肠道任何部位。大量迅速失血可立即出现血流动力学改变，血容量迅速减少，致回心血量也减少，心排血量减少，血压下降，脉压缩小，心率加快，体内各器官组织灌注不足、缺氧，导致功能和形态上的损伤，使病情更加复杂。

失血患者，握拳后伸展手掌时，掌上皱纹苍白，提示血容量损失50%；如果患者在平卧时出现休克，则损失血容量约50%；如只在立位出现休克，则失血量20%～30%。如将患者头部抬高75°，3分钟后血压下降20～30mmHg，或者将患者在仰卧位时的血压与脉率，和直立位时检查结果相比较，如直立位的血压降低10mmHg，脉率增加20次/分，则失血量超过1000mL。因此，根据临床症状可以估计大致的失血量。大量失血后，蜘蛛痣与肝掌可暂时消失，脾也可缩小。血容量补充之后，循环功能恢复后又可复原。

（三）实验室检查

实验室检查项目一般包括：人血白蛋白、球蛋白、血清酶、血清胆红素、凝血酶原时间、血常规、血小板计数，乙型肝炎血清标记以及甲胎蛋白（AFP）等。患者往往有不同程度的贫血，但多数为轻度贫血，有白细胞减少。脾功能亢进者全血细胞减少，但网织红细胞增多，骨髓增生活跃。患者常有肝功能异常，人血白蛋白减少，血清球蛋白增加，常出现白/球蛋白倒置，转氨酶轻度升高，凝血酶原时间延长。大出血后白细胞暂时升高，出血停止后即恢复原有水平。出血早期血常规变化不明显，甚至会有轻度升高，出血后6～24小时（甚至72小时）由于大量蛋白质、水分等组织液向血管内渗入，补充血容量，致血液被稀释，乃见血红蛋白、红细胞和血细胞比容数值下降。因此出血早期的血常规不能作为判断出血量的依据。出血后血液中尿素氮升高，血氨增加，故出血后容易诱发肝昏迷。

（四）辅助检查

根据病情和当时条件，选择内镜检查、胃肠X线钡剂检查、选择性腹腔动脉造影、数字减影血管造影或放射核素检查等方法以明确诊断。

1. 内镜检查

最简便而有效的检查方法。出血停止后检查虽然安全，但看不到活动的出血病灶；而正在出血时检查，则涌出的血液往往掩盖病灶，很难看清楚。Classen等总结美、英、德、瑞士和澳大利亚等国研究资料，认为早期上消化道内镜检查85%～97%病例可明确诊断。国内学者积累的经验认为，除休克患者、严重心肺疾病患者和极度衰竭的患者外，一般都能安全地接受内镜检查。目前主张在出血48小时内进行上消化道内镜检查以判断出血病灶的部位和性质。

正常情况下，上消化道内镜可观察到食管下端以贲门为中心、直径小于0.1cm的黏膜下血管，呈放射状分布，血管匀称不乱。门静脉高压症时，黏膜下血管增粗，呈串珠状或蚯蚓状隆起，食管下端近贲门部曲张的静脉呈环状隆起，隆起的曲张静脉中心如见到约 0.2cm 大小的血泡样隆起，预示即将出血。此外静脉曲张已达食管中段，有 2 条以上的曲张静脉，隆起的曲张静脉向食管腔中突出，且在充气后不能使之展平，曲张静脉表面的黏膜充血、有樱桃红点等，均预兆即将出血。胃静脉曲张的程度虽然比食管静脉曲张更重，但部位较深，覆盖的黏膜变化不明显，上消化道内镜检查容易漏诊。有时大的曲张静脉可被误诊为肿瘤，不大者又不宜与黏膜皱襞区别。对食管或胃底曲张静脉作常规内镜下的肉眼观察判断，主要依据黏膜表面蜿蜒屈曲的条索或结节、成丛状隆起及静脉的紫蓝色改变。

超声内镜（EUS）却能根据食管、胃底黏膜或黏膜下层出现低回声血管腔影的影像学特征作出更为准确的曲张静脉诊断。Chmidhuri 曾报道，EUS 对于 3～4 级的食管静脉曲张诊断准确性可达到 100%（30/30），而对于 1～2 级曲张程度的食管静脉其诊断准确率仅为 45%（9/20）。同样，Burtin 在 58 例肝硬化门静脉高压患者中的对比研究也显示，食管静脉曲张常规内镜与 EUS 的诊断准确率分别为 88% 和 55%（$P < 0.01$）。因此部分学者认为，对于食管静脉曲张的诊断，EUS 的敏感性仅为 50% 左右，其价值不及常规内镜的肉眼判断。造成上述结果的原因可能为超声内镜检查时其头端水囊注水后对其周围食管壁形成压迫（尤其对于那些较细小的曲张静脉），可导致静脉的局部塌陷而无法依据超声影像的特征作出准确的诊断。近年来，高频超声小探头的应用，有效地避免了常规 EUS 探头周围水囊对曲张静脉的压迫，提高了胃食管静脉曲张的检出率。Umbe 等报道应用高频超声小探头对未经处理的食管静脉曲张的检出率为 100%。

近年来的研究显示，EUS 有助于认识红色征的发生机制，评估 EV 出血的风险。Schiano 等在临床上同时应用高频率小探头高分辨超声内镜及电子内镜进行研究，发现这些在普通电子内镜下所见到的红色征，被超声内镜证实是黏膜表面扩张的血管瘤，这有助于认识红色征的发病机制，也说明超声内镜在血管检测方面的精确性要明显优越于普通电子内镜。诸琦等应用超声内镜检测肝硬化伴食管静脉曲张患者曲张静脉的内径及血管壁厚度所反映的血管张力，并用无创方法检测患者的静脉内压，结果显示两者之间有很好的相关性，这也进一步证明超声内镜技术是一项有效检测食管静脉血管的无创检查手段。

2. 血管造影与选择性血管造影

如果上消化道内镜检查失败，或因病情不能做内镜检查时，应考虑行血管造影。本法几乎完全取代了脾-门造影，可检查到的最小出血速度为 0.5mL/min，超过这个出血速度，则可在一系列 X 线片上见到对比剂溢出血管的现象，并据此决定出血的部位。还可见到异常的肝动脉迂曲，可获得关于门静脉、肠系膜上静脉和脾静脉开放的基本情况。对于食管胃静脉曲张破裂出血的患者，虽然造影剂到达静脉系统时已有稀释，但仍可见到造影剂从曲张静脉溢出的现象。尤其适用于小肠出血，效果优于其他方法。如果出血太多太快，尽管输血仍难维持其循环状态的稳定，就没有可能进行造影。此外，造影剂为高渗性，可引起高渗性利尿，对肾功能减退的患者应慎重。

3. 放射性核素扫描

对于少量出血者，出血速度为 0.1mL/min 时，适宜核素扫描。用 ^{99m}Tc 标记患者的红细胞静脉注射，^{99m}Tc 在血液中的半衰期约 3 分钟，大部分迅速被网状内皮系统清除，标记的红细胞在出血部位溢出，形成浓染区，由此判断出血部位。这种方法监测时间长，但可出现假阳性和定位错误，必须结合其他检查综合分析方可确定诊断。

四、治疗

（一）一般治疗

1. 卧床休息，保持呼吸道通畅

食管-胃底曲张静脉破裂出血的患者应绝对卧床休息，卧床时宜平卧并将下肢抬高。患者如有过度精神紧张可适当给予安定等药物，但禁用对肝脏有损害的药物，如氯丙嗪、吗啡、巴比妥类药物，以防诱发肝性脑病。应保持患者呼吸道通畅，头部偏向一侧，以防血液误吸入气管而发生窒息死亡。

2. 吸氧、禁食

食管-胃底曲张静脉破裂出血的患者多有低氧血症，而低氧血症是诱发出血的因素，故应及时给予吸氧；发生呕血时，应先禁食，根据出血停止情况逐渐改为流食、半流食，然后再过渡到普通饮食。饮食上应注意不要食用粗糙、硬的食物，以防诱发再出血。

3. 预防感染

如果发生感染可使食管-胃底曲张静脉破裂出血患者血氨升高，诱发肝性脑病。因此，要合理地选用抗生素以治疗和预防感染的发生。

4. 严密观察病情

除应进行心电监护外，还要严密观察呕血及黑便情况；精神神志的变化；脉搏、血压和呼吸的变化；周围静脉特别是颈静脉的充盈情况；记录患者出入量；定期复查血常规、血氨及血尿素氮的情况。

（二）补充血容量

对于食管-胃底曲张静脉破裂出血的患者，首要的措施不是施行各种特殊检查，而是根据临床经验和最简单的检查，判断其血容量状态，如存在血容量不足，应及时、迅速地补充血容量，使之维持正常，纠正低血容量性休克。凡收缩压＜90mmHg，脉搏在 120 次/分以上，或呈休克状态者，须立即输血，最好输全血。在等待全血时，可先输注右旋糖酐、706 代羧甲淀粉或血浆等。输血的量与速度取决于失血的量与速度。简便的估计方法是倾斜试验。如倾斜（上半身抬高）3 分钟后脉率增加 30 次/分者，需输血 500mL 左右。坐起时出现休克者需输血 1000mL；如平卧位出现休克，则需输血 2000mL 左右。

输血速度可以收缩压为特征。收缩压为 90mmHg 时，1 小时内应输血 500mL；血压降至 80mmHg 时，则 1 小时内应输血 1000mL；如收缩压降至 60mmHg，则 1 小时内应输血 1500mL。当然，这个估计方法并不准确，还要看患者输血后循环状态是否转为稳定。如收缩压上升，脉压达 30mmHg，脉率减缓而有力，口渴消除，不再烦躁，肢体温暖，尿量增多，提示血容量恢复。休克指数（脉率/收缩压）反映血容量丢失及恢复情况。休克指数为 1 表示血容量丢失 20%～30%，大于 1 则血容量丢失 30%～50%，输血后指数下降到 0.5 则提示血容量已经恢复。

食管-胃底曲张静脉破裂出血患者在补充血容量时应注意：①输血时应尽量输鲜血，因为鲜血有较多的凝血因子，有利于止血。肝硬化患者红细胞中缺少二磷酸甘油酸，影响组织摄取血氧，而血库贮血中此物质及其他凝血因子均有减少；此外输库存血每日血 NH_3 可增加 200μg/L。如供鲜血困难，也可用 3～5 天近期库血，亦可输血浆、血小板悬液等。②门静脉高压症处于高循环动力学状态，血容量比正常人高 30% 左右，较能耐受出血，故多数人主张补充血容量不宜过多，一般只需达到纠正休克即可，而不强求使患者血细胞比容恢复至出血前水平。过量扩充血容量可提高门静脉压，促发患者再出血，对此应有足够的认识。Conn 曾提出如下警言，不出血患者无须输血。肝硬化时，输血越多，可能预后越差。但亦有人认为这种观点不全面，患者出血的原因并非完全由于高血容量，假如不纠正贫血，肝脏缺氧会进一步损害肝脏功能，引起肝功能衰竭，不利于疾病恢复，也给进一步处置带来困难。现一般认为输入的血约为失血量的 2/3～3/4。③曲张静脉出血时部分血液向下流至肠道，其中 75% 的水分可被吸收，至出血后 6～24 小时血液稀释，血细胞比容下降，此时应输红细胞，不可过分补充血容量，因为血容量每增加 100mL，门静脉压可上升 $1.4±0.7cmH_2O$，会加重心脏负荷。④抢救严重出血患者，应采用高位大隐静脉切开，插入较大导管至下腔静脉以保证输入需要，并随时监测中心静脉压。如输血后中心静脉压恢复正常而血压不升，则应注意纠正心肌功能不全和酸中毒。⑤大量快速输血仍不能稳定其循环状态时，则应由动脉加压输血。⑥扩充血容量的同时，应特别注意维持电解质的平衡。⑦在实际应用时，输血量应参考 BP、尿量、CVP、RBC 压积及通过简单的试验而灵活掌握。

(三) 药物治疗

1. 降门静脉压力药物

(1) 血管升压素（VP）及其类似物：①血管升压素：VP 降低门静脉系统压力的作用于 1928 年被发现，1956 年 Kehene 等首次报道 VP 成功地控制静脉曲张出血，以后一直沿用，但使用方法不断改进，起到止血、减少输血量等作用，但是不能减少出血的复发和改善预后，不能降低病死率。用于临床的 VP 有两种：赖氨酰加压素和精氨酰加压素。两者作用相似，仅氨基酸不同，是 VP 的两种不同形式。国内常用制剂为垂体后叶素。VP 治疗静脉曲张出血，由于应用方法不同，疗效悬殊，目前多数学者趋向于小剂量持续静脉给药。静脉持续滴注 VP 是治疗食管静脉曲张出血的标准方法，VP 持续静脉滴注可使 50%～60% 的患者出血得到控制。VP200U 加入 5% 葡萄糖液 500mL 中静脉滴注，速率为 0.2～0.4U/min，持续应用 24 小时以上，当出血停止 VP 的剂量逐渐减小。如果出血不控制或在 24 小时再出血时并用三腔管压迫止血。本法简便易行，治疗不良反应少，易被患者接受。

如无 VP 时，可用国产垂体后叶素代替，其剂量和用法同 VP。

疗效判断：当呕血停止，柏油便次数及便量减少时剂量减半维持，直至不再呕血、无柏油便达 24 小时，或大便变为灰黄，即可停药观察。关于疗效判断尚无统一标准，最理想的是根据血流动力学指标，但这些指标不易得到。因此，多数学者仍从临床角度来判断疗效。凡治疗后不再呕血、柏油样便迅速减少，且休克在 8 小时内得至纠正者为显效；治疗后 6 小时呕血停止，休克于 16 小时得到纠正，柏油便次数和量逐渐减少为有效；治疗达 16 小时仍无改善者为无效。

不良反应：VP 不良反应的大小与用药量、时间、给药速度与途径有关。大剂量、快速静脉或动脉给药产生的不良反应，一般要比小剂量静脉或动脉持续给药大。VP 不良反应的发生率为 8%～74%，约 25% 患者发生严重并发症，此时需立即减小用药剂量或撤除治疗。由于 VP 可使全身血管收缩，故可引起高血压、脑血管意外、心动过缓、心律失常、冠状血流减少、心肌缺血甚至心肌梗死、心力衰竭，另外还可产生缺血性腹痛和痉挛性腹泻、胸痛。VP 引起的心动过缓是全身动脉压升高，反射性迷走神经兴奋的结果。因此，有冠状动脉疾病和可疑心肌疾病者禁用。VP 可增加右心和肝静脉压，可显著损害心功能，由于冠状动脉血流减少和心后负荷增加，致使心排血量和 dP/dt 峰降低，肺动脉楔嵌压和右房压升高。长期使用 VP 后由于心排血量减少和抗利尿作用可导致心力衰竭发生。VP 可显著增高系统血管阻力动脉压，引起血压增高，脉压减少，皮肤苍白，发生脑血管意外和下肢缺血。此外，VP 可激发纤维蛋白酶原引起纤维蛋白溶解作用，可影响出血部位的止血效果，且可增加出血倾向，甚至发生严重出血。加压素使平滑肌收缩可引起肠绞痛、小肠梗死和门静脉血栓形成。其他不良反应尚有水中毒（抗利尿作用所致）、肠缺血坏死、反应性红斑等。因此，在过程中应严密观察有无上述不良反应的发生。因垂体后叶素除含 VP 外，还含有缩宫素（催产素），可引起子宫收缩，故孕妇禁用垂体后叶素。②三甘氨酰赖氨酸加压素(glypressin，商品名特利加压素，又名可利新)：三甘氨酰赖氨酸加压素即 N-甘氨酸-甘氨酸-甘氨酸-(β-赖氨酸)-加压素，是与 VP 具有相同药理性作用而不良反应较少的同类药物，作用与 VP 相同，使降低门静脉压力的作用时间延长至 2～4 小时，较相同剂量的赖氨酸加压素作用更为持久。由于其缓慢释放出 VP，故无心毒性，也无心排血量减少或收缩冠状动脉的作用，不激活纤维蛋白溶酶原的释放，不会引起凝血机制的改变。1 次注射作用可维持 10 小时，而治疗作用则为加压素的 10 倍。另外，三甘氨酰赖氨酸加压素十分缺乏，在美国也如此，而且治疗费用较高。本药可破坏胰酶、肠酶，所以必须静脉给药。用法为首剂静脉推注 1～2mg，以后每 4～6 小时静脉注射 1 次，连续使用24小时后改为8小时1次,直至出血停止。不良反应:主要是引起缺血,但较鸟氨加压素少;还有心悸、头晕、苍白、恶心、痉挛性腹痛、腹泻等,与VP类似,但发生率相对较低且较轻。③鸟氨酸加压素:血管升压素衍生物,几乎没有抗利尿活性,有较强的全身及内脏缩血管作用,而对冠状动脉、肾动脉无显著收缩作用。可以在不引起肾血管收缩情况下选择性地引起内脏血管收缩,逆转血液的异常分布,改善肾功能。单用鸟氨加压素6U/h,静脉滴注4小时仅伴有肾血流及GFR轻度增加和血管收缩系统活性轻度下降。联用多巴胺2~3μg/(kg·d),5~27天,患者有肾功能改善。联用扩增血容量的白蛋白疗效更佳,能较大程度降低血管收缩系统活性,伴有血浆心房利钠肽(ANP)浓度增加以及肾血管紧张素Ⅱ、腺苷和内毒素水平下降,长期应用疗效更好。

(2)生长抑素及其类似物:

1)生长抑素(SRIH,SS):一种14个氨基酸的多肽,由丘脑、胃窦、胰岛及肠分泌。在人和实验动物得到证实,门静脉高压时SS对肠系膜动脉有收缩作用,可减少门静脉血流,达到降低门静脉压力的目的。生长抑素降低门静脉压除直接作用于血管平滑肌外,还与肠循环需求降低及肠血管活性肠肽受抑制(正常使门静脉血流增加,门静脉扩张)有关。SS可以抑制胰高血糖素的分泌,间接地阻断血管扩张,使内脏血管收缩,血流量下降。SS还可显著降低奇静脉血流,生长抑素尚能增加食管下段括约肌的压力,使食管下段静脉丛收缩,减少曲张血管静脉内血流量。另外生长抑素可减少肝动脉血流量,降低肝内血管阻力,使门静脉大部分血流通过阻力降低的肝内血管,从而降低门静脉压和门静脉血流量。

生长抑素的常用量为0.5~1μg/kg,静脉注射。也可持续静脉滴注,一般为250~500μg,首先静脉推注50μg,随后持续静脉滴注24小时,其控制出血的有效率为50%~60%。由于有抑制胃酸分泌作用,故可预防血管破损处血凝块溶解,促进创口愈合。生长抑素尚可用来治疗消化性溃疡出血、溃疡性食管炎。

静脉注射SS后引起选择性内脏血管收缩,减少内脏血流,降低门静脉压力,但对心排血量和平均动脉压无明显影响,也很少发生心血管并发症。生长抑素对全身血流动力学影响小,故全身不良反应少见,且较轻微。少数患者用药后出现头晕、嗜睡、腹痛、腹胀、腹泻及一过性脂肪泻等。

2)奥曲肽:生长抑素类似物奥曲肽是一种人工合成八肽,且有与天然生长抑素相似的作用。

首剂给予100~200μg静脉推注,然后以25~50μg的剂量持续静脉滴注24~48小时。近年许多报道指出,奥曲肽不仅能使输血量明显减少,还可用于食管硬化治疗前作外周静脉注射,以减少再出血机会,从而有利于硬化治疗的进行。有报道其3小时止血率为78.6%,6小时止血率为100%。

此外,奥曲肽能降低胃酸、蛋白酶、胃泌素、胰液和胆汁分泌,减少胃肠蠕动和血流,促进胃黏膜的增生,因此也用于消化性溃疡引起的上消化道大出血,并可降低此种患者的手术率。奥曲肽对胰腺炎也有显著的疗效。

3) 施他宁：一种人工合成的环状14肽，其化学结构和生物效应与天然的生长抑素完全相同。临床应用时需首剂静脉推注后持续滴注维持。先以250μg静脉推注，接着以250μg/h的剂量持续静脉滴注维持5天。由于施他宁只有短暂半衰期，当在维持过程中换药时，间断时间不能超过3分钟。如间断时间长，应重新给予250μg的冲击量静脉推注，再继续以250μg/h的速率给药以保证疗效。

临床上施他宁除用于治疗食管静脉曲张破裂出血外，还可用于治疗消化性溃疡出血、急性糜烂性和出血性胃炎所致严重出血，胰、胆或胃肠瘘，胰腺术后并发症，急性胰腺炎等。

(3) β受体阻滞剂

1) 普萘洛尔

药理作用：普萘洛尔是非选择性β肾上腺素能受体阻滞剂。通过阻滞 β_1 受体作用，使心率减慢，心排血量减少，内脏循环血流量相继减少，进而影响门静脉流量，降低门静脉压。阻滞内脏血管壁的 β_2 肾上腺素能受体，使α肾上腺素能受体兴奋性相应增加，去甲基肾上腺素浓度增高，导致内脏血管收缩，内脏循环阻力增加，门静脉流量降低。尤其是阻滞肝动脉血管壁的 β_2 受体，引起肝动脉收缩，血流量减少，导致门静脉压下降，而普萘洛尔降低门静脉血流量作用不明显。普萘洛尔显著降低奇静脉血流（平均降低32%），故长期服用普萘洛尔可降低静脉曲张出血复发的危险性。

临床应用：普萘洛尔目前主要用于预防静脉曲张出血的复发。常规开始用量为每次30mg，2次/日，口服直至心率减慢25%。用药一般应持续1～2年，不应少于1个月，其不但可降低静脉曲张出血复发的危险性，也可降低病死率。值得注意的是，普萘洛尔的敏感性有很大个体差异，不同个体口服相同剂量，血药浓度可相差几十倍。目前一致认为，肝硬化代偿期、病情轻、无腹腔积液者疗效高，否则治疗效果不佳。

不良反应：β受体阻滞剂治疗的不良反应有昏睡、阳痿、Raynaud现象、呼吸困难、头晕、恶心、头痛，也可诱发肝性脑病。曲张破裂出血发生，心律失常的患者可引起突然死亡。普萘洛尔对有心力衰竭、哮喘、糖尿病、重症肝硬化、窦缓、房室传导阻滞、代谢性酸中毒、支气管痉挛、急性循环衰竭患者应列为禁忌药物。

2) 阿替洛尔与美托洛尔

阿替洛尔与美托洛尔是选择性作用于心脏 β_1 受体的阻滞剂。它们能使心率减慢，心排血量降低，但无 β_2 受体阻滞作用。口服阿替洛尔100mg/日，心排血量降低32%，门静脉压降低16%，心排血量降低和门静脉压降低之间呈正相关，且作用不及普萘洛尔持续。静脉注射美托洛尔2mg，可引起门静脉压力(PVP)降低，与心排血量无相关性。其特点为口服吸收后不通过肝代谢，对系统血管也有降低心排血量和减慢心率的作用。

(4) 血管扩张剂：血管扩张剂作用于肌成纤维细胞上可降低肝内门静脉血流阻力。因此，血管扩张剂可降低门静脉压力。

硝酸甘油(NTG)：直接作用于血管平滑肌，具有强大的扩张静脉和轻度扩张动脉作用，使动脉压下降，刺激压力感受器反射性地收缩内脏血管，使门静脉血流减少，致使门静脉压力降低。硝酸甘油不但可明显减少门静脉血流，而且可减低肝动脉血流，对ChildA级、ChildB级患者均有作用，因可使动脉扩张，故可降低血管阻力。因此，多数情况硝酸甘油与血管升压素或普萘洛尔联合应用。同时硝酸甘油能增加冠状动脉血流量，降低心脏后负荷，改善心肌顺应性，故能逆转VP在心血管方面的不良反应。同时还可逆转VP的系统血管作用，可明显降低并发症的发生率，并保持VP收缩内脏血管的治疗作用，更有效地控制食管静脉曲张破裂出血。可见硝酸甘油与VP合用时还可增强降门静脉压作用。

2. 止血剂

常用止血剂有维生素K、卡巴克洛、6-氨基己酸、氨甲苯酸（止血芳酸）、凝血酶、巴曲酶、云南白药、生大黄粉等。近年来临床常用止血药物还有二乙酰氨乙酸乙二胺。现将二乙酰氨乙酸乙二胺作如下介绍。

二乙酰氨乙酸乙二胺是抑制纤溶酶原激活物，使纤溶酶原不能激活为纤溶酶；促进血小板释放活性物质，增加血小板的聚集和黏附，缩短凝血时间；增强毛细血管抵抗力，降低毛细血管的通透性，产生止血作用。可用于预防和治疗各种原因出血。使用时用二乙酰氨乙酸乙二胺注射液0.4g，以25%葡萄糖液进行稀释，1~2次/日缓慢静脉注射；或0.2g肌内注射，1~2次/日；或0.6~1.2g以5%葡萄糖液250~500mL稀释进行静脉滴注。不良反应有头昏、心率减低、乏力、口干、恶心、呕吐等。对本品或含本品药物过敏者禁用。

3. 抑酸剂

对抑酸剂过敏或肝、肾功能障碍患者应慎用；高龄患者应减少给药量或延长给药间隔；使用抑酸剂后会减轻症状从而可能隐蔽胃癌症状，导致延误治疗。所以，需在排除恶性后方可使用。目前常用质子泵抑制剂。近年广泛应用PPIs第二代、第三代如兰索拉唑、雷贝拉唑、泮托拉唑、埃索美拉唑等。

（四）气囊压迫治疗

曲张静脉位于食管和胃的黏膜内，直接压迫可予以止血。由于食管曲张静脉的血流来自胃底黏膜下血管，因此无论压迫食管抑或胃黏膜下血管均有止血作用。临床上最常用的是三腔二囊管。气囊压迫止血不常规使用，主要用于暂时止血，为进一步内镜治疗或手术治疗提供时机。

将三腔管插入后，先向胃内管试注气20~50mL，同时在上腹部听诊，以确定充气前胃管位置。先用注射器向胃气囊内注入空气（或清水）200~300mL。在胃气囊充气压迫后仍出血不止者，可向食管气囊注气，一般注入100~200mL，使其压力保持在30~40mmHg。在气囊压迫期间，每4~6小时检查气囊内压力1次，如压力不足应及时注气补充。初次压迫可维持6~12小时，以后每4~6小时放气并松开牵引30分钟，以免被压迫的黏膜发生缺血和坏死。放气时先放食管气囊，后放胃气囊，同时让患者吞服液体石蜡20mL，以防囊壁与黏膜黏合，再次充气时先将胃囊插至65cm处，其操作过程同前。气囊一般压迫时间不超过3～4天。个别患者放气后又有出血，且又不能采取其他治疗方法者，在精心护理下可留置一周。

(五) 放射介入治疗

1. 经颈静脉肝内门腔静脉内支架分流术 (TIPSS)

TIPSS是在经颈静脉途径行肝脏活松紧和胆道及门静脉造影检查基础上发展而来的，是一项专门用于治疗肝硬化门静脉高压及其消化道出血和顽固性腹腔积液的介入性治疗新技术。TIPSS的基本原理是采用特殊介入治疗器材，在X线电视透视引导下，经颈静脉进行操作，将可扩张的金属性支架置于肝静脉和门静脉之间，从而在肝内肝静脉和门静脉之间建立一个人工分流通道，使部分或全部门静脉血流直接分流入下腔静脉，从而起到降低门静脉压力，控制或预防上消化道出血及促进腹水吸收等治疗作用。TIPSS创伤性小，患者易于接受；尽管TIPSS治疗食管胃底曲张静脉破裂出血有许多优点，但存在分流道狭窄、阻塞率较高、有一定比例的门-体分流后肝性脑病、技术上并发症较多且严重等问题，而且其中、远期疗效似乎并不乐观。

2. 经皮经肝门静脉栓塞术 (PTO)

PTO治疗食管曲张静脉破裂出血 (EVB)，是经皮穿刺肝脏至肝内门静脉分支，再将导管选择性送入胃冠状静脉或胃短静脉，用栓塞材料闭塞血管，达到曲张静脉出血的止血目的。PTO近期止血率和再出血率均优于血管升压素、气囊压迫和硬化治疗，对于食管胃底曲张静脉破裂出血患者，PTO可以有效止血。Benner等在评价PTO治疗EVB的临床价值时，指出PTO对活动性出血的止血率高，死亡率较外科手术低，技术操作也不难，一次即可完成，所需的时间短，是可以接受的治疗方法。

近来发展起来的PTO-EVS联合治疗EVB，获得满意结果。方法是先做PTO将EV的供应血管阻塞，1～2周后再进行EVS，其疗效大大高于单纯PTO或EVS。此方法注射点出血少，又可不用压迫囊，硬化所需的次数大减，使EVS方法易行而疗效高。

3. 经皮经股动脉脾动脉栓塞术

对肝硬化门静脉高压症合并脾亢的病例，而无外科手术条件，或其他治疗不能控制曲张静脉出血者，或顽固性腹腔积液患者，均属适应证。Goldman对12例门静脉高压症上消化道出血患者，经常规治疗无效，改用脾动脉栓塞治疗后，全部出血均停止，近期效果良好。术后可出现腹痛和肺部并发症。严重黄疸、腹膜炎及明显出血倾向者禁忌选用脾动脉栓塞疗法。

4. 经皮肝栓塞术

这种治疗是在X线透视引导下将导管选择性地插入胃冠状静脉，并用吸收性明胶海绵、鱼肝油酸钠或其他硬化剂将血管栓塞。做门静脉造影，从胃短静脉至静脉曲张的所有残留侧支均同样注射硬化剂。文献报道，它可使50%～90%加压素治疗无效的患者止血。但这种治疗需要有专门技术人员,而且再出血的发生率高达30%~70%,因此,有人不承认它属于最后治疗。其并发症较严重,包括门静脉血栓形成、肺栓塞、腹腔积血和细菌性腹膜炎。

(六) 外科手术治疗

外科治疗分为急症外科处理和择期外科处理两种。外科治疗的原则是控制出血和(或)降低门静脉压力以达到预防再次出血的目的。在过去的100年里,治疗食管-胃底曲张静脉破裂大出血(EGVB)有了很大的进展。但是,除肝移植外,可以认为任何一种手术方法都不是根治性的,也同样没有一种手术方法是完全令人满意的或适合所有患者和各种临床病情。

外科手术治疗的手术方式一般分为分流术与断流术两类。两类手术各有利弊。分流手术的效果取决于吻合口的大小。吻合口大则分流量大,降门静脉压明显,即时止血好,但患者常死于肝功能衰竭;吻合口小,可保持部分门静脉血液流向肝脏,有利于保持肝细胞功能,降低血氨,但降门静脉压效果较差。为了避免分流术后的脑病,对于危重患者或不适宜分流手术的患者,选用各种断流手术缝扎、横断或离断血管,即时止血效果好,很少发生脑病,有利于维持或恢复肝脏功能。近来,联合应用分流术与断流术取得良好效果,对于曾出血的门静脉高压症患者,或者虽未曾出血但有出血预兆的患者,应当首先选用分流术加断流术。

(七) 肝移植

肝移植的目的是针对肝硬化,而不是单纯为了解决食管胃底曲张静脉破裂出血。食管曲张静脉破裂大出血患者,如仍有一定的肝细胞储备,无须进行肝移植,所以肝移植的适应证是终末期肝硬化。但是,在治疗门静脉高压症合并大出血时,需要考虑到以后肝移植的可能性。美国克里夫兰临床基地对外科治疗门静脉高压症的50年回顾和展望,强调病例选择的重要性。提出对肝功能和是否需要肝移植及其适应证应尽早评估,肝功能正常或好的患者,治疗重点是控制出血和曲张静脉的减压。对于晚期肝硬化门静脉高压症,其他治疗无效时,唯一挽救生命的方法就是肝移植,故肝功能差的终末期患者的治疗应着重于放在肝移植上。现在,肝移植技术已逐渐成熟,1年生存率可达44%~60%,甚至更高,3年生存率达40%以上。故治疗无望的晚期肝硬化患者,应当下决心接受肝脏移植治疗。

第四章 垂体及下丘脑疾病

第一节 垂体瘤

腺垂体（垂体前叶）由5种分泌激素的细胞组成，包括促生长激素细胞、泌乳素细胞、促肾上腺皮质激素细胞、促甲状腺激素细胞和促性腺激素细胞，分别合成和分泌生长激素（GH）、泌乳素（PRL）、促肾上腺皮质激素（ACTH）和前阿片黑素细胞皮质激素（POMC）分子的其他片段、促甲状腺激素（TSH）、卵泡刺激素（FSH）和促黄体生成素（LH）。垂体门静脉系统连接下丘脑与垂体的正中隆起，输送下丘脑分泌的释放物质和抑制激素到垂体前叶并调节垂体前叶细胞的功能；神经垂体（垂体后叶）激素（加压素和催产素）和它们的载体蛋白，即后叶激素运载蛋白，由下丘脑的视神经上核和室旁核细胞合成并沿着垂体柄中的无髓鞘神经纤维运输储存到神经垂体，然后经神经垂体分泌。

鞍区是很多疾病发生的场所，包括上皮源性、神经胶质源性和造血源性的原发肿瘤，软组织肿瘤、转移瘤、感染、炎症和血管疾病的发生等。在这些疾病中，腺瘤是最常见的病变，占鞍区部位病灶的90%，大约占成人颅内肿瘤的10%。通常所说的垂体瘤是指位于蝶鞍内的腺垂体（垂体前叶）细胞过度增生而形成的肿瘤。垂体瘤是导致腺垂体激素分泌亢进或分泌不足的最常见原因。

垂体瘤可以根据肿瘤细胞功能、肿瘤大小和扩张范围及病理学特征进行分类，也可根据组织学、超微结构和免疫组织化学特征进行病理学分类。临床上通常根据垂体瘤的大小将垂体肿瘤分为大腺瘤（肿瘤直径＞1cm）与微腺瘤（肿瘤直径＜1cm），根据垂体肿瘤有无功能分为功能性垂体肿瘤和无功能性垂体肿瘤，根据肿瘤细胞的来源分为相应细胞肿瘤如泌乳素瘤、生长激素瘤等，泌乳素瘤是临床上最常见的垂体瘤。

垂体瘤通常为散发，大约10%的腺瘤发生于具有遗传背景的患者，如MEN1综合征、Carney复合体和家族性孤立性垂体瘤综合征等。垂体瘤通常为良性，恶性肿瘤所占比例小于0.2%。垂体瘤发病的高峰年龄在30～60岁，女性发病年龄比男性早，男女发病率相似。尸体解剖研究显示垂体瘤的患病率为10%～22%，其中52.8%是嫌色细胞瘤，27.2%是嗜碱性细胞瘤，12.4%为混合细胞瘤以及7.5%是嗜酸性细胞瘤。来自癌症登记研究的数据显示垂体瘤（包括松果腺瘤）分别占原发性脑肿瘤和中枢神经系统肿瘤的10%和8.4%。垂体肿瘤占年轻成人（20～34岁）肿瘤的20%，是最常见的肿瘤类型。以人群为基础的垂体瘤的流行病学研究很少，根据DalyAF等最近完成的国际多中心研究资料显示，临床相关垂体瘤的患病率约为1∶1388（范围：1∶909～1∶1818），通过检测患者的 IGF-1 水平以诊断肢端肥大症，发现肢端肥大症的患病率约为 1∶1000。

一、垂体瘤的临床表现

正常人行垂体影像学检查时至少 10% 的人可发现垂体微腺瘤。垂体瘤患者临床表现可有以下多种形式。

(一) 垂体功能性腺瘤的临床特征

垂体功能性腺瘤的临床特征为一种或多种垂体前叶激素水平增多导致相应的靶器官或靶组织功能亢进，垂体瘤是成人垂体前叶激素分泌增多的最常见原因。

1. PRL 腺瘤

PRL 腺瘤是最常见的垂体功能性肿瘤。肿瘤细胞因自主性分泌 PRL 而致高泌乳素血症。高泌乳素血症抑制下丘脑促性腺激素释放激素（GnRH）的分泌而使垂体 LH 与尿促卵泡素（FSH）分泌减少，故生育期女性主要表现为性腺功能低下，患者不孕、月经稀少或闭经，可伴溢乳。绝经后女性多无临床症状，直到肿瘤长大出现周围组织压迫症状时方才就诊。男性患者表现为性欲下降、阳痿、不育，以及男性乳腺增生，偶可伴溢乳，如未及早就诊发展至大腺瘤后常以垂体肿瘤占位效应而就诊。

2. GH 腺瘤

肿瘤细胞自主性分泌过多的生长激素，致血中生长激素及胰岛素样生长因子水平明显增高，刺激全身组织如皮肤、结缔组织、骨骼及软骨，以及内脏器官等的过度生长。儿童及青少年期发病者因骨骺尚未愈合，主要表现为生长加速，身材高大（垂体性巨人症）；成人期发病者则主要表现为肢端肥大，如手足增厚增宽，因下颌增宽突出、眉弓及颧弓突出、鼻舌肥大等而致面容丑陋。

3. ACTH 腺瘤

肿瘤细胞分泌 ACTH 增多，刺激双侧肾上腺皮质增生及功能亢进，临床上表现为库欣综合征。

4. 甲状腺组织增生及功能亢进

临床上表现为甲状腺毒症。

(二) 无功能性垂体肿瘤的定义

无功能性垂体肿瘤的定义是指包括缺乏激素过度分泌的临床表现和生化证据的任何腺瘤。患者临床上无激素分泌增多的相关症状，但随着肿瘤体积增大，垂体前叶其他细胞因受压而逐渐萎缩，激素分泌能力降低，临床上出现垂体前叶功能减退的表现，其中垂体-性腺轴功能低下最为常见。

(三) 当肿瘤向蝶鞍周围扩展压迫局部结构，出现神经病学方面的症状

垂体肿瘤占位效应相关的临床表现如下。

(1) 头痛是垂体瘤的常见症状，甚至在肿瘤尚局限于鞍区内时患者即可出现头痛

症状，其机制尚不清楚。

(2) 垂体肿瘤向鞍上扩展可出现以下表现。

1) 压迫视神经及视交叉部后可出现视野及视力受损，最常见症状为双颞侧偏盲，重者出现视力下降甚至双眼失明。

2) 肿瘤向上侵及垂体柄，导致下丘脑所分泌的垂体激素释放与抑制因子通过受阻，临床上出现"垂体柄横断"的表现，即血 PRL 水平升高而其他垂体前叶激素水平降低，可伴尿崩症。

3) 下丘脑累及可致性早熟或性功能低下、尿崩症、睡眠障碍、体温调节异常（不规则发热或低体温）以及进食障碍（神经性厌食或贪食）。

(3) 垂体肿瘤向两侧扩展，挤压动眼神经、滑车神经、外展神经等而致患者出现眼外肌麻痹、上睑下垂等。肿瘤向下侵蚀鞍底进入蝶窦，可致颅内感染、脑脊液鼻漏等。

(4) 大腺瘤急性出血性梗死后体积迅速扩大可见垂体卒中的表现。

(5) 患者并无上述垂体疾病相关的临床表现，因其他原因行头颅 MRI 或 CT 检查时偶然发现鞍区占位（垂体意外瘤）。

二、辅助检查

（一）影像学检查

以证实垂体肿瘤的位置、体积大小、肿瘤是否向鞍区外扩展等。

1. 头颅 MRI

MRI 是垂体肿瘤定位的最佳影像学检查方法，MRI 对软组织的显示和分辨远远优于 CT。蝶鞍区 MRI 薄层动态三维增强扫描，能清晰显示垂体以及周围组织如视交叉、视神经、海绵窦和颈内动脉等情况，大大提高了垂体微腺瘤的检出率，可以清晰显示肿瘤的体积大小、密度，以及肿瘤周围组织是否受压等，并有助于鞍区不同类型肿瘤的鉴别诊断。

2. 头颅 CT

对垂体微腺瘤的检出率低于 MRI，但 CT 对垂体周围骨质结构的显示较 MRI 更佳，对肿瘤内微小钙化的显示也比 MRI 更敏感。对于拟手术治疗的垂体瘤患者术前安排蝶鞍区薄层 CT 扫描与三维重建可了解邻近骨质、鼻窦的情况以确定手术方式和入路。

（二）视力视野检查

以了解肿瘤向鞍上扩展是否已导致视交叉及视神经受损。

向鞍上扩展的垂体瘤如果紧邻视神经或视交叉需安排进行视力及视野检查。由垂体瘤所致的视力视野受损多发展隐匿，不少患者在早期无明显症状，需眼科仔细检查方能发现异常。对红色分辨力的丧失是视交叉受压的早期表现。双颞侧偏盲或双颞侧上方视野缺损是最常见的异常表现，提示视交叉正中部受压；同侧偏盲提示视束起始部视交叉受压；单眼视野缺损则为视交叉前部受压。早期进行视力视野检查并及时治疗可减少失明的危险。

（三）腺垂体激素分泌功能检测

以明确肿瘤系功能性或非功能性的以及肿瘤是否已导致腺垂体功能低下。

(1) 对于垂体有一种或多种激素分泌亢进临床表现的垂体瘤患者，应检测其相关激素水平以证实功能诊断。

1) 对疑诊 PRL 瘤的患者，需检测血 PRL 水平。正常人血 PRL 水平多为 5~20ng/mL，如果 PRL > 200ng/mL 可以肯定 PRL 瘤的诊断，如果在 20~200ng/mL 则需仔细鉴别可能导致高 PRL 血症的其他原因，特别需注意药物对 PRL 水平的影响。

2) 对疑诊垂体生长激素瘤的患者，需检测血胰岛素样生长因子-1(IGF-1) 的水平并进行口服葡萄糖耐量试验（OGTT）以评估患者 GH 的分泌是否受高血糖的抑制。IGF-1 在循环血液中相对稳定，其水平升高基本可肯定生长激素分泌过多。OGTT 的测试方法如下：清晨空腹口服 75g 葡萄糖，在 0、60、120 分钟时分别采血测定血糖和 GH 水平。正常人口服葡萄糖后两小时内血 GH 最低值 < 1μg/L，多数本症患者（85% 以上）口服葡萄糖后 GH > 2μg/L。

3) 对疑诊 ACTH 瘤（库欣病）患者应进行库欣综合征的筛查试验。

4) 对疑诊 TSH 瘤的患者，需检测血 FT_4 与 TSH 水平，本症患者血 FT_4 水平升高而 TSH 水平在正常范围内或轻度升高。

(2) 对经上述影像学检查证实存在垂体肿瘤的患者，无论是否有腺垂体功能低下的表现，均应进行各项垂体-性腺轴激素的检测，如血 LH/FSH、E2/T 水平、TSH/FT_4 水平、ACTH/皮质醇水平、PRL、IGF-1 等，以了解肿瘤周围的其他垂体内分泌细胞是否因受压而出现激素分泌功能下降或储备功能不足。

三、鉴别诊断

蝶鞍及鞍上池部位除垂体瘤外，尚可有其他一些非垂体性占位病变。所有这些占位病灶均可不同程度地引起头痛、视力视野受损，以及垂体前叶功能低下等。一般而言，垂体瘤患者很少伴尿崩症，而鞍区的其他占位侵及垂体柄或下丘脑时常有尿崩症出现。详细询问病史及查体、检测血中相关垂体激素水平，结合影像学检查结果，对于垂体瘤与鞍区其他占位性病变的鉴别诊断具有非常重要的作用。

（一）颅咽管瘤

为实性或囊实性混合的良性肿瘤，多数位于蝶鞍内及鞍上，约半数患者在 20 岁以前起病。儿童及青少年患者常因生长迟缓就诊，成年人患者则主要因视力视野异常就诊。患者通常有腺垂体功能减退的临床表现，常合并尿崩症。

（二）脑膜瘤

为起源于脑膜的良性肿瘤。蝶鞍附近的脑膜瘤可压迫视交叉及垂体组织而出现视力视野受损以及腺垂体激素分泌不足。脑膜瘤常位于蝶鞍旁，该类肿瘤可有钙化，CT 扫描显示呈高密度；MRI 显示肿瘤与脑的灰白质具有相同的信号强度，当应用钆强化后，则变成高信号。

(三) 原发于蝶鞍内或附近的恶性肿瘤以及转移性肿瘤

蝶鞍附近的原发性恶性肿瘤包括生殖细胞瘤、肉瘤样病变、淋巴瘤、垂体腺癌等。

(1) 生殖细胞瘤又称为松果体瘤，通常在30岁以前发病，临床上可有头痛、恶心、呕吐、复视等症状，可出现腺垂体功能低下的表现，也可伴有尿崩症。MRI显示第三脑室附近占位，患者血清或脑脊液中可检测出人绒毛膜促性腺激素-b，生殖细胞瘤恶性程度较高且容易转移，但肿瘤细胞对放射治疗非常敏感。

(2) 肉瘤样病变具有侵袭性，且可向远处转移。蝶鞍附近的肉瘤样病变可出现头痛、视力视野受损，以及腺垂体功能低下。

(3) 中枢神经系统的淋巴瘤有时可累及垂体及下丘脑，患者出现头痛、视神经及动眼神经受损、腺垂体功能低下以及尿崩症等。MRI显示鞍区占位并伴不同程度地向鞍外扩展。

(4) 全身任何部位的肿瘤特别是乳腺癌与肺癌可转移至垂体及下丘脑，导致腺垂体功能低下、尿崩症、视野缺损、眼球后部疼痛及复视等。

(四) 微动脉瘤

在非强化CT扫描下趋于高密度，在静脉给予对比剂后变成高信号；MRI检查微动脉瘤则显示非常低的信号强度或空信号，磁共振血管造影术具有诊断价值。

(五) 垂体脓肿

多为局部病灶播散（如急性蝶窦炎）或是败血症的结果；继发于结核的垂体功能低下常常是在基底性脑膜炎发生之后发生的。

(六) 朗格汉斯细胞组织细胞增生症 (组织细胞增多症X)

朗格汉斯细胞组织细胞增生症是一组非肿瘤性但可导致不同器官累及和造成不同临床过程的疾病。通常病灶呈孤立或多灶性的嗜酸性肉芽肿，该病常累及CNS，特别是下丘脑-垂体轴，腺垂体累及少见，但如果垂体柄累及会导致高PRL血症，常合并尿崩症。

(七) 淋巴细胞性垂体炎

淋巴细胞性垂体炎是腺垂体的一种毁损性炎症病灶，系自身免疫性疾病。早期病变主要是腺垂体广泛的淋巴细胞性浸润，以后垂体纤维化，最终导致腺垂体功能衰竭。该病几乎只发生于女性，最常见于妊娠期间或产后，该病患者常伴有内分泌系统的其他自身免疫性疾病。

此外，临床上诊断垂体TSH瘤时，应该注意与促甲状腺激素细胞增生（假性肿瘤）相鉴别。原发性甲状腺功能减退导致TSH水平升高，后者是促甲状腺激素细胞增生的强有力刺激因子，从而导致垂体过度增生呈现"肿瘤"样改变。患者可因垂体向蝶鞍上方扩展导致视野缺损，一半的患者具有头痛的症状。但本症患者有甲状腺功能减退的表现，儿童常见特征是矮身材、骨龄延迟和青春期延迟。患者血TSH水平非常高伴T_4水平降低，多数患者甲状腺抗体阳性。可伴 PRL 水平轻度升高。本症患者给予甲状腺激素治疗后随着 TSH 水平的下降，绝大多数患者垂体体积可恢复正常。另外需要与垂体 TSH 瘤鉴别的是甲状腺激素抵抗综合征，甲状腺激素抵抗综合征患者存在 $TR-\beta$ 基因突变，给予足量的甲状腺激素治疗使 TSH 恢复正常水平，临床症状缓解，垂体体积恢复正常。

四、垂体瘤的治疗目标和治疗原则

垂体瘤通常需要具有丰富经验的内分泌科医师、垂体外科医师和放射治疗医师共同参与治疗。垂体瘤治疗的目标如下：

(1) 控制肿瘤生长，缓解对视神经或鞍旁脑神经压迫和颅内高压等的占位效应。

(2) 降低和消除肿瘤异常分泌的激素水平，改善内分泌功能紊乱的症状。

(3) 维持正常的垂体前叶内分泌功能。

垂体瘤是否需要立即治疗取决于肿瘤的大小以及是否具有激素分泌功能。垂体瘤目前的治疗方案包括手术治疗、药物治疗、放射治疗、随访观察以及联合治疗等。PRL 瘤的首选治疗方式是药物治疗。外科手术是除 PRL 瘤之外的绝大多数垂体瘤的主要和首选治疗方式。对外科手术不能治愈或患者不愿意进行手术或不适合进行手术与全身麻醉的患者，可酌情选用药物治疗方式；放射治疗可作为部分手术替代或手术后补充治疗方式。对于无功能性微腺瘤，如果不伴任何神经病学方面的症状可选择随访观察。

五、垂体 PRL 瘤的治疗

垂体 PRL 瘤的治疗目标是降低血中 PRL 水平、控制肿瘤生长并缓解肿瘤的占位效应、消除疾病的症状和体征、保护正常的垂体功能并恢复性腺功能。多巴胺受体激动剂可抑制 PRL 瘤的生长及分泌，因此是目前 PRL 瘤的首选治疗药物。对不能耐受多巴胺受体激动剂或多巴胺受体激动剂治疗效果欠佳的患者，建议进行经蝶窦手术治疗；如果外科手术治疗失败或具有侵袭性或恶性 PRL 瘤的患者，推荐放射治疗。血 PRL 水平是治疗成功与否的指征以及随访期间疾病状态的监测指标。

(一) 起始治疗的指征

取决于肿瘤的大小以及高 PRL 血症对性腺功能的影响。

(1) 直径在 10mm 以上的大腺瘤通常会伴随神经病学方面的症状如头痛、视力视野受损等，需立即开始治疗以控制肿瘤生长并缓解肿瘤的占位效应。

(2) 肿瘤如果扩展至鞍上紧邻视交叉或侵及海绵窦、蝶窦或斜坡，应考虑起始治疗，否则肿瘤继续生长会导致周围神经组织受压而出现相关临床症状。

(3) 高 PRL 血症如果导致性腺功能低下，女性患者则会出现月经稀少、闭经、不孕等，男性患者出现性欲下降、阳痿等，应立即启动起始治疗以降低血 PRL 水平，恢复患者的性腺功能，否则长期性腺功能低下会导致骨质疏松及男性肌肉萎缩等。

对直径小于 10mm 的微腺瘤以及性腺功能正常的患者，可暂不治疗，定期随访。因为来自循证医学的资料显示，在 4～6 年的观察期中，95% 的微腺瘤患者的肿瘤体积无变化，只有约5%的患者因肿瘤长大而需要接受治疗。

(二) 治疗药物

根据美国内分泌学会、欧洲内分泌学会和垂体学会于2011年颁布的PRL瘤诊治指南，推荐应用多巴胺受体激动剂如溴隐亭、卡麦角林、喹高利特等药物治疗。应用多巴胺受体激动剂治疗可以改善患者以下的预后症状：62%（20%～100%）的患者肿瘤体积缩小，67%（33%～100%）的患者视力障碍得到改善，78%（40%～100%）的患者月经恢复，53%（10%～100%）的患者生育能力恢复，67%（6%～100%）的患者性功能得到改善，86%（33%～100%）的患者乳溢消失，68%（40%～100%）的患者血PRL水平恢复正常。在PRL水平恢复正常和缩小垂体肿瘤体积方面，卡麦角林的效果优于其他多巴胺受体激动剂。

卡麦角林的起始剂量为：每次0.25mg，每周2次，或每次0.5mg，每周1次。溴隐亭的起始剂量为：第1周每日睡前或餐后口服1.25mg，从第2周起增加至每次1.25mg，每日2次。

本类药物的不良反应主要是恶心、呕吐、头晕、低血压等，多发生在治疗的初期以及增加药物剂量时，从小剂量开始治疗以及睡前服药有助于减少不良反应的发生。

(三) 随访与监测

(1) 在起始药物治疗1个月后嘱患者复诊，了解是否存在药物的不良反应并检测血PRL水平。

1) 如果PRL水平恢复正常且无药物不良反应发生，可继续使用起始治疗的剂量（如溴隐亭每次1.25mg，每日2次）长期维持。

2) 如果血PRL仍高于正常但无不良反应发生，可逐渐增加药物剂量。卡麦角林最大剂量为每次1.5mg，每周2～3次；溴隐亭的最大剂量为每次5mg，每天2次。一旦血PRL水平恢复正常即以原剂量长期维持治疗。

3) 如果采用多巴胺受体激动剂治疗后血PRL水平恢复正常，但性腺功能仍然低下者，可增加药物剂量或换用卡麦角林治疗。

4) 如果患者因不良反应而不能耐受此种多巴胺受体激动剂者，可换用另一种多巴胺受体激动剂。

(2) 采用药物长期治疗后如果血PRL水平一直维持在正常范围内，1年后复查MRI显示肿瘤体积明显缩小者，可适当减少药物剂量；2年后复查MRI显示肿瘤已基本消失者，可考虑停药。停药后3个月需复查血PRL，以后每年需复查1次血PRL。如果停药后血PRL升高者需复查MRI，并重新开始药物治疗。

(3) 对于不能耐受多巴胺受体激动剂或多巴胺受体激动剂治疗效果欠佳的患者，可考虑行经蝶窦手术治疗；如果外科手术治疗失败或具有侵袭性或恶性PRL瘤的患者，建议放射治疗。

(四) 女性妊娠期间泌乳素瘤的处理

一旦妊娠诊断明确,患 PRL 瘤的女性应立即停用多巴胺受体激动剂,除非是侵袭性大腺瘤或腺瘤毗邻视交叉附近的患者。妊娠期间一般不必进行 PRL 水平的检测,除非有肿瘤进行性生长的临床依据,如出现严重头痛和(或)视野变化。建议在正规的视野检查之后,进行无钆的 MRI 检查,妊娠期间不推荐微腺瘤或蝶鞍内大腺瘤患者使用常规垂体 MRI 检查。如果在妊娠期间出现症状性 PRL 瘤生长的患者,建议采用溴隐亭治疗;在多巴胺受体激动剂治疗期间肿瘤体积没有明显缩小、不能耐受溴隐亭或卡麦角林治疗的大腺瘤女性,在妊娠前应该咨询相关手术切除肿瘤的潜在益处。

六、垂体 GH 瘤的治疗

(一) 垂体 GH 瘤的治疗目标

(1) 降低疾病的生化标志(包括 GH 和 IGF-1 水平)。
(2) 切除或控制肿瘤大小,控制肿瘤的机械效应。
(3) 缓解疾病的症状和体征,将病死率降低到与一般人群一样以缓解症状。
(4) 保护正常的垂体功能。血 GH 和 IGF-1 水平是治疗成功与否的指征以及随访期间疾病状态的监测指标。

(二) 垂体 GH 瘤的缓解标准

治疗后 GH 水平可被高血糖(OGTT)抑制至 < 1.0ng/mL(RIA 测定法)或 < 0.4ng/mL(新的更敏感 GH 测定方法);血清 IGF-1 水平应该达到与年龄和性别匹配的正常人水平。

(三) 垂体 GH 瘤治疗方案的选择

经蝶窦手术切除肿瘤是大多数 GH 瘤的首选治疗方案,药物以及放射治疗多作为辅助治疗手段。

1. 手术治疗指征

对于微腺瘤、可完整切除的大腺瘤,或已存在视神经受损等肿瘤占位效应的大腺瘤患者,应首选经蝶窦手术切除肿瘤。此外,对于虽然不能完全切除的大腺瘤(如已侵入海绵窦的大腺瘤)也可采用手术尽可能切除部分肿瘤以暂时缓解症状,有利于其他治疗方案(如放射治疗与药物治疗)的实施。

2. 药物治疗的指征

(1) 对于已扩展至鞍外特别是已侵入海绵窦的大腺瘤,手术已不大可能完全切除肿瘤。如果不伴肿瘤占位征象,可考虑首选药物治疗。
(2) 具有手术禁忌证的患者(如患者一般情况差或具有不能接受的高麻醉风险或手术风险的患者)。

(3) 不愿意进行手术者。

3. 放射治疗指征

(1) 经手术或药物治疗后病情仍未得到良好控制者。

(2) 由于药物治疗费用昂贵而自愿选择放射治疗者。

(四) 垂体 GH 瘤的药物治疗

目前有三类药物可以用于治疗肢端肥大症：生长抑素受体配体（SRLs）、多巴胺受体激动剂（DAs）和 GH 受体拮抗剂（GHRA）。

生长抑素受体配体又称为生长抑素类似物，如奥曲肽和兰瑞肽，目前认为是用于 GH 瘤药物治疗的"金标准"，该类药物通过几种不同的机制降低生长激素过度分泌而发挥治疗作用。

主要适应证如下。

(1) 在外科治愈可能性小（如大的鞍旁肿瘤又没有中枢压迫的证据）的情况下，可作为一线治疗。

(2) 外科手术后未能达到缓解标准。

(3) 存在严重并发症而妨碍直接手术或存在可能使直接手术变得复杂的严重并发症时，为改善症状而短期用药。

(4) 在给予放射治疗后疾病尚未得到控制前（放射治疗可能需要数年疾病才能得到控制）用于缓解症状。该类药物常见的不良反应包括腹部胀气和腹部绞痛，多发性胆囊结石和胆囊泥沙样沉积，偶可导致胆囊炎。

多巴胺受体激动剂：包括溴隐亭、培高利特、利舒脲、喹高利特和卡麦角林。由于其相对价廉且口服给药，因此可作为肢端肥大症患者的辅助治疗药物。

生长激素受体拮抗剂：培维索孟是目前可用于治疗垂体 GH 瘤的生长激素受体拮抗剂。其临床适应证如下：在外科手术或药物治疗失败或不能耐受外科手术或其他药物治疗无效者，以及 IGF-1 水平极高的患者（> 900ng/mL）或尽管应用了最大剂量的 SRLs 药物，但患者还是存在持续的 IGF-1 水平升高或葡萄糖耐量恶化的患者。该药每天一次，皮下注射给药。培维索孟可使 90% 以上的患者血中 IGF-1 水平恢复正常，显著提高肢端肥大症的症状和体征以及纠正代谢缺陷，如胰岛素抵抗，明显提高患者的生活质量。GHRA 的安全性问题包括肝功能异常和肿瘤生长。肿瘤生长不常见（< 2%），大约 25% 的患者出现肝功能异常，但是这些是暂时性的不需要改变 GHRA 的剂量。

(五) 随访与监测

(1) 手术后 3～6 个月进行血 GH（OGTT 30 分钟、60 分钟、120 分钟血 GH 水平）和 IGF-1 水平监测，以评估疾病是否缓解。当患者接受 SRLs 治疗时仅需监测 IGF-1 水平。

(2) MRI 检查：手术后 3～4 个月、药物治疗后 3～6 个月复查 MRI 以评估治疗效果。以后每年一次。

(3) 手术后 3 个月复查垂体前叶其他激素水平，以评估垂体前叶功能的恢复情况。如果检查结果正常，以后不需要进行重复的垂体功能评估。但放射治疗后，需每年进行一次垂体功能评估，因为垂体功能减退可能在放射治疗后 10 年甚至 10 年之后才发生。对接受药物治疗的患者，垂体功能应该根据临床需要进行评估。

七、垂体 TSH 瘤的治疗

垂体 TSH 瘤的首选治疗方案为经蝶窦手术切除肿瘤。术后约 1/3 的患者可治愈，1/3 患者病情好转，1/3 患者病情无改善。目前尚未批准采用放射方式来治疗 TSH 瘤。

对于垂体 TSH 瘤的药物治疗目前证据仍有限。垂体 TSH 瘤含有丰富的 2 型生长抑素受体，研究显示生长抑素及其类似物能降低血清 TSH 水平。应用奥曲肽治疗显示：87% 的患者 (40/46) TSH 水平下降超过 25%，100% 的患者 (32/32) T_4 水平降低，54% 的患者 (14/26) 肿瘤体积缩小。奥曲肽的主要缺点就是必须每天皮下注射 2～3 次；有研究显示给予缓释兰瑞肽 (SR-L)，每 10～14 天给予 30mg，6 个月后，游离 T_4、游离 T_3 和 TSH 分别下降 48%、43% 和 31%，但患者的视野和肿瘤体积没有改善。这些研究的样本量均较小，因此在判断其临床疗效时应十分慎重。也可使用多巴胺受体激动剂。

八、垂体意外瘤的处理

如上所述，垂体意外瘤是指患者无垂体相关疾病的临床表现，因其他原因行头颅 MRI 或 CT 检查时意外发现的鞍区占位。随着 MRI 检测方法敏感性的提高，垂体意外瘤的发现也日益增多，据估计正常人群中可能高达 10% 的人存在直径 < 10mm 的垂体占位，其病因主要是囊肿与腺瘤。

对于垂体意外瘤是否需要进一步的检查与治疗取决于意外瘤的体积大小以及是否具有激素分泌功能：如果是 CT 发现的意外瘤，最好行蝶鞍区 MRI 薄层动态三维增强扫描以更清晰地显示肿瘤的位置、大小以及与周围组织的关系。

(一) 直径 ≥ 10mm 的意外瘤

患者通常伴有垂体前叶激素分泌异常以及神经病学方面的症状，并且肿瘤体积多半会进一步增大。因此，应按照上文所述的检查方法分别进行影像学、神经病学以及内分泌激素的检查，并根据其检查结果采取相应治疗方案。对于肿瘤直径 < 20mm 并且无任何神经病学方面的异常以及无腺垂体各项激素分泌异常者，可以暂时观察。第 1 年每 6 个月随访 1 次，观察肿瘤大小、各项腺垂体激素水平，以及视力视野的变化。如无异常，以后每年随访 1 次。3 年后如果病情稳定随访次数可酌情减少。如果伴腺垂体功能减退可适当给予相关激素替代治疗。

(二) 直径 < 10mm 的意外瘤

应详细询问病史及查体以明确是否存在一种或多种腺垂体激素分泌增多或腺垂体功能减退的临床表现，同时采血测定垂体前叶相关激素水平。如果系功能性微腺瘤应进一步处理。对于无功能性微腺瘤，可观察随访，每1～2年复查1次MRI。随访中如果肿瘤的体积无明显增大，一般不需要重复测腺垂体激素水平以及视力视野检查。如果病情稳定3年后可酌情减少随访次数。

（三）垂体意外瘤手术治疗的指征

(1) 临床上有肿瘤所致的视野缺损或视力下降。

(2) 存在肿瘤的占位征象如眼肌麻痹等。

(3) MRI检查显示垂体占位紧邻视交叉或视神经。

(4) 垂体卒中伴视力受损。

(5) 功能性腺瘤如ACTH瘤、GH瘤等，但PRL瘤应首选药物治疗。

九、垂体卒中

垂体卒中是由于垂体腺急性缺血性梗死或出血导致的潜在性威胁生命的疾病。该病的主要临床特征是头痛、恶心、呕吐、视力缺损、精神状态改变，甚至昏迷。垂体卒中常发生于垂体瘤患者，但也可以发生于非垂体瘤患者，甚至发生在正常垂体腺的个体，特别是在妊娠期间。垂体卒中男性多见，男：女为(1.6～2.0)：1.0，平均年龄为(42.5±12.36)岁。据报道垂体肿瘤卒中的发病率小于5%，介于0.6%～10%，在外科切除的腺瘤中平均为2%。

（一）垂体卒中的病因

垂体卒中真正的发病机制目前尚不清楚，目前存在多种学说。腺垂体由经过垂体柄下方的垂体门静脉系统灌注。垂体肿瘤出血的概率是颅内肿瘤的5.4倍。一种理论是假设肿大的垂体肿瘤压迫周围血液供应，导致腺垂体和肿瘤缺血及坏死；第二种理论是垂体肿瘤的临界灌注压低于正常动脉压，灌注压的突然改变造成腺瘤梗死；第三种理论推测当肿瘤增大后，肿瘤过度生长而不适应于血流供应，导致肿瘤缺血坏死继发出血。但正常垂体（如没有腺瘤），尤其是在妊娠期间的出血性梗死仍然存在。60%～80%的垂体卒中患者没有诱因，仅25%～30%的患者具有诱因。最常见的诱因包括闭合性头损伤、低血压、高血压、垂体辐射的病史、心脏手术、抗凝治疗、使用多巴胺受体激动剂（溴隐亭和卡麦角林）、垂体刺激试验和妊娠等。

（二）垂体卒中的临床表现

垂体卒中的临床特征包括突然出现的头疼、恶心、呕吐、眼部症状、上睑下垂、精神状态改变和内分泌功能障碍。正常情况下蝶鞍壁是坚硬的，垂体卒中可导致蝶鞍内容物突然而快速地增加，从而导致压力增加。由于视神经或视交叉受压，导致视野缺损。由于在海绵窦的动眼神经受压可能导致复视。垂体前叶的毁损可导致垂体功能减退，特别是急性肾上腺皮质功能减退。

95%的垂体卒中患者可有头痛发生，部位可以是眼眶后、单侧、双额部、枕骨下或是全头痛。头痛可能是由拉胀和刺激了三叉神经脑膜支支配的蝶鞍壁上的硬膜所致。由于脑膜激惹或颅内压增高,或者两者兼有,大约70%的患者可发生与头痛相关的呕吐。

肿瘤和蝶鞍内容物向上膨胀,压迫视交叉、视束和视神经,导致52%的患者视力下降和64%的患者视野缺损,最常见的是双颞上象限缺损。由于视束累及,部分患者可出现对侧对称性偏盲。虽然罕见,视神经受压亦可发生,症状类似视神经炎,伴眼痛和中心暗点。

海绵窦受压发生于78%的患者,导致3、4、6对脑神经联合受损,通常很少累及三叉神经。由于支配的特异性脑神经累及,患者常出现复视;在脑神经麻痹的患者中,一半为动眼神经(典型的累及瞳孔)累及,可能是由于它的上外侧路径通过海绵窦,与垂体腺处于同一轴平面,使其更容易受膨大肿块的侧压。虽然极其罕见,但有孤立的第三脑神经麻痹作为垂体肿瘤卒中的唯一症状的报道。

少数情况下由于血管痉挛或压迫,颈动脉海绵窦内部分的口径突然缩小也许会引起脑缺血症和偏瘫。血液渗漏或坏死组织或者二者共同进入脑脊髓液可能导致大脑动脉痉挛并伴随缺血。血液渗漏或坏死组织进入蛛网膜下隙,也许会导致假性脑脊膜炎和意识水平降低,包括昏迷。如果下丘脑累及,则体温调节和意识将受到损害;交感神经纤维累及也许会引起霍纳综合征。

(三)垂体卒中的诊断

有急性起病、严重头痛、视力丧失、眼肌麻痹、意识改变和垂体功能障碍等多种临床症状聚集的患者应该高度怀疑垂体卒中的诊断。应该立即行包括电解质、血糖和激素水平的实验室检查。一般来讲,脑脊髓液检查对于诊断没有意义,但如果不能排除脑脊膜炎,则应该进行脑脊髓液检查。鞍区MRI是非常敏感的影像学检查,可以发现CT不能发现的出血病灶。MRI T$_2$加权梯度回波图像是检查颅内出血的最敏感的序列,不同出血时期的垂体卒中,可有不同的MRI序列表现。在出血第1～2天,脑实质出血的MRI表现为T$_1$加权影像的高信号,T$_2$加权影像的低信号;在出血的第3～5天,由于血红蛋白降解为高铁血红蛋白,脑实质出血的MRI表现为T$_1$和T$_2$加权影像的明亮的信号;15天后,由于血液沉淀,可以看见出血内的液平面。弥散加权成像在垂体卒中时将显示高信号强度,但仅有该表现并不能鉴别垂体卒中和囊性病变的大腺瘤或颅咽管瘤。

垂体肿瘤卒中的鉴别诊断包括动脉瘤蛛网膜下隙出血,感染性脑脊膜炎,脑干梗死,海绵窦血栓形成,偏头痛,拉特克囊肿出血。

(四)临床上如何处理垂体卒中

由于垂体卒中是威胁生命的一种急症,因此需紧急处理。一旦垂体卒中的诊断成立,应尽可能将患者转到重症监护室,在密切观察生命体征的基础上进行支持性治疗。在静脉取血进行血液学、生化以及激素检查后,立即给予超生理剂量的糖皮质激素以替代内源性皮质激素不足。首选氢化可的松(肌内注射或者静脉输注)而不是地塞米松(除非存在明显的脑水肿),最初48小时内推荐每6小时静脉给予氢化可的松50mg或8～16mg的地塞米松治疗。由于ACTH缺乏不会导致醛固酮分泌累及,并不引起失盐、容量浓缩和高钾血症，因此并不需要补充盐皮质激素。其他垂体前叶激素缺乏也可能发生，如果需要补充甲状腺素，必须在给予糖皮质激素之后，避免由于补充甲状腺素之后基础代谢率增加导致心血管性休克的加重。

垂体卒中发生后是应该保守治疗还是早期神经外科手术减压，目前还存在争论。是否需要手术干预取决于患者病情的严重程度和症状、体征的进展情况。如果经过保守治疗后患者神经病学症状没有改善或恶化，应该考虑进行手术干预。外科手术应该由有经验的脑外科医师主持。手术后患者视力或视野缺损和复视症状可有所改善。手术后患者多数有一定程度的垂体功能减退，其中部分患者垂体功能可部分恢复或完全恢复，但部分患者则需要长期激素替代治疗。无论外科手术治疗或保守治疗的患者均可能出现垂体卒中复发和肿瘤再生，因此对治疗后的垂体卒中患者需要长期随访和垂体影像学复查。

第二节　垂体前叶功能减退症

垂体前叶（腺垂体）功能减退症是垂体功能减退症的一部分，由多种原因造成腺垂体前叶细胞合成或分泌一种或多种垂体前叶激素部分或完全缺乏，导致相应的靶器官、靶组织功能不全的临床综合征。1914年德国学者Simmonds首次提出该病，1937年Sheehan首次报道一例产后大出血的女性，在产后2周出现严重的低钠血症，系由于产后大出血导致垂体前叶缺血性坏死继发的垂体前叶功能减退症。因此，该综合征又被命名为西蒙兹—席汉综合征。

一、垂体的生理功能

垂体位于颅底蝶鞍区内，由不同胚胎起源的两叶组成。腺垂体（垂体前叶和垂体中叶）起源于口腔外胚层，神经垂体（垂体后叶）起源于神经外胚层。两叶在组织学上完全不同，在极大程度上其功能也完全不一样。垂体前叶由5种细胞组成，合成及分泌6种激素；垂体中叶由促黑素细胞激素细胞组成，合成及分泌前阿片黑素细胞皮质激素；垂体后叶由神经元轴突构成，其神经元细胞体位于下丘脑，分泌精氨酸血管升压素和催产素。

垂体通过垂体柄或漏斗部与下丘脑连接在一起。漏斗部通过门静脉系统将下丘脑激素运输到腺垂体，同时通过位于下丘脑的室旁核和视上核的大细胞神经元的神经束将下丘脑激素运输到垂体后叶存储。垂体激素的合成与分泌是通过负反馈环以及下丘脑释放的刺激激素和抑制激素来控制的。与下丘脑一样，垂体调节体温、血压以及水盐电解质平衡。下丘脑或垂体的任何一部分受到损害，都会导致垂体激素缺乏和垂体功能减退。

二、垂体前叶功能减退症的病因

垂体前叶功能减退症根据致病因素不同可分为先天性与获得性两大类。

(一) 先天性垂体前叶功能减退症

此病与垂体前叶结构异常(畸形)有关,包括垂体前叶不发育或发育不良。其他脑中线结构畸形包括视神经发育不全,胼胝体发育不良有时也并存。当有两种或三种垂体前叶激素缺乏、脑中线结构异常和(或)视神经发育不良并存的这些情况又称为透明隔-视神经发育不良。约10%的先天性垂体前叶功能减退症是遗传缺陷所致,但可能还有更多的迄今为止我们还未确认的导致垂体功能减退症的遗传病因学存在。

(二) 获得性垂体前叶功能减退症

(1) 脑肿瘤及脑肿瘤相关的治疗是导致垂体前叶功能减退症的最常见原因。

(2) 因外伤性脑损伤、动脉瘤性蛛网膜下腔出血、缺血性脑卒中、神经外科手术和颅脑照射等导致的下丘脑-垂体功能受损近年来亦逐渐增多。外伤性脑损伤、动脉瘤性蛛网膜下腔出血后分别有35%和48%的患者出现某种程度的垂体前叶功能减退症,多数患者仅有单一的垂体轴累及。垂体照射是众所周知的垂体功能减退的原因之一,经研究发现,即使远离下丘脑-垂体的脑肿瘤经过照射治疗后约41%的患者会发生垂体前叶功能减退。在非垂体部位的脑肿瘤进行手术的患者以及发生过缺血性脑卒中的患者,分别有38%和19%的患者会发生垂体前叶功能减退症。

(3) 获得性垂体功能减退症的病因还有脑膜炎、脑炎、出生时损伤如经阴道臀位分娩和明显的头部损伤等。其他罕见的病因包括炎症如朗格汉斯细胞组织细胞增生症,结核和肉瘤样病。

三、垂体前叶功能减退症典型的临床表现

垂体前叶功能减退症的临床表现与下列因素有关。

(1) 垂体前叶功能受损的程度。
(2) 累及激素的种类。
(3) 蝶鞍区内压力增高的程度与垂体受损的部位。
(4) 发病年龄与患者的性别。

部分性垂体前叶功能减退症较全部垂体功能减退症为多见,激素分泌的累及次序一般先是LH和GH,而后为促尿促卵泡素(FSH),ACTH、TSH、最后是血管升压素(VP),PRL分泌缺乏较少见,但分娩后垂体坏死除外。对下丘脑病变的患者,尿崩症是较常发生的,但当下丘脑-垂体病变及ACTH分泌时,尿崩症的多尿症状可部分缓解。

典型的垂体前叶功能减退症的临床特点包括以下几个方面。

(一) 促性腺激素 (LH和FSH) 缺乏

青春期前发病者表现为青春期延迟,指距大于身高,生殖器不发育,睾丸小而软,长度小于3cm,缺乏胡须、阴毛和腋毛,原发性闭经;青春期后发病则表现为继发性性腺功能低下,阴毛、腋毛脱落,皮肤出现细皱纹,性欲减退,停经,睾丸萎缩,少精或无精,阳痿不育。

(二) GH 缺乏

青春期前发病者表现为骨骼生长迟缓、身材矮小；在成人无明显特征，但患者皮肤可变细，内脏变小，偶尔可有空腹低血糖出现。

(三) PRL 缺乏

产后无乳，乳房萎缩，常为产后大出血垂体坏死的首发症状。

(四) TSH 缺乏

青春期前发病者表现为生长发育迟缓，骨骺闭合延迟；青春期后发病则表现为不伴甲状腺肿大的甲状腺功能减退症，患者可出现倦怠，怕冷，皮肤干燥，皮下胡萝卜素沉着，跟腱反射延迟，但黏液性水肿不一定明显。

(五) ACTH 缺乏

ACTH 缺乏常常是部分性的，常见于垂体切除手术或垂体放疗后，起病隐匿，如乏力、恶心、呕吐、位置性低血压、低血糖、神经衰弱或昏迷、乳晕浅淡、皮肤苍白、久晒不黑。

四、垂体危象

垂体前叶功能减退症的患者对于各种应激因素的反应能力低下，故感染、腹泻、呕吐、脱水、饥饿、创伤、手术、麻醉、寒冷及安眠、镇静剂等均可诱使原有症状加重而出现危象，常表现为以下几种类型。

1. 低血糖性昏迷

此种表现最常见，常于空腹时发生，表现为心悸、汗出、头晕、意识障碍，有时可伴精神失常及抽搐或癫痫样发作，最后导致昏迷。

2. 感染性昏迷

垂体前叶功能减退症的患者易发生感染，可伴高热，并发生神志不清，甚至昏迷。

3. 低体温性昏迷

见于严寒的冬季与患者保暖不善时。

4. 水中毒性昏迷

因皮质激素缺乏，故对水代谢的调节能力下降。当过多输液与饮水后，易发生水中毒性昏迷，常表现为恶心、呕吐、虚脱、精神错乱、抽搐与昏迷。

5. 垂体切除术后昏迷

术后神志不清，呈嗜睡、昏迷状态，可持续数日至数周，脉率正常或偏低，体温可低可高可正常，血钠、血糖正常或偏低。

6. 垂体卒中

由垂体瘤内急性出血所致，起病急骤，表现为头痛、眩晕、呕吐、视力下降、失明，甚至休克、昏迷。

7. 镇静剂与麻醉剂所致昏迷

本病患者对镇静剂、麻醉剂甚为敏感，有时常规剂量即可致昏睡或昏迷，而且持续时间延长。

五、垂体前叶功能减退症的评估

原则上，外周靶腺激素水平降低同时伴不适当的垂体促激素水平降低（低于正常参考值范围的上限），提示垂体前叶功能减退。对于临床上疑诊垂体前叶功能减退症的患者，需进行各个垂体-靶腺轴功能评估。采血测定垂体及相应靶激素水平时需注意多数垂体激素呈脉冲式分泌且具有昼夜节律。

（一）垂体-肾上腺轴功能

1. 垂体 ACTH 的基础分泌水平评估

测定清晨 8 时左右血 ACTH 及皮质醇（PTC）水平，正常人清晨血皮质醇水平为 140～690nmol/L。

（1）如果清晨血皮质醇水平 < 80nmol/L（两次）并伴血 ACTH 水平降低或在正常范围内，基本可以确定 ACTH 基础分泌水平降低，而血 ACTH 水平明显升高则提示原发性肾上腺皮质功能减退。

（2）如果清晨血皮质醇水平 > 500nmol/L 提示 ACTH 的基础分泌水平正常。

（3）如果清晨血皮质醇水平 > 80nmol/L 但 < 500nmol/L（两次），则需进一步评估 ACTH 分泌的储备功能。

2. ACTH 的储备功能评估

（1）ACTH 刺激试验：长期 ACTH 分泌不足的患者其肾上腺皮质会萎缩，因此一次给予 ACTH 后皮质醇分泌无明显变化。清晨空腹采血测定基础状态下的血皮质醇后，应立即静脉注射人工合成的 ACTH(1-24) 250μg，注射后 30 分钟及 60 分钟分别采血测定皮质醇水平。如果注射 ACTH 后 30～60 分钟血皮质醇水平 < 500nmol/L，提示 ACTH-皮质醇分泌的储备功能不足。

（2）胰岛素低血糖试验：垂体 ACTH 分泌不足的患者在低血糖发生时其 ACTH 分泌无明显增加，故血皮质醇水平亦无相应增加。患者清晨空腹采血测定血糖及皮质醇后，静脉推注短效胰岛素 0.05～0.15U/kg 体重，注射后 15 分钟、30 分钟、60 分钟、90 分钟分别采血测定血糖及皮质醇水平。如果血糖低于 2.2mmol/L，血皮质醇水平小于 500nmol/L 则提示 ACTH 分泌的储备功能不足。该试验在缺血性心脏病、癫痫和老年患者禁用。

（3）甲吡酮试验及 CRH 刺激试验等因无相应药品供应故目前已很少使用。

（二）垂体-甲状腺轴功能

检测血 TSH 与 T_4 水平能较好地反应垂体-甲状腺轴的功能。血 T_4 水平正常提示垂体-甲状腺轴功能正常，血 T_4 水平降低伴 TSH < 15mU/L 则提示 TSH 或 TRH 分

泌不足。

(三) 垂体-性腺轴功能

男性患者同步检测清晨血 T 及 LH 水平。如果 T 水平降低（两次）而 LH 水平降低或正常则提示垂体促性腺激素或下丘脑 GnRH 分泌不足。

女性患者如果月经正常说明垂体-性腺轴功能正常，无须进行性激素检测。如果出现月经稀少或闭经，需检测血 LH/FSH 水平与 E2 水平，如果血 E2 水平降低伴 LH/FSH 比值降低或正常则提示垂体促性腺激素水平不足。

(四) 生长激素分泌功能

正常人与生长激素分泌不足的患者其基础状态下的血生长激素水平差别不大，因此需要测定血 IGF-1 水平以及生长激素激发试验以评估垂体生长激素分泌功能是否正常。

1. 胰岛素低血糖试验

需要在各时间点采血测定血糖与生长激素。正常人在低血糖时生长激素峰值约为 $(35±20)\mu g/L$；低血糖时生长激素水平 $< 5\mu g/L$，提示垂体生长激素分泌不足。

2. GHRH 联合精氨酸兴奋试验

给予 $1\mu g/kg$ 的 GHRH 静脉推注，随即给予 30g 精氨酸在 30 分钟内静脉滴注。在用药前及注射后 30 分钟、60 分钟、90 分钟、120 分钟采血测定生长激素。如果给药后生长激素峰值 $< 4\mu g/L$，提示垂体生长激素分泌不足。也有建议采用以下标准判断：$BMI < 25kg/m^2$ 的患者，峰值 GH 浓度 $< 11\mu g/L$；BMI 介于 $25～30kg/m^2$，峰值 GH 浓度 $< 8\mu g/L$；$BMI > 30kg/m^2$，峰值 GH 浓度 $< 4\mu g/L$，考虑诊断生长激素缺乏。该试验易做、耐受性好、结果可靠。

3. 胰高血糖素试验

如果患者存在胰岛素低血糖试验的禁忌证或无条件进行 GHRH 联合精氨酸兴奋试验时可进行本试验。给予胰高血糖素 1mg 肌内注射，然后在 4 小时中每 30 分钟采血 1 次测定生长激素。正常人在注射胰高糖素 $2～3$ 小时后生长激素达峰值（$> 7\mu g/L$）。如果注射后生长激素峰值 $< 7\mu g/L$ 则提示生长激素分泌不足。

可乐定、L-DOPA 和精氨酸兴奋试验对生长激素分泌的刺激作用较弱，不作为成人生长激素缺乏的标准兴奋试验。在进行生长激素分泌试验时，应该确保甲状腺激素水平正常，同时排除肾上腺皮质功能减退（基线 ACTH、皮质醇和血清钠及钾离子水平正常），因为在严重皮质醇缺乏时进行生长激素分泌试验可能会诱发艾迪生病危象。同时患者对上述所有试验的反应具有个体内（间）的差异，因此解释结果时应慎重。

该病患者入院后，进行以下检查，结果如下：生长激素 $< 0.10ng/mL$、胰岛素样生长因子 $130.86\mu g/L$；性激素检查：$LH < 0.1mIU/mL$、FSH 0.5mIU/mL、PRL15.57ng/mL、$E_2 < 5.00Pg/mL$、$P < 0.03ng/mL$、$T < 0.02ng/mL$；甲状腺功能检查：TSH3.520mU/L、T_3 1.65nmol/L、FT_3 3.60Pmol/L、T_4 47.16nmol/L、FT_4 6.19pmol/L、rT_3 0.24nmol/L；血浆

皮质醇（早晨8～10点）32.95nmol/L；ACTH（早晨8～10点）20.75ng/L。

精氨酸刺激试验结果示：用药前 GH 0.41ng/mL，刺激后30分钟 GH 0.34ng/mL，60分钟 GH ＜ 0.10ng/mL，90分钟 GH ＜ 0.10ng/mL，120分钟 GH ＜ 0.10ng/mL，180分钟 GH ＜ 0.58ng/mL，提示精氨酸刺激试验结果阴性。

GnRH 刺激试验示：用药前 LH ＜ 0.1mIU/mL，刺激后30分钟 LH ＜ 0.1mIU/mL，60分钟 LH ＜ 0.1mIU/mL，90分钟 LH ＜ 0.1mIU/mL，120分钟 LH ＜ 0.1mIU/mL，180分钟 LH ＜ 0.1mIU/mL，提示 GnRH 刺激试验结果阴性。上述检查结果符合垂体前叶功能减退证。

六、辅助检查

对于临床上确诊的垂体前叶功能减退症的患者，还需要进行以下检查以明确病因或指导下一步的治疗。

（一）颅脑 MRI

当垂体前叶功能减退症临床确诊后，必须进行颅脑 MRI（高分辨薄层强化扫描）以排除肿瘤和蝶鞍或蝶鞍旁区域的其他病灶。在蝶鞍部的肿瘤中，垂体瘤是最常见的肿瘤。通过 MRI 检查，还可显示肿瘤与邻近血管和视交叉的关系，为手术前制订手术计划具有重要意义。

外伤性脑损伤可能表现为垂体柄偏移，由于出血或梗死或空蝶鞍导致的垂体损伤可表现为垂体柄信号的不均一性，可显示下丘脑-垂体相关器质性病变、蝶鞍大小与骨质破坏情况，然而，蝶鞍和蝶鞍旁的正常 MRI 表现并不能排除垂体功能减退症。

下丘脑-垂体区域的 MRI 检查还能鉴别与垂体发育异常相关的垂体功能减退情况，如垂体后叶异位、视神经发育不全或胼胝体发育不良。MRI 还能帮助引导患严重 MRI 表型（漏斗缺失、垂体后叶未降或垂体后叶异位于正中隆起）、表现为孤立的生长激素缺乏（IGHD）的儿童的治疗，因为即使这些患者对 GH 刺激试验后 GH 的峰值正常，也终身具有患其他垂体激素异常的危险。

（二）视野检查

所有具有斜视、眼球震颤或 MRI 检查显示视神经发育不全的患者均应该到眼科进行检查。

（三）发育评估

垂体前叶功能减退症的儿童可以增加其他发育畸形的危险。这些异常可能继发于某些潜在的病因如透明隔-视神经发育不良，或诊断延迟如甲状腺功能减退症，在新生儿期很难诊断如低血糖或治疗如放射疗法带来的某些潜在的问题。因此，对于这些患者，应该仔细询问其双亲有关患者的发育状况，同时应该推荐儿科生长发育专家评估其发育状况。

(四) 基因检测

所有诊断为垂体前叶功能减退症的儿童均应该进行基因检测。

(五) 骨龄监测

垂体前叶功能减退症的儿童可有骨龄发育延迟。

(六) 对于青春期前发病的患者

如生殖器或第二性征未发育者，可行B超或CT检查患者生殖器发育情况。

七、垂体前叶功能减退症的诊断思路

垂体前叶功能减退症的诊断是基于临床病史和体格检查、基线生化及相应激素的检查、下丘脑-垂体轴的刺激试验结果、基因检测以及蝶鞍部位的MRI检查结果的综合考虑。因此，对于垂体前叶功能减退症的功能诊断，临床上首先是进行靶腺激素检查，结果显示可有部分或全部靶腺激素水平低下，而且垂体部分或全部促激素水平也低下，即各种刺激试验如胰岛素低血糖兴奋试验提示其ACTH分泌呈低下反应或缺乏、GH分泌反应减低或无反应、TRH刺激试验血PRL与TSH水平无反应，GnRH刺激试验LH与FSH无反应或反应低下等。对于垂体前叶功能减退症的定位诊断，临床上常进行各种促激素释放激素刺激试验如GnRH刺激试验，若LH与FSH峰值出现于60~90分钟为延迟反应，提示病变在下丘脑，必要时给予促激素释放激素持续兴奋一段时间，让反应迟钝的垂体苏醒，再进行刺激试验，若血PRL、TSH、LH与FSH等仍无反应或反应低下，则考虑病变多位于垂体；若血PRL、TSH、LH与FSH等出现反应，则提示病变在下丘脑；此时再结合影像学检查如垂体薄层CT或MRI检查，即可得出结果。对于垂体前叶功能减退症的病因诊断，通常比较困难，若是垂体或下丘脑肿瘤，则手术切除或病理活检，通过病理检查可以明确；对于某些先天性疾病，可以通过检查染色体核型或基因检查以明确诊断；但绝大多数患者通常需要临床推断其可能的病因。

基于上述诊断思路，对于该病患者，入院后经过一系列功能试验以及影像学检查，如前所述，从临床上考虑患者"垂体前叶功能减退症"的可能性大；患者无头昏、头痛、视野缺损及嗅觉丧失等症状和体征，而院外头颅MRI示"垂体未见确切异常"，提示其病病变在垂体或下丘脑部位，其病因可能是由出生时严重窒息导致的患者垂体或下丘脑损害的可能性大。

八、垂体前叶功能减退症的治疗

(一) 治疗原则

对于有明确病因者应首先进行病因治疗，如患者的垂体前叶功能减退症是由垂体或下丘脑肿瘤所致，临床上首先进行手术切除或通过放射治疗以解除被压迫的内分泌腺细胞，受压的细胞可部分恢复其功能。术后如果功能未恢复者，再考虑行激素替代治疗。如果患者的垂体前叶功能减退症不能查明其病因，则考虑直接进行激素替代治疗，以维持正常的生理代谢和第二性征；同时防止垂体前叶功能减退危象的发生。对于本病患者，由于临床上考虑其病因可能是由出生时严重窒息导致的患者垂体或下丘脑损害所致，因此其治疗原则是直接进行激素替代治疗。

（二）药物替代治疗

垂体前叶功能减退症的患者进行激素替代治疗的目的是将靶腺激素恢复到生理水平。

1. 肾上腺皮质激素

肾上腺皮质激素是治疗垂体前叶功能减退症的首要考虑因素，应该先于甲状腺激素和性激素的替代治疗。

2. 甲状腺激素

口服，起始剂量 12.5～50μg/d。其后每 4 周左右复查血 T_4 水平以调整药物剂量，对于 T_4 水平仍低者可增加 25μg/d，最大剂量不超过每天 200μg。

3. 性激素

（1）T：对于青春期前的男性患者以诱导青春期的发生、对于成人以维持第二性征和性欲。如每 7～10 天给予长效庚酸 T75～150mg 肌内注射或每 2 周 100～200mg 肌内注射，或使用 T 贴片，每天 5mg；有生育欲望者，可每周给予 HCG1000～2000U，以及每 3 周肌内注射 HMG（每支含 FSH 和 LH 各 75U）1～2 支，每 3 个月为 1 个疗程；对于儿童，初始剂量为每天早上 25～50mg 肌内注射，2～3 年后逐渐增加至成人剂量即每 2 周 100～200mg 肌内注射；发育完全的青少年也可以使用 T 贴片，每天 5mg。

（2）雌、孕激素：对青春期前的女性患者以诱导青春期的发生为目的，持续每天治疗直至月经血出现，然后开始周期性治疗。对成人给予雌激素替代治疗以建立人工月经周期，维持第二性征和性欲，防止骨质疏松。成人每晚口服己烯雌酚 0.5～1.0mg 或炔雌酚 5～20.0μg，或结合雌激素 0.625～1.25mg，连续使用 25 天，在第 21～25 天每天口服甲地孕酮 5～10mg，或每天肌内注射黄体酮 10mg，共 5 天，停药后月经来潮；对于有生育要求的女性，可用 HMG 每日肌内注射 1 支，共 9～12 天，停药 1～2 天后给予 hCG 每日 1000～2000U，肌内注射 2～3 天。病变在下丘脑者使用 GnRH 于月经期第 5 天每日肌内注射 50～100μg，共 7～10 天，引起促性腺激素分泌而促使卵泡发育，然后改为 100μg 每日肌内注射，共 2 天。

4. 生长激素

重组人生长激素（rhGH）常用于治疗生长激素缺乏伴代谢障碍和身材矮小的儿童，其剂量为每天 0.025～0.050mg/kg，皮下注射。成人一般不给予生长激素替代治疗。

（三）随访与咨询

垂体前叶功能减退症的患者应该定期到内分泌科、神经外科以及放射病学专家处进行随访与咨询。对于成年患者，主要是调整激素剂量，以最低有效剂量的激素替代和维持机体的生理机能，避免激素替代过量；所有垂体前叶功能减退症的患者均应该在腕部或颈部佩戴垂体前叶功能减退症的标志牌以免在垂体前叶功能减退危象发作时耽误抢救。

第三节 尿崩症

尿崩症（DI）是由于下丘脑抗利尿激素（ADH，又称精氨酸加压素即 AVP）合成分泌不足或肾脏对 AVP 反应缺陷（抵抗）而引起的一组临床综合征，主要表现为多尿（成年人 24h 尿量 > 3000mL）、烦渴、多饮和低渗透压尿（尿渗透压多低于 250mmol/L）。病变在下丘脑-神经垂体者称为中枢（垂体）性尿崩症；病变在肾脏者称肾性尿崩症（NDI）。DI 可发生于任何年龄，但以青少年为多见。男性多于女性，男女之比为 2∶1。中枢性 DI 以青壮年多见，而遗传性肾性 DI 多见于儿童。

一、临床上患者多尿的原因

正常人 24 小时尿量波动在 500～2000mL。24 小时尿量成年人 > 3000mL、儿童 > 2000mL 可诊断为多尿。在排除了糖尿病血糖显著升高所致的渗透性利尿后，临床上因多尿就诊的患者中其原因大致可分为三大类，即原发性烦渴、中枢性 DI、肾性 DI。妊娠女性在妊娠中后期如出现多尿多饮症状则暂时归为妊娠 DI。

原发性烦渴（又称为精神性烦渴）是由于饮水量增加而致尿量增多，多见于有焦虑情绪的中年女性、存在其他情绪障碍的患者以及正在服用可能导致口干药物的患者。此外，下丘脑疾病导致渴感中枢受损后亦可出现口渴多饮而使尿量增多。

中枢性 DI 是由于 AVP 分泌不足使肾脏集合管对水的重吸收减少而致尿量排出增多。特发性 AVP 分泌不足是中枢性 DI 的最常见原因，此外，头部外伤、鞍区手术损伤、缺血性脑病，以及遗传性疾病等也可导致 AVP 分泌缺陷。

肾性 DI 是由肾脏对 AVP 的反应降低而使 AVP 浓缩尿液的生理功能减弱所致。儿童肾性 DI 主要由遗传因素所致，成年人肾性 DI 则几乎全部是获得性的，长期服用锂剂是肾性 DI 的主要原因，慢性高钙血症、低钾血症、慢性肾脏疾病以及某些药物也可导致肾性 DI。

妊娠 DI 是指从妊娠中期开始出现的多尿、口渴多饮，妊娠终止后多尿症状缓解的疾病。妊娠期出现 DI 的原因与多种因素有关，其中妊娠中后期循环中 AVP 酶水平显著升高而致 AVP 分解加速可能是主要原因。分娩后血 AVP 酶水平迅速降低，分娩 4 周后血浆中测不到该酶的活性。

二、中枢性 DI 的发生原因

AVP 主要由下丘脑视上核神经元和室旁核神经元合成分泌，然后沿下行纤维束通路至神经垂体储存，待需要时再释放入血。AVP 的释放受血浆渗透压感受器和血浆容量调节的影响。任何导致下丘脑 AVP 合成与分泌受损的情况都可引起中枢性 DI 的发生，病因有特发性、继发性与遗传性三种，其共同特点是下丘脑 - 垂体后叶轴先天性或后天性解剖损伤致 AVP 的合成与分泌不足，血中 VAP 明显下降。患者临床上除表现为多尿、烦渴、尿低比重、低渗透压尿外，还可伴有神经精神症状。

（一）特发性中枢性 DI

中枢性 DI 中 30%～50% 为特发性，其 AVP 分泌不足的原因与下丘脑神经核分泌 AVP 细胞的自身免疫破坏或其他原因受损有关，不少中枢性 DI 患者病理学检查垂体柄及垂体后叶（神经垂体）可见淋巴细胞性炎症。在病程早期 MRI 可显示垂体柄增粗或垂体后叶体积扩大。年轻患者如果伴有其他自身免疫性疾病并且 MRI 显示垂体柄增粗则高度怀疑其病因可能与自身免疫有关。但需注意的是垂体柄增粗本身并无特异性，儿童中枢性 DI 伴垂体柄进行性增粗提示生殖细胞瘤可能性较大。

（二）继发性中枢性 DI

中枢性 DI 可继发于肿瘤、创伤、出血、血栓形成、梗死、肉芽肿疾病、垂体手术、垂体瘤所致的下丘脑 - 神经垂体损害。

(1) 下丘脑 - 垂体后叶外伤或颅脑手术（特别是经蝶窦入路的手术）后部分患者会发生一过性 DI。多数患者在损伤或术后 4～5d 尿量恢复正常，但也有少数患者 DI 会持续存在。

(2) 原发于下丘脑 - 垂体或鞍旁的肿瘤或继发于乳腺癌、肺癌、白血病、类癌等恶性肿瘤的颅内转移损伤下丘脑 - 垂体区域后可致 DI 的发生。局限于垂体的腺瘤一般不会发生 DI，因为 AVP 的合成部位在下丘脑视上核、室旁核，垂体后叶只是 AVP 的储存部位。

（三）遗传性中枢性 DI

1. 家族性中枢性 DI

遗传方式可为 X- 连锁隐性、常染色体显性或常染色体隐性遗传三种。X- 连锁隐性遗传方式者多为女性遗传，男性发病，杂合子女性可出现尿浓缩能力差，一般症状较轻，多尿多饮不明显。

2. Wolfram 综合征

Wolfram 综合征（Didmoad 综合征）是一种常染色体隐性遗传病，常为家族性，其病因可能是渗透压感受器缺陷。临床特征主要包括 DI、1 型糖尿病、视神经萎缩和耳聋。

三、肾性尿崩症的原因

AVP 受体是一类 G 蛋白偶联受体，属于加压素或催产素受体家族成员。根据其结构序列、药理学特性与体内分布和功能情况,分为 V1(AVPR1) 与 V2(AVPR2) 两个亚型。AVP 的抗利尿作用主要由分布于肾小管细胞膜上的 V2 受体介导。AVP 随血液到达肾脏远曲小管和集合管,与肾小管细胞膜上的 AVP 受体 V2 结合,激活腺苷酸环化酶,促进管腔的膜蛋白磷酸化和水通道蛋白(AQP)-2 表达。肾小管细胞对水的通透性增加,水分顺着渗透压差从管腔进入渗透压较高的肾间质中,然后进入血液,降低血浆渗透压。AVP 上述作用的各个环节受损都可导致肾性 DI,其中儿童最常见的是遗传性肾性 DI,成年人最常见的是长期服用锂剂以及高钙血症。

(一)遗传性肾性 DI

1. V2 受体基因突变是遗传性肾性 DI 的主要原因

AVPR2 的基因位于 X 染色体,其遗传方式为 X 连锁显性遗传,多为男孩发病。该基因突变导致所编码的 V2 受体异常,AVP 不能正常地与 V2 受体结合而致其作用减弱(AVP 抵抗),使肾小管对水的重吸收减少导致 DI。

2. aquaporin 基因突变

为先天性常染色体隐性或显性遗传的肾性 DI。本病系 AQP-2 基因突变所致,AQP-2 基因编码对肾集合管细胞 AVP 敏感的 AQP。该基因突变影响集合管管腔膜对水的渗透性,使肾小管内的滤过液重吸收减少引起 DI。

(二)继发性肾性 DI

1. 长期服用锂剂

碳酸锂致肾性 DI 的机制可能是锂盐导致了肾小管细胞内 c-AMP 生成障碍,致肾脏 AVP 受体对 AVP 的反应降低,对水的重吸收减少。

2. 慢性高钙血症

长期的高钙血症可损伤远端肾单位对 AVP 的作用,使水的重吸收减少。

3. 慢性低钾血症

长期的低血钾症可引起肾小管空泡变性甚至肾小管坏死,致肾脏 AVP 受体对 AVP 的反应降低,对水的重吸收减少。

4. 其他

(1)肾脏疾病,如慢性肾盂肾炎、阻塞性尿路疾病、肾小管性酸中毒、肾小管坏死、肾脏瘤、骨髓瘤、肾脏移植与氮质血症等。

(2)除锂剂以外的其他药物,如庆大霉素、先锋霉素 V、诺氟沙星、阿米卡星、链霉素、大剂量地塞米松、过期四环素等。

(3)Bartter/Gitelman 综合征等一些遗传性疾病。

四、DI 的临床特征

DI 的临床特征为多尿、夜尿增多、烦渴、多饮(喜冷饮)和低渗透压尿。常突然起病,每天尿量可达 3~20L,尿比重多在 1.001~1.005。除了因频繁饮水、小便次数多影响生活质量外,多数患者可正常生活、学习和工作。部分患者有血容量不足表现,如皮肤干燥、心悸、汗液及唾液减少,伴便秘、乏力、头痛、焦虑、失眠、烦躁、记忆力下降、消瘦;严重者可有电解质紊乱和视力下降;部分患者体形偏瘦。

不同病因所致的 DI 可有不同的临床特点。

(1) 遗传性中枢性 DI 常幼年起病,由于口渴中枢发育不全,可出现脱水和高钠血症。多饮、多尿症状的严重程度也因其遗传方式不同而不尽一致。患者成年后,多饮、多尿症状可减轻。

(2) Wolfram 综合征患者常伴糖尿病、视神经萎缩及耳聋。

(3) 中枢性 DI 可伴有腺垂体功能减退或下丘脑功能异常表现。下丘脑损伤所致 DI 如果累及渴感中枢,患者常无口渴的感觉,并伴有肥胖、睡眠呼吸暂停、体温调节障碍、癫痫发作等,病死率明显增加。

(4) 中枢性 DI 伴垂体性肾上腺皮质功能减退或甲减时,多尿症状减轻,但经激素替代治疗后,DI 的症状恢复。

(5) 颅脑外伤或手术所致的可有头痛、视力减退及其他中枢神经系统受损所致的症状和定位体征。

(6) 外伤性中枢性 DI 可表现为多尿-少尿-多尿三相变化,第一期多尿是由于外伤后,AVP 分泌被急性阻断,可维持数小时至数天;随之存储的 AVP 分泌进入相对抗利尿期;然后,少数患者恢复正常,多数因出血、充血、水肿使 AVP 分泌细胞或血浆渗透压感受器受压、萎缩,致永久性 DI。

(7) 组织细胞增生症所致的中枢性 DI 可有因肺部浸润性病变所致的呼吸系统症状及体征、骨损害所致的骨痛及特殊 X 线表现。

(8) 肿瘤所致的中枢性 DI 多因肿瘤压迫下丘脑、垂体所致;亦有头痛、视野缺损或原发性肿瘤的临床表现。如颅咽管瘤可有头痛、视力减退、视野缺损、睡眠障碍、食欲改变、情绪波动、智力低下等下丘脑综合征。松果体可有性早熟、眼球活动障碍、共济失调等症状。

五、诊断与鉴别诊断

对于临床上因多尿就诊的患者,首先要确定是排尿次数增多或夜尿增多还是全天尿量增多,故需准确测量 24 小时尿量。成人全天尿量大于 3000mL,方可判断为多尿。对多尿的患者除 DI 外,尚需注意其他原因所导致的多尿如原发性口渴、渗透性利尿等。对多尿的患者应详细询问病史,根据其临床特征以及血、尿渗透压水平进行诊断与鉴别诊断,以明确多尿的原因,必要时可行限水-加压试验及血、尿 AVP 测定。

(一)起病的快慢

大多数遗传性肾性 DI 患者在出生后 1 周内即可出现明显的多尿以及脱水表现,家族性中枢性 DI 多在出生后 1 年逐渐出现多尿。成人中枢性 DI 通常起病较急,在几天内出现明显的多尿症状。成人获得性肾性 DI 及原发性烦渴则起病缓慢,逐渐出现多尿症状。

(二)家族史

如前所述，某些遗传性基因缺陷导致 ADH 的合成减少或靶细胞 ADH 受体异常而致中枢性 DI 与肾性 DI 的发生。因此，多尿的患者如果有相关家族史有助于 DI 的诊断。

(三)血钠及尿渗透压水平

(1) 原发性烦渴者多尿是由饮水过多所致，故血钠水平偏低（多数 < 137mmol/L），尿渗透压降低（可低至正常血渗透压的 1/2），多见于有情绪控制障碍的女性患者。

(2) 渗透性利尿是由于尿中溶质增多超出了肾小管的最大重吸收能力时，尿渗透压增高影响肾小管对水的重吸收出现多尿。故患者尿渗透压通常在 300mmol/L 以上，尿比重正常或增高，血钠水平多在正常范围。糖尿病尿糖排出增多是门诊患者最常见的渗透性利尿原因，住院患者中导致渗透性利尿的原因包括高营养膳食所致的尿素产生过多、生理盐水输注过多而形成的体液容量增加等。

(3) DI 是由于 AVP 分泌不足或肾小管对 AVP 的反应降低致尿排出过多，故血钠水平多在正常高限（常 > 142mmol/L），尿渗透压低于血渗透压（< 275mmol/L），严重者可 < 60～70mmol/L。因此，同步检测血钠与尿渗透压有助于鉴别原发性烦渴与 DI。需注意的是 DI 患者如口渴机制正常，血渗透压升高刺激渴感中枢而代偿性饮水增多，血钠水平可正常。但如果血渗透压正常而尿渗透压 > 600mmol/L 则可以排除 DI 的诊断。下丘脑损伤所致 DI 如果累及渴感中枢，因患者无口渴的感觉，故血钠水平可高达 160mmol/L 以上。

(四)限水-加压素试验

限水-加压素试验有助于原发性口渴与 DI 的鉴别诊断以及中枢性 DI 与肾性 DI 的鉴别诊断。如果多尿的患者血钠水平大于 145mmol/L，而尿渗透压低于血渗透压，基本可排除原发性口渴的诊断，不必进行限水试验。

1. 试验原理

正常人限水后血浆渗透压上升，循环血量减少，刺激神经垂体 ADH 分泌增多而使肾小管重吸收水增加，尿量减少而尿渗透压升高。当血渗透压达 295～300mmol/L 或血钠水平达 145mmol/L 时，内源性 ADH 对肾小管的作用已达极限，故此时外源性给予加压素不会进一步增加肾小管对水的重吸收，故给药后尿量及尿渗透压无明显变化。

2. 试验方法

(1) 试验一般从清晨早餐后开始，夜间不必限水。试验开始前排空膀胱，然后测量基础状态下体重、心率、血压、血钠、血浆渗透压、尿比重和尿渗透压。

(2) 试验开始后禁止任何液体摄入，每小时测量 1 次尿量、尿比重、尿渗透压及生命体征，在限水后第 4 小时以及此后每 2 小时测量 1 次血钠及血浆渗透压，直到试验结束。

(3) 当达到以下任一标准时可结束限水试验。

1) 尿比重 > 1.020、尿渗透压 > 600mmol/L（提示 ADH 的分泌与作用正常），DI 患者限水后尿渗透压可轻度升高，但不会超过 600mmol/L。

2) 血浆渗透压升高但尿渗透压连续 2～3 次无明显变化（尿渗透压变化 < 10%）。

3) 血浆渗透压 > 295mmol/L 或 300mmol/L，或血钠 ≥ 145mmol/L。

4) 患者体重下降 > 5% 甚至出现脱水征象。

(4) 当尿渗透压的变化连续 2～3 次（< 10%）或血渗透压 > 295mmol/L 或血钠 > 145mmol/L 时，给予皮下注射水剂加压素 5U（加压素试验），注射后患者可饮水和进食。在注射 2 小时后结束试验，其间每半小时监测 1 次尿量及尿渗透压的变化。

3. 结果解释

(1) 中枢性 DI 多为部分性，限水后随血渗透压升高，ADH 分泌轻度增加而尿量减少，尿渗透压有所上升可达 300mmol/L 以上，但不会超过 600mmol/L。给予加压素注射后尿渗透压可升高 10%～50%，尿量进一步减少；完全性中枢性 DI 注射加压素后尿渗透压升高可达注射前 1 倍以上。

(2) 肾性 DI 患者限水后尿量及尿渗透压变化类似于中枢性 DI。部分性肾性 DI 限水后尿渗透压轻度上升可达基线的 45%，但一般不会超过 300mmol/L。完全性肾性 DI 限水后尿渗透压无变化，肾性 DI 对外源性加压素无反应，注射加压素后尿量及尿渗透压无明显变化。

(3) 原发性口渴患者限水后尿量减少，尿渗透压升高通常达 500mmol/L 以上，而血钠及血浆渗透压变化不大。限水后由于体内 ADH 的分泌与作用已显著增加，故对外源性注射加压素无反应。由于长期大量饮水及多尿所导致的肾小管间质密度梯度降低以及 ADH 分泌的下降，患者最大尿浓缩能力略低于正常人，需结合临床作出判断，必要时嘱患者适量限水 2～4 周后重复脱水试验。

(五) 血、尿 ADH 水平

如果经上述检查仍不能明确诊断者，可检测基线及限水后血、尿 ADH 水平。中枢性 DI 血、尿 AVP 是减少的；肾性 DI 血、尿 AVP 是升高的；原发性烦渴 AVP 是受抑制的。如果限水后血浆渗透压升高，血、尿 ADH 水平亦升高，可排除 DI 的诊断。如果限水后随着血、尿 ADH 增加而尿渗透压增高，则可排除肾性 DI 的诊断。

(六) 影像学检查

高分辨力 MRI 可发现与中枢性 DI 有关的以下病变。

(1) 垂体容积小。

(2) 垂体柄增粗。

(3) 垂体柄中断。

(4) 垂体饱满上缘轻凸。

(5) 神经垂体后叶高信号消失。其中垂体后叶高信号消失与神经垂体功能低下和 AVP 分泌颗粒减少有关，是中枢性 DI 的 MRI 特征。继发性中枢性 DI 的 MRI 表现有垂体柄增粗，推测系肿瘤或全身性疾病浸润所致。

六、DI 的治疗

DI 的治疗目的是减少夜尿次数以保证充足的睡眠时间，适当调整白天排尿的次数以免影响正常的生活，同时注意维持血钠水平的稳定。如有可治疗的病因则应积极祛除病因，如手术切除脑瘤、治疗全身性疾病等。

（一）中枢性 DI 的治疗

有以下 3 项可供选择的治疗方案，即去氨加压素（DDAVP）、其他药物及低渗饮食。对大多数患者而言，DDAVP 是安全而有效的首选治疗方案。

1. DDAVP

DDAVP 为一种人工合成的精氨酸加压素类似物，近年已广泛用于治疗 DI，由于其结构中氨基端半胱氨酸脱去了氨基，因而能抗拒氨基肽酶的分解作用，使其半衰期延长为加压素的 3 倍以上；另外在第 8 位上以右旋精氨酸替代左旋精氨酸，则降低了加压素活性，其利尿活性由天然抗利尿激素的 450 增至 1200，血管加压作用从 450 降至 0.5，抗利尿作用加强，而无加压作用，不良反应减少。DDAVP 为目前治疗 DI 的首选药物，有口服片剂、注射液、鼻喷剂及滴鼻等四种剂型。

DDAVP 的口服剂型商品名为弥凝，每片 0.1mg，起始剂量为睡前服 0.05mg（半片），以后根据尿量（维持在 2000～3000mL/d 为宜）逐渐增加药物剂量，维持剂量多在 0.1～0.8mg/d，分 2～3 次口服。由于个体对 DDAVP 的反应具有差异性，剂量应个体化。用药过程中应注意监测血钠水平，避免因 DDAVP 过量而致低钠血症甚至水中毒。对于婴儿和幼童或有中枢神经损害的患者在用药期间，需每日计算液体出入量，以保持适当的出入平衡。

2. 其他口服药物

除 DDAVP 外，尚有其他一些药物可用于部分性中枢性 DI 的治疗。

（1）氯磺丙脲：是一种口服降糖药，也是仅次于 DDAVP 的抗利尿药物，用药后可使尿量减少约 50%。该药通过增加肾小管对 AVP 的反应而促进水的重吸收。剂量为每次 0.125～0.25g，每日 1～2 次。服药 24 小时后开始起作用，4 天后出现最大作用。剂量过大可能导致低血糖的发生。

（2）氯贝丁酯（安妥明）：用量为每次 0.5g，每日 3～4 次，24～48 小时迅速起效，可使尿量减少，尿渗透压上升。本品为降血脂药物，其抗利尿作用可能是刺激下丘脑分泌释放 AVP。与 DDAVP 合用，可对抗耐药性，长期应用有时可致肝损害、肌炎及胃肠道反应。

（3）卡马西平（酰胺咪嗪）：为抗癫痫药物，其抗利尿作用机制大致同氯磺丙脲，用量每次 0.1g，每日 3 次，作用迅速，用药后尿量可减少约 50%。不良反应为头痛、恶心、疲乏、眩晕、肝损害与白细胞减少等。

(4) 氢氯噻嗪（双氢克尿噻）：是治疗肾性 DI 的首选药物，也可用于治疗中枢性 DI。每次 25mg，每日 1～2 次。服药过程中应限制钠盐摄入，同时应补充钾（每日 60mg 氯化钾）。其作用机制可能系利钠大于利水，血容量减少而刺激 AVP 分泌与释放，肾小球滤过率降低，适用于轻型或部分性 DI 及肾性 DI，长期服用可能会损害肾小管浓缩功能，需长期补钾，易引起胃肠道反应、血糖及血尿酸水平升高。也可使用吲达帕胺（寿比山），其抗利尿作用机制可能类似于氢氯噻嗪，用量为每次 2.5～5mg，每日 1～2 次。用药期间应监测血钾变化。

(5) 非甾体类抗炎药（NSAIDs）：前列腺素是 ADH 的拮抗剂，NSAIDs 通过抑制肾脏前列腺素合成而使 ADH 的作用相对增加。常用药物为吲哚美辛（消炎痛），用药后可使尿量减少 25%～50%，如与噻嗪类利尿剂合用效果更好。

3. 低渗饮食

轻度 DI 患者（每日尿量小于 4000mL）采用低渗饮食如低盐低蛋白饮食，限制咖啡、茶类或高渗饮料的摄入量，尿量可轻度减少。因为未治疗的 DI 患者其每日的尿渗透压基本不变，每日尿量的多少取决于尿中渗透性溶质如钠盐、尿素氮的水平。低渗透性膳食可减少尿中渗透性溶质的含量，从而减少尿量。如果配合使用噻嗪类利尿剂效果更好。

（二）肾性 DI 的治疗

(1) 去除病因：成人肾性 DI 的治疗重点是去除导致 DI 的病因。比如高血钙所致肾性 DI 的患者控制血钙水平于正常范围通常可缓解多尿的症状，药物所致的肾性 DI 停用相关药物后 DI 亦可逐渐缓解。但锂盐诱导的肾性 DI 如果肾小管严重受损且尿浓缩功能显著下降，即使停用锂盐后多尿症状仍很难恢复。家族性遗传性肾性 DI 的病因治疗较困难，治疗目的是保证适当热量的摄入，保证生长正常和避免严重的脱水，早期治疗可减轻生长和智力的落后。

(2) 减少肾性 DI 多尿症状的起始治疗方案首选低渗饮食，对于低渗饮食后尿量仍较多的患者可口服噻嗪类利尿剂（如氢氯噻嗪 25mg/d，每天 2 次），如果多尿仍未得到控制可加用阿米洛利口服。

(3) 经上述治疗后如果多尿的症状仍持续存在，可使用吲哚美辛进一步增加肾小管对钠和水的重吸收。对不能使用吲哚美辛或使用后效果不佳者，可试用 DDAVP。

（三）特殊类型中枢性 DI 的治疗

1. DI 伴渴感减退

可见于颅脑手术后、脑炎后或老年患者。患者因渴感减退，虽因多尿致血容量不足及血浆渗透压增高但无明显口渴症状，未能通过多饮水以补充丢失的体液，导致严重的高钠血症。有研究报道对这些患者可首选氯磺丙脲，因本药可提高患者的渴感反应能力；如疗效不佳，应加用 DDAVP 并嘱患者多饮水，定期追踪血钠变化，调整饮水量和药物的剂量。

2. 妊娠期DI

多选用DDAVP控制尿量，但由于DDAVP含5%～25%的催产素活性，故要注意其不良反应。应根据患者的尿量、口渴程度以及血钠水平调整DDAVP剂量。分娩后随着血中加压素酶水平的迅速降低，患者的尿崩症状可明显减轻或消失。

3. 头部创伤或颅脑手术引起的DI

通常为一过性DI，少数可为永久性DI。在确定是否需要长期补充前应避免使用长效抗利尿药物。可予短效的垂体后叶素每次5IU肌内注射，或DDAVP经鼻给药或口服（每次0.1mg）。由于不能预知患者血ADH水平低下的状态何时恢复，也无法确定患者是否会继以SIADH，因此每次使用垂体后叶素或DDAVP后应于4～6小时测定尿比重及尿渗透压。如果尿比重仍＜1.005、尿渗透压＜200mmol/L，并且尿量连续两小时均达200～250mL，方可继续给药1次。

4. DI伴甲状腺功能减退症（甲减）或肾上腺皮质功能减退症

部分性中枢性DI伴甲减或肾上腺皮质功能减退症者用甲状腺素或糖皮质激素替代治疗后，多尿症状常常加重。这是因为在甲状腺激素与肾上腺糖皮质激素水平低下的状态下低钠血症不能最大限度地抑制ADH的分泌，故患者血中ADH不适当增多。但给予甲状腺激素或糖皮质激素替代治疗后，患者的ADH分泌会受到一定的抑制，故多尿症状可能加重。因此，对伴有甲减或肾上腺皮质功能低下的DI患者在进行相关激素的替代治疗时需注意尿量的变化并相应地调整DDAVP的剂量。

第四节 生长激素缺乏症

垂体生长激素缺乏可以是单独存在的，也可以伴随垂体其他激素的缺乏，可以是先天性的，也可以是获得性的（如肿瘤、外伤、放射后等）。

一、病因

大多数垂体单独性生长激素缺乏的病因不明，称为特发性。约25%的患者是器质性的，除少数外，多是伴生长激素不足的垂体多激素缺乏病变。这些器质性病变的病因，约一半是中枢神经系统肿瘤（包括颅咽管瘤、生殖细胞瘤），其他少见的有中枢神经系统发育不良、视交叉部位发育不良、白血病、中枢神经系统受放射后、中枢神经系统外伤、组织细胞增多病、中枢神经系统感染等。

二、临床表现

几乎所有的特发性生长激素缺乏性侏儒出生后即存在生长缺陷，但往往几年后才由于身材矮小就诊时被诊断。病儿诊断的年龄有两个年龄段的集中现象,一个是在5岁左右,原因可能与病儿就学时,身高较同龄儿童明显矮有关;另一个是女孩在10～13岁,男孩在12～16岁,可能与青春期延迟,同时生长速度明显慢于同龄儿童有关。

体格检查中,很重要的一点是准确测定身高和体重。准确的身高、体重随时间推移图表不仅可以了解患者的生长速度,还可以与正常儿童的平均数据作比较,判断生长速度和身高是否异常。

除测定身高体重外,还需要测定臂展、身体的下部量(从耻骨联合上缘到足底的长度)、上部量(身高减去下部量)和身体上下身比例。

做体格检查时,还需要注意青春发育期的征象,有没有其他疾病的体征,如Turner综合征、Noonan综合征与Russell-Silver综合征等。

三、诊断与鉴别诊断

临床上出现矮小的患者,明确是否是生长激素缺乏,需要确定他们体内生长激素的水平。单独生长激素测定不能作为确诊的指标,需要采用生长激素激发试验:具体有胰岛素低血糖试验、精氨酸试验、左旋多巴试验、可乐定试验和胰高血糖素试验。上述激发试验中,至少有2个试验中生长激素反应值不能大于10ng/mL,才认为患者体内生长激素水平低下。

除生长激素测定外,还应该测定甲状腺激素和促甲状腺激素,了解甲状腺功能,排除甲状腺功能低下引起的呆小病;全血细胞计数分析、红细胞沉降率(血沉)等测定,了解肠道炎症等疾病。

确定生长激素水平低下的同时,应该对头颅进行MRI扫描,以排除颅咽管瘤之类的颅内肿瘤。所有的生长激素缺乏性侏儒患者中,约15%的患者可见垂体有异常信号,如异常的高信号、空蝶鞍或小蝶鞍等。

骨龄的测定有时也有一定的参考意义。一般家族性矮小患者的骨龄与实际年龄相符,而生长迟缓、营养不良、内分泌性疾病(甲状腺功能减退、皮质醇增多症、生长激素缺乏症等)患者的骨龄低于实际年龄。骨龄的测定,还可以推测患者今后生长的潜能,为治疗提供参考。

四、治疗

确定生长激素缺乏症矮小的患者,最有效的治疗方法是进行生长激素替代治疗。

第五节 抗利尿激素不适当分泌综合征

抗利尿激素不适当分泌综合征（SIADH）又称不适当抗利尿综合征（SIAD），是一种以低渗性低钠血症和尿液稀释功能障碍为特征性表现的水钠平衡异常，临床上既没有肾脏疾病的表现又无确定的兴奋抗利尿激素分泌的非渗透性刺激。低钠血症通常是指血钠浓度＜135mmol/L。

一、病因与发病机制

（一）病因

SIADH发生的基本原因是水分摄入过多和肾脏排水的障碍，但其根本的病因尚未完全阐明。已知多种原因与SIADH的发病有关，主要病因可归纳为五大类：肿瘤、药物、神经疾病、肺部疾病及其他各种原因等（表4-1）。

表4-1 SIADH的主要病因

肿瘤	药物	神经疾病	胸肺疾病	其他
肺癌	抗利尿激素	脑膜炎	肺炎	急性精神病
胰腺癌	缩宫素（催产素）	脑炎	肺结核	手术后
膀胱癌	长春花生物碱	脑部肿瘤	气胸	艾滋病
白血病	顺铂	蛛网膜下隙出血	正压换气	特发性疾病
胸腺瘤	氯磺丙脲	大脑和小脑萎缩		
淋巴瘤	卡马西平	颅脑损伤		
肉瘤	吩噻嗪	急性间歇性卟啉症		

（二）发病机制

根据高渗盐水输注试验研究的结果，精氨酸加压素（AVP）分泌的渗透压调节异常有4种类型。

A型（不规则AVP分泌型）：占40%左右，大量的抗利尿激素分泌完全不受渗透压调节，见于肺癌、中枢神经系统疾病及精神病患者，可能与异位分泌和非渗透性的兴奋有关。

B型（AVP释放阈值降低型）：约占30%，AVP分泌仍受渗透压调节，但阈值降低，见于胸肺疾病和肿瘤患者，可能与AVP分泌容量、压力调节传入通路障碍有关。

C型（"加压素漏出"型）：约占20%，加压素分泌的渗透压调节完全正常，但当渗透压低于阈值时，加压素仍持续分泌，偶见于恶性肿瘤患者，可能是抑制性渗透压感受器受损或存在持续性、非渗透性的AVP分泌的刺激。

D型（"低加压素抗利尿"型）：约占不到10%，渗透压调节分泌加压素完全正常，但当血浆渗透压低于AVP分泌阈值、加压素分泌抑制时，尿液仍不能最大限度稀释。可能的原因是：肾脏对加压素的敏感性增高，或内源性抑制物质缺乏，或有另一种抗利尿物质存在。

二、临床表现

（一）低钠血症

低钠血症症状的严重程度与血钠降低的速度及血钠的水平有关，血钠水平降低越快、血钠的浓度越低，症状就越严重。

低钠血症临床症状无特异性，主要表现为消化系统和神经病学方面的症状。当血钠水平＞120mmol/L时，多数患者可无临床症状；当血钠水平＜120mmol/L时，可出现疲倦、厌食、恶心、呕吐、神经过敏、头痛、肌肉无力和痉挛等；当血钠浓度＜110mmol/L时，患者可出现倦怠嗜睡、迷糊、反射受抑制、抽搐，甚至昏迷、危及生命。

（二）容量正常

SIADH呈现为正常容量性低钠血症的临床特点，患者血钠降低、无容量降低的临床表现；尽管体液总量可稍有增加，但患者无水肿。

三、实验室检查

（一）低钠血症和血浆渗透压降低

血钠浓度＜135mmol/L，血浆渗透压常＜270mmol/L。

（二）尿钠和尿渗透压偏高

SIADH患者存在排钠倾向，尿钠一般＞20mmol/L，尿液渗透压常高于血浆渗透压。

（三）血尿素氮水平降低

SIADH患者血尿素氮、肌酐水平常降低。

四、诊断与鉴别诊断

（一）SIADH的诊断标准

SIADH是一种正常容量性低钠血症，诊断标准包括以下5个方面。

(1) 低钠血症（＜135mmol/L）、低血浆渗透压。

(2) 尿渗透压超过血浆渗透压。

(3) 肾脏排钠增加（＞20mmol/L/d）。

(4) 无水肿、腹腔积液，无细胞外液容量减少。

(5) 肾功能、肾上腺功能和甲状腺功能均正常。

(二) 高容量性低钠血症

高容量性低钠血症有细胞外液容量增加的病史和体征，如顽固性心力衰竭、晚期肝硬化伴腹腔积液或肾病综合征等，常伴明显的水肿、腹腔积液，患者血压无明显降低，尿量减少，一般＜800mL/d，尿钠通常＜10～20mmol/L。

(三) 低容量性低钠血症

低容量性低钠血症患者的细胞外液容量降低，有出血、失钠、胃肠消化液丧失等原发疾病史，在无肾脏失钠的情况下，尿钠通常＜10mmol/L；临床上有明显的低血容量表现，低渗表现可不十分严重，由于肾小球滤过率降低，血浆中肌酐和尿素氮水平升高，尤以尿素氮为明显。

(四) 脑性盐耗综合征

脑性盐耗综合征（CSWS），本症是在颅内疾病的过程中肾脏不能保存钠而导致进行性尿钠自尿中大量流失，并带走过多的水分，从而导致低钠血症和细胞外液容量的下降。CSWS的主要临床表现为低钠血症、尿钠增高和低血容量；对钠和血容量的补充治疗有效，而限水治疗无效，反而使病情恶化。

五、治疗

(一) 限制水的摄入量

对于慢性SIADH患者，首要的措施是限制水的摄入，控制在500～1000mL/24h。

(二) 降低AVP肾脏作用药物

对不能耐受限水的慢性病患者，可采用降低AVP肾脏作用的药物如地美环素（去甲金霉素）600～1200mg/d，用药3周达最大治疗效果，不良反应包括氮质血症、光过敏、恶心和呕吐等。

(三) 高渗盐水输注

仅对伴有明显神经系统症状的严重低钠血症患者可用3%高渗盐水输注治疗，纠正低钠血症速度宜慢，血钠升高的速度不超过0.5mmol/h或10mmol/24h，血钠水平达到120～125mmol/L时，停止高渗盐水输注。纠正低钠血症过快可导致严重的、持久的中枢性脑桥脱髓鞘症（渗透性脱髓鞘综合征）。

（四）积极诊治原发病

SIADH 主要病因可归纳为五大类，这些原发病即基础病，对于本病的治疗非常重要，因此应积极诊治原发病。

第五章 性腺疾病

第一节 性腺疾病的诊断

随着近年分子遗传学和实验胚胎学研究的进展,以及下丘脑-垂体-性腺轴评价方法的不断改进,性别决定和性分化过程得到了更为明确的阐释,对临床工作中性腺疾病的诊断有着重要的促进作用。正常性别决定依赖于胚胎期性染色体的完整性,由多种分子共同作用引导生殖细胞发育,向尿生殖嵴迁移,在 Y 染色体存在的条件下(46,XY)形成睾丸,或者在第二个 X 染色体存在而缺乏 Y 染色体时(46,XX)形成卵巢。性别决定过程存在于性别分化的不同阶段。目前已经发现许多基因参与性别决定和性别分化的过程,这些基因的缺陷或多或少会影响这一过程。正常的性分化从胚胎发育开始至青春期发育成熟,是一个连续的过程。在此过程中,胚胎期的性腺分化形成人的主性征,到青春期时性腺发育加速,此时性激素分泌增多,第二性征发育明显,最终成为性成熟的男性和女性。性分化异常可能源于染色体、生殖腺或性激素的产生及活性异常,可发生于宫内发育的任何阶段,并导致严重的两性畸形或仅产生轻微的改变,常常在儿童期和青春期表现最为明显。因而儿童期和青春期是诊断该类疾病的重要阶段。目前已经发现多种基因在性分化的各个阶段产生重要影响。睾丸、卵巢、肾上腺的性激素分泌异常或性激素本身的作用异常都会引起人类性征变化。

一、性别决定和性分化异常

从原肠胚的中胚层直至性腺的形成过程中,存在多种基因的调节。在中胚层发育出尿生殖嵴的过程中,空孔同源盒(Emx)2、GATA 结合蛋白 4(GATA-4)、类固醇生成因子(SF)-1、Lim 激酶基因(Lim1)、Lim 同源盒(Lhx)9、威尔姆斯瘤抑制基因(WT1)等都发挥了重要的作用。尿生殖嵴是肾上腺、性腺和肾脏的共同来源,因此这些基因的缺陷可能会对这 3 种组织产生共同影响。其中,WT1(11P13)缺陷常引起性腺发育障碍伴发肾脏疾病;SF-1(9q33)缺陷可以导致性腺和肾上腺形成障碍。尿生殖嵴具有形成睾丸和卵巢的双向潜能,而性染色体的完整对于这一过程的性别决定有着重要的意义。目前发现至少有两个位于性染色体的基因对人类的性征起着重要作用。一个是位于 Y 染色体短臂决定男性性征的性别决定区 SRY(Y 性别决定区,Yp11)和位于 X 染色体短臂对卵巢发育必需的 DAX1(X 基因上 DSS-AHC 关键区,Xp21.3)。SRY 与 DAX1 产物相互竞争调节 StAR(类固醇激素合成急性调节蛋白)的产生,StAR 是激素生成的第一步,促进胆固醇转化为孕烯醇酮。在男性,SRY 的表达强度超过单一 DAX1,促进睾丸的发育和 T 的产生。而女性没有 *SRY* 基因，因此两条 *DAX1* 基因发挥作用，下调 StAR，抑制睾丸的发育，而促进卵巢的发育。*SRY* 基因的突变可导致性腺发育不良，而 DAX1 缺陷可以导致肾上腺皮质、垂体和性腺发育障碍并引起混合型性腺发育不良和先天性肾上腺皮质增生症。另外，位于常染色体的 *SOX9*(SRY 样 HMG 框基因 9，17q24) 基因在男性睾丸形成过程中也有着重要的作用，其缺陷常表现为躯干发育异常、男性性腺发育不全或 XY 性反转。当性腺形成后，性激素活性或特异性受体信号转导的降低可以导致生殖道的功能缺陷，包括 MIS(苗勒管抑制物基因，19pl3) 或 MISR1(苗勒管抑制物受体 II 基因，12q12～13) 缺陷导致的苗勒管永存综合征，AR(雄激素受体基因，Xq11～12)、HSD17B3(17β 羟化类固醇脱氢酶基因，9q22)、CYP17(17α- 羟化酶基因，10q24～25) 或 SRD5A2(5α 还原酶 2 基因，5pl5) 缺陷导致的男性假两性畸形。当肾上腺发育后，涉及激素合成的 CYP21(21 羟化酶基因，6q21.3)，HSD_3B2(3β- 羟化类固醇脱氢酶基因，1p13.1) 或 CYP11B1(11 羟化酶基因，8q24) 等基因编码产物质或量的降低可以导致女性假两性畸形伴男性化。

二、性征和性分化异常

性征是区分两性的重要特征，除主性征和第二性征外，性染色体和社会心理性别也是性征的重要组成部分。这些特征构成了个体各个性别层次的染色体性别、性腺性别、外生殖器性别、激素性别和社会性别。性别分化异常常表现为各性别属性或性别层次的紊乱、缺陷或不一致，因此明确患者各性别属性是诊断该类疾病的重要线索。

性分化异常疾病主要可分为以下几种。

(1) 由性染色体的数目和结构异常所致的染色体性别异常。包括染色体不分离、缺失、断裂、重组及遗传物质的转位等。临床表现为 Klinefelter 综合征、XX 男性、Turner 综合征、混合型性腺发育不良和真两性畸形。

(2) 由生殖器发育异常所致的生殖器性别异常。在此类疾病中，患者的染色体核型正常。但性染色体或常染色体的突变、致畸物或生殖器创伤等可干扰生殖器的发育。此类疾病包括性腺发育不良和无睾丸综合征。

(3) 由激素产生或活性异常所致的表型性别异常。该类疾病的病因主要是性腺激素合成障碍、肾上腺激素产生异常、外源性激素及激素受体的异常。

三、性分化异常的诊断

性分化异常的诊断较为复杂。询问病史、体格检查、实验室检查、影像学检查及必要时的手术探查有助于确诊。在此类疾病的诊断过程中可首先通过这些检查手段评估患者的染色体性别、性腺性别、生殖器性别、激素性别等一般情况，明确性别属性的紊乱（各性别属性的不一致性或辨别不清）或缺陷，再依据具体情况做进一步的诊断分析，这样有助于该类疾病的快速、准确地诊断。

(一)新生儿期或儿童期两性畸形的诊断

当发现婴幼儿两性畸形应想到性分化异常或性发育异常的可能。应详细询问病史和进行仔细的体格检查。仔细检查腹部及直肠，了解中线结构如子宫等可以评估苗勒管结构。其他有益的发现包括脱水、成长缓慢、色素沉着[失盐性先天性肾上腺皮质增生症(CAH)]及合并其他异常如心脏杂音或蹼状颈等。应检查阴茎的大小及尿道开口的位置。任何双侧隐睾或单侧隐睾伴有尿道下裂者应考虑是否存在性别分化异常。在腹股沟及阴唇、阴囊皱褶或阴囊部位检查生殖腺很重要。因为卵巢不能下降至该区域，如果能触及，很可能是睾丸，因此排除女性假两性畸形。根据有无性腺，进一步鉴别外生殖器两性畸形。对高度怀疑为性分化或发育异常者要明确染色体、性腺、肾上腺和相关激素水平的一般情况，行超声检查探查外生殖器、双侧腹股沟、盆腔及肾上腺，测定血浆17-羟孕酮、雄烯二酮、脱氢表雄酮、T和二氢T及进行染色体检查，必要时测定血电解质和皮质醇。

(二)青春期性分化异常的诊断

性分化异常还可表现为青春期发育障碍和成年后的不育。正常的青春期发育过程中，个体促性腺激素和性激素释放增加，第二性征发育；性腺生长和成熟，具有生育能力；身体直线生长加速。青春期是性分化异常的第2个诊断高峰，患者常常因青春期发育异常而就诊。由于青春期就诊的性分化异常常表现相对较轻，因此仔细评估各性别属性变得尤为重要。

四、常见性分化异常疾病

(一)Turner综合征

Turner综合征的分子基础是X染色体单体和X染色体结构异常，典型的核型是45，XO，也可能出现其他嵌合性核型或X染色体的局部缺陷。Turner综合征的染色体异常可分为4大类，即45，XO(43.6%)、嵌合型(24.3%)、X染色体结构畸变(28.1%)、伴有Y染色体(4.02%)。该综合征患者的典型表现为女性表型、身材矮小、性幼稚和躯体发育异常。解放军总医院确诊的11例Turner综合征患者就诊年龄为15~20岁，均表现为出生时身高、体重基本正常，出生后逐渐出现生长迟缓和性发育延迟，青春期后无月经来潮。4例伴有智力低下。患者身材矮小，为125~148cm，上部量比下部量平均长5.75cm，骨龄均小于实际年龄。乳腺发育Tanner I~III期，阴毛、腋毛缺无或稀疏。多数伴有其他躯体畸形，如肘外翻9例，第5指(趾)骨短小7例，面部皮肤多发色素痣6例，腭弓高尖6例，内眦赘皮4例，盾状胸3例，眼距宽2例，双乳间距宽、不对称2例，颈蹼1例，耳位低1例，听力减退1例。染色体核型显示，8例为45，XO，1例为45，X/46，Xi，1例为46，XX，del。10例进行妇科超声检查，4例无子宫，3例为始基子宫，2例子宫发育不良，1例子宫发育正常；7例无卵巢，3例为单侧卵巢。实验室检查：生长激素和吡啶斯的明兴奋试验均正常。E2均值为45.52pmol/L(正常值=77.28~379pmol/L)，LH均值为33.59U/L(正常值为1.4~18.1U/L)，卵泡刺激素(FSH)均值为82.69U/L(正常值为 1.5～9.3U/L)。1984—2006 年，全国共报道 Turner 综合征 1756 例，以原发闭经和身材矮小为主诉者最多，分别占 48% 和 26%。诊断年龄为 1 天至 48 岁，有 94.5% 的患者身材矮小。1740 例有染色体核型分析者中，45，XO 最多，为 759 例 (43.6%)，其他依次为 45，X/46，XX (22.1%)、46，X，i(Xq)(8.4%) 和 45，XO/46，X，i(Xq)(4.1%) 等。有子宫超声记录的 261 例患者中，未发育和发育不良者分别为 48.27% 和 51.34%。179 例有描述月经情况的 14 岁以上患者中，原发闭经和继发闭经者分别占 80% 和 12.8%。有 6 例患者有分娩史。

(二) Klinefelter 综合征

Klinefelter 综合征是最常见的一种睾丸功能减退症，发病率较高。本病的发生机制是卵子或精子在减速分裂时不分离或受精卵在有丝分裂时不分离，患者具有 2 条或 2 条以上的 X 染色体。经典的染色体核型是 47，XXY，其他多条 X 染色体嵌合型属于其变异型。本病在青春期前异常表现不明显，易被忽视。到青春期后，睾丸与同龄人相比偏小、四肢相对较长、语言能力和学习能力障碍者及成年患者睾丸小而硬、T 降低、促性腺激素增高者应考虑本征，需做染色体检查。共诊治 Klinefelter 综合征患者 24 例，其中 21 例染色体为 47，XXY，1 例为 48，XXYY，2 例为 46，XY/47，XXY。血 T 平均为 4.01nmol/L（正常值为 8.4～28.7nmol/L），明显低于正常；促性腺激素明显升高，LH 平均为 45.09U/L（正常值为 1.5～9.7U/L），FSH 平均为 45.36U/L（正常值为 1.4～18.1U/L）。10 例行精液检查，其中 2 例不能射精，1 例精液中精子量少，其余均为无活动精子。1994 年以来，全国共报道 Klinefelter 综合征病例 937 例，其中有染色体核型分析者 803 例。47，XXY 者 670 例 (83.4%)，其中 16 例合并 Y 染色体或常染色体的部分缺失。46，XY/47，XXY 者 69 例 (8.6%)，其他少见的染色体核型包括 46，XX/47，XXY（1 例）、47，XXY/48，XXXY（1 例）、46，XY/47，XXY/48，XXXY（2 例）、46，XY/47，XXY/48，XXXY/48，XXYY（1 例）、48，XXXY（8 例）、48，XXYY（2 例）和 49，XXXXY（4 例）。描述智力情况的 229 例中有 36 例智力低下 (15.7%)。描述乳房情况的 313 例中，有 90 例男性乳房发育 (28.8%)。行精液检查的 329 例中，无精症和少精分别为 314 例 (95.4%) 和 15 例 (4.6%)。

(三) 男性假两性畸形

男性假两性畸形个体的性腺为睾丸，但生殖导管和（或）外生殖器男性化不全。其病因主要有 T 生物合成异常、雄激素对靶组织的作用异常、睾丸发育不全、苗勒管抵抗综合征以及赖迪细胞对 LH 无反应。初步诊断为男性假两性畸形者，应进一步测定血浆 LH、FSH 及 C19、C21 类固醇激素明确病因。我院诊断的男性假两性畸形中，5α 还原酶缺乏症患者 13 例，年龄为 12～24 岁，社会性别女性 11 例，男性 2 例，经查染色体 12 例为 46，XY，1 例为 46，XYdel(14)，均有外生殖器畸形以及青春期后男性化表型不全；雄激素抵抗 9 例，其中睾丸女性化 4 例，年龄 9～20 岁，社会性别男、女各 2 例，染色体检查均为46，XY，表现为女性外阴，经超声证实睾丸均位于腹股沟内，3例阴毛发育差，超声检查无子宫及双附件；雷凡斯坦综合征5例，年龄5～23岁，社会性别女性1例，男性4例，染色体核型1例为46，XY，21P＋，1例为46，XY，yq＋，其余3例均为46，XY，主要表现为尿道下裂，均无子宫及双附件，腋毛稀少FH、FSH多高于正常，T基本在正常范围。1994年以来，全国共报道雄激素抵抗综合征引起的男性假两性畸形267例。社会性别：男性4例，女性263例；性腺性别：全部为睾丸；染色体性别：266例为46，XY，1例为47，XXY（合并有克氏综合征外阴类型：259例为女性外阴（幼稚型）、阴蒂及大阴唇有不同程度肥大，小阴唇不同程度的发育不良。另8例中，2例为发育完全男性外阴，2例为两性外阴，4例未描述。阴道检查显示：259例中255例均为深度不等的盲端阴道，4例无阴道。除1例为男性阴毛分布外其他均为女性阴毛分布，但是有不同程度的稀少甚至缺无。乳房发育情况：267例中，174例具有不同程度的乳房发育，但是乳头、乳晕均较小。56例未说明，35例无乳房发育；睾丸位置及大小显示：267例中，发现睾丸者192例，121例位于腹股沟，33例位于腹腔或盆腔，36例位于大阴唇，1例位于阴阜，1例睾丸位置基本正常，其他未报道睾丸容积1.2～18.8mL。

（四）女性假两性畸形

女性假两性畸形患者常卵巢及苗勒管衍生物（子宫附件）伴外形。女性胎儿在发育过程中受到雄激素的影响而发生男性化。病因主要为男性化型CAH、胎盘芳香化酶P450缺乏、母亲摄入或产生激素过多以及非雄激素引起的尿生殖窦发育异常。其中，CAH有6种主要类别，其遗传方式均为常染色体隐性遗传。6种类型的共同基础是皮质醇合成缺陷，导致ACTH升高和肾上腺皮质增生。Ⅰ～Ⅲ型CAH的缺陷局限于肾上腺并发生男性化；Ⅳ～Ⅵ型的共同缺陷是阻断肾上腺和性腺合成皮质醇和性激素，在男性主要引起不完全男性化，而在女性很少或不引起男性化。诊治的CAH中，21-羟化酶缺乏26例，年龄20天至22岁，社会性别女性22例，男性4例，其中2例染色体为46，XY，2例未查，其余均为46，XX，主要表现为阴蒂肥大，大多数肤色较黑或有明显的色素沉着，实验室检查患者血ACTH高于正常者15例，基础17-酮类固醇（17-KS）、17-生酮类固醇（17-KGS）均高于正常范围，19例行中剂量地塞米松抑制试验，17-KS、17-KGS均可被抑制。血压高（平均为7.65mmol/L），血钠低（平均为112.17mmol/L），血氯低（平均为79.47mmol/L）。生后20天即就诊的患者主要表现为嗜睡、纳差。17-羟化酶缺乏症10例，年龄为3岁零10个月至28岁，社会性别均为女性。7例染色体检查为46，XY，3例46，XX。主要就诊原因为逾青春期性不发育（4例）及发现高血压（4例），同时存在低血钾（9例），实验室检查表现为高ACTH、低血皮质醇、低尿游离皮质醇及尿醛固酮。摄手或足X线平片者7例，5例骨龄小于实际年龄，明显骨质疏松3例。1994年以来，全国共报道366例CAH患者，基础血ACTH升高者占93%(185/198)，血皮质醇低于正常值者占56%(115/207)。其中21-羟化酶缺乏症279例，191例女性中有162例男性化。

正确诊断性分化异常疾病具有一定挑战性，常决定治疗时的性别取向，不但对患者本人而且对其家庭有重要影响。主流社会仅接受两种性别，即男性和女性。出生后如果不能马上确定其是男性还是女性常常会给家庭笼罩上阴影。正确诊断并提出合理的治疗意见对患者家庭和个人都意义重大。在这一过程中，内分泌和泌尿外科的医师应认识到，性别不仅是一个单纯的生物学特征，更是诸多形态发生、功能和心理等多因素的综合。因此，在作出诊断的同时，还应对患者或患者的社会性别和性别角色作出评估。此外，对诸如严重失盐的CAH患者，准确地诊断可以挽救生命。

第二节 性分化异常疾病

按照现代的观点，性决定和性分化过程从遗传性别、性腺性别到表型性别是一个连续的级联式控制的发育过程，到了青春期，随着第二性征的发育，性别差异表面化，成为社会识别的特征。遗传和环境因素对性分化有深刻的影响，可以导致完全的性反转、不同程度的两性畸形或只在青春期性成熟时才表现出来的性腺功能异常。此外，性分化异常还可能是先天性躯体发育异常的组成成分之一。性分化异常疾病主要有染色体性别分化异常疾病、性腺性别分化异常疾病及表型性别分化异常疾病。

一、克氏综合征及其变异性

1956年有多例男性表型而染色质阳性的病例报道，1959年发现此类患者的染色体核型是47, XXY，使染色质阳性的问题得到了解答，以后陆续报道了一些变异型，他们的共同点是至少有两条X染色体和一条Y染色体。克氏综合征的临床特点是青春期出现男子乳房发育、第二性征发育不全、睾丸小、曲细精管变性、性激素水平降低和促性腺激素水平升高。

克氏综合征在男性新生儿中的发病率为1/500～1000，没有种族或地域的差异。其中约70%流产死亡，由此推算全部活男婴的克氏综合征患病率为1.5/1000。

（一）病因和发病机制

1. 47, XXY核型

精子或卵子在减数分裂时染色体不分离，XX卵子与Y精子结合或X卵子与XY精子结合都可以产生XXY核型。在少见的情况下，46, XY合子在有丝分裂时因性染色体不分离而产生47, XXY和45, Y核型，45, Y细胞系一般不能存活。47, XXY患者父母的染色体核型一般是正常的，但是，也有47, XXX或46, XX/47, XXX母亲生育了47, XXY子代的报道。形成47, XXY核型的一个重要原因是高龄母亲妊娠，高龄母亲的卵子减数分裂的双线期延长，卵细胞停留在第一次减数分裂前期，两条X染色体的交联长度减少而不分离。父亲的年龄也有一定关系，在XX-Y患者中，40～49岁父亲占

31%，50～59岁为100%。此外，遗传因素（如阳性家族史）、照射、环境毒素、病毒感染和自身免疫异常的影响尚不清楚。

2. 变异型

以46，XY/47，XXY核型最多见，在外周血、皮肤和性腺中，46，XY核型细胞至少占5%，这种嵌合体的形成可能是47，XXY合子在细胞分裂过程中发生不分离所致。48，XXYY核型有两条Y染色体，主要是精子减数分裂错误，一个XYY精子与一个X卵子或一个YY精子与一个XX卵子结合都能产生XXYY核型。48，XXXY、49，XXXXY和49，XXXYY的形成多与卵子和精子双方的性染色体不分离有关。

（二）临床表现

1. 小睾丸

克氏综合征患者的睾丸长径通常＜1.5cm，最大不超过3cm，约1/3的患者有隐睾，推测胚胎早期的睾丸结构基本正常，胚胎后期发生精原细胞退化凋亡。婴儿期精原细胞减少，儿童期睾丸活检可发现曲细精管变小，精原细胞进行性减少，生精细胞成熟障碍。青春前期在垂体促性腺激素的刺激下，曲细精管发生进行性透明变性，赖迪细胞假腺瘤样聚集，细胞总数在正常范围内。成年期睾丸小而坚实，曲细精管小，纤维化和透明变性，生精细胞数目少，分化停滞，管周弹力纤维缺失或减少。如果缺乏促性腺激素，睾丸不发生上述变化。曲细精管变性的程度因人而异，即使在同一睾丸的不同区域也可有差别。

2. 第二性征男性化不全

青春期启动的时间正常或延迟，约90%的患者在青春期出现乳房发育，阴茎小，胡须、腋毛和阴毛稀少，肌肉发育差。血清T(T)水平低，T的产生率和代谢率减低，E2(E2)水平正常或升高，E2代谢率减低，T/E2比值降低。T对人绒毛膜促性腺激素（hCG）兴奋的反应减低，反映赖迪细胞的功能减退。血清促性腺激素水平增高。

3. 其他异常

出生时体重低，头围小，可有躯体畸形，如指（趾）弯曲。身高随着年龄的增长而增加，成年平均身高180cm，四肢和躯干比例失常（类无睾体型），特别是腿长更加明显，下部量大于上部量，指距的1/2大于上部量。这种比例失常在青春期前就存在，青春期后因雄激素缺乏而加重。智商低，情感发育延迟，语言、拼读和书写能力差，肌肉协调和运动能力减低。下丘脑-垂体-甲状腺轴功能异常，甲状腺对TSH和TSH对促甲状腺激素释放激素（TRH）兴奋的反应减低，甲状腺摄碘率减低，约10%的患者抗甲状腺球蛋白抗体阳性，但是，临床甲状腺功能异常不多见。糖代谢功能受损，胰岛素抵抗，约19%的患者有糖耐量减低（IGT），8%有显性糖尿病。有男子乳房发育的患者发生乳腺癌的危险比正常人群乳腺增生者高18倍，比正常男子高50倍。8岁以上患者20%～50%发生原发性纵隔生殖细胞瘤，肿瘤分泌hCG，可引起假性腺早熟。约25%的成年患者有骨质疏松。此外，慢性肺疾病和静脉曲张性溃疡的患病率亦增高。克氏综合征患者合并雄激素抵抗的病例已有报道，这些患者除了克氏综合征的临床表现，外生殖器可以是女性型或两性畸形。

（三）诊断

青春期前儿童存在下列表现的任何一项都应考虑克氏综合征的可能。

(1) 腿长。

(2) 睾丸和（或）阴茎小。

(3) 学习困难。

(4) 说话和语言能力发育延迟。

(5) 新生儿伴有隐睾、小阴茎或乳腺增生。

应进一步做染色体核型检查，以求早期作出诊断。成年患者根据临床表现和血清促性腺水平升高可以作出初步诊断，染色体核型分析最后确定诊断。

（四）治疗

儿童期明确诊断的患者在 11～12 岁开始 T 替代治疗，使青春期提前启动，以减轻患者的心理压力。开始剂量为十一酸 T(TU) 或庚酸 T(TE) 50mg，每个月肌内注射 1 次；当骨龄达到 14 岁时，剂量增加至 100mg，每个月 1 次；当身高达到正常平均身高时，改为 200mg，每 2 周肌内注射 1 次。其他剂型如 T 皮肤贴片亦可使用。有男子乳房发育的患者应尽早施行乳腺切除术。

二、XX 男性综合征

XX 男性综合征是一种较为少见的染色体异常疾病，在男性中的发病率约为 1/20000，多为散发性，临床表现和睾丸组织学所见类似克氏综合征。

（一）病因和发病机制

在 X 和 Y 染色体短臂末端有一个假常染色体区（PAR），PARX 和 PARY 所含的遗传信息是同源的，在减速分裂配对时会发生遗传物质的相互交换。SRY 的位置邻近 PAR 的近侧端，如果 Xp 和 Yp 发生包括 SRY 在内的非平衡交换，一方面产生含有 SRY 的 XX 性染色体核型，而另一方面为无 SRY 的 XY 核型，形成两种类型的性反转。SRY 阳性 46，XX 男性 Y-to-X 易位的剂量是非均一性的，从仅仅是包括 SRY 域到 Yp 的 40%，约 1/3 患者的切点在蛋白激酶基因（PRKY 和 PRKX）区，易位的短臂部分越多，表型的男性化越完全。约 80% 的 XX 男性患者是 Y-to-X 易位所致，其余 20% 的患者 SRY 阴性。发病机制可能如下。

(1) Y 染色体在胚胎早期丢失。

(2) 存在含有 Y 染色体的隐性细胞系。

(3) 常染色体或 X- 连锁基因突变而具有 SRY 的功能。

（二）临床表现

临床表现类似克氏综合征，小睾丸，隐睾，小阴茎，约 10% 的患者有尿道下裂，男子乳房发育，胡须、腋毛和阴毛稀少，齿冠小。睾丸活检曲细精管小，数目少，生精细胞缺如或稀少，管周和间质纤维化，赖迪细胞聚集。T 的产生率和对 hCG 兴奋的反应减低，卵泡刺激素（FSH）和 LH 的基础分泌及对促性腺激素释放激素（GnRH）兴奋的反应增高。但是，智商、身高及四肢和躯干比例一般正常。

（三）诊断和鉴别诊断

(1) 男性表型伴小睾丸和（或）小阴茎。

(2) 隐睾。

(3) 男子乳房发育。

(4) 血清 T 水平降低，促性腺激素水平升高。

(5) 染色体核型 46，XX。本病应与克氏综合征相鉴别，46，XX 男性综合征患者智商相对较好，身材不过高，无类无睾体型，决定性的鉴别点是染色体核型分析。

（四）治疗

大多数患者在青春期第二性征发育不全，需要 T 替代治疗，治疗原则可以参照克氏综合征的顺序渐进方法。有男子乳房发育的患者，应施行乳腺切除成形术。

三、Turner（特纳）综合征

特纳于 1938 年报道 1 例女性患者，临床表现身材矮、性不发育、颈部和肘外翻。2 年后发现本病成年患者的性腺为苍白的条索状结缔组织，尿促性腺激素水平增高。1979 年发现本病患者的染色体核型为 45，X 单体型，后人把这种核型的患者称为特纳综合征。以后又发现许多变异型，他们的染色体核型是含有一个 45，X 细胞系的嵌合体或性染色体（X 或 Y）的部分性缺失（结构异常）。

（一）病因和发病机制

1. 45，X 核型

卵子或精子减数分裂过程中丢失 1 条 X 染色或染色体不分离，形成 45，X 和 47，XXX 或 47，XYY 两种细胞系，如果只有 45，X 细胞系存活下来，胎儿就成为 45，X 单体型。少数情况下，配子的分化正常，合子在有丝分裂过程中发生错误，如第 1 次有丝分裂后期延迟可引起性染色体丢失或不分离，形成性染色体单体型。X-连锁性状家系分析和 DNA 分析显示，77% 的 45，X 患者是父本的 X 染色体丢失，23% 是母本 X 染色体丢失。45，Xm 个体心血管畸形和颈璞的发生率增高，身高偏向母亲，而不是父母的平均身高。与 47，XXY 的形成机制不同，45，X 核型的形成与高龄妊娠无关。

2. 变异型

嵌合变异型中最常见的是 45，X/46，XX，其他嵌合型还有 45，X/47，XXX 和 45，X/46，XX/47，XXX，45，X/46，XY，45，X/47XYY 和 45，X/46，XY/47，XYY。性染色体结构异常包括 46，XXqi，45，X/46，XXqi，46，XXpi，46，XXr，45，X/46，XXr，46，XXp-，45，X/46，XXp-，46，XXq-，45，X/46，XXq-，双着丝粒 X 和 X-常染色体易位。

（二）临床表现

1. 45，X核型

（1）矮身材：患者在宫内发育停滞，出生时身长和体重均低于正常婴儿。从出生到青春期的生长速度是逐年下降的，与正常儿童比较，3岁时身高 -3.0±1.5SD，骨龄9岁时身高比正常儿童矮16cm，青春期后相差约20cm。儿童期的坐高/站高比值亦较高，提示四肢特别是下肢的生长阻滞，16岁以后身体的线性生长几乎停顿下来。根据欧洲661例性腺发育不全患者（其中51%是45，X核型）的调查，最后身高为144.3±6.7cm。生长迟缓的原因主要是X染色体上的*SHOX*基因缺失或结构异常。1997年，Rao等在性染色体的假常染色体区发现含同源框矮身材基因SHOX，基因位于XP22和Yp11.3。该基因可以逃避X染色体的失活，两条性染色体上的SHOX同时表达，以剂量依赖方式控制骨骼发育。由于拼接的不同，*SHOX*有两种转录产物，含有293个氨基酸残基的SHOXa在骨骼肌、心脏、胰腺和骨髓成纤维细胞表达，含有225个氨基酸残基的SHOXb在骨髓成纤维细胞高度表达，在肾脏和骨骼肌低表达。45，X核型患者的矮身材、第四掌骨短和肘外翻等骨骼畸形与*SHOX*基因缺失有关。另一个影响线性生长的因素是生长激素-类胰岛素生长因子-1（GH-IGF-1）系统，本病患者在8岁以前GH的脉冲频率和幅度均减低，10岁以后IGF-1水平减低，雌激素替代治疗可使GH和IGF-1水平升高。

（2）性幼稚：本病患者的性腺是条索状纤维组织，呈螺纹状排列，像卵巢基质，但是没有始基卵泡，门区有髓质和中肾小管的残余成分。青春期后，有门细胞样上皮细胞聚集。根据自然流产胚胎的研究，胚胎早期原始生殖细胞存在，胚胎3个月后，由于结缔组织的生长而消失，提示原始生殖细胞是在卵泡形成期凋亡的，卵细胞的发育需要2条活性X染色体。约1/3的患者卵巢有部分发育，其中5%~10%的患者卵巢中有$1×10^4$以上的卵泡。足以诱发乳房发育，受孕的病例已有报道。欧洲的大样本研究显示，12岁以上经典型和变异型的患者中，16%有自发的青春期发育，包括乳房发育和月经来潮，但是只有约30%的患者月经能维持9年以上，自然受孕率为3%~5%。有自发青春期发育的患者大多存在一个46，XX细胞系。个别患者有阴蒂肥大，原因可能是存在隐性Y细胞系，条索状性腺能分泌雄激素。本病患者缺乏性激素对下丘脑-垂体的反馈调节，血清FSH水平在4岁以前升高，5~10岁下降至正常高限，10岁以后再次升高，并达到去势水平。LH水平的变化与FSH相似，但是血清浓度只有FSH的1/3。LH和FSH对GnRH兴奋的反应随基础分泌的规律而波动。

（3）多发性躯体畸形：面部畸形有小颌，招风耳、耳畸形和耳位置低，鱼样嘴，眼睑下垂，斜视和颚弓高尖。颈部畸形有短颈、颈蹼和后发际低。胸部畸形有盾胸、小乳头、乳头内陷和乳晕大。骨骼畸形有第4掌骨短，肘外翻，膝外翻，指弯曲和脊柱侧弯。皮肤异常有先天性手足淋巴水肿，多发性色素痣，胼胝形成倾向和指甲异常。内脏异常有主动脉缩窄，传导性耳聋，肾脏畸形，小肠毛细血管扩张症，多发性血管瘤和静脉曲张。智商低，方向感和空间感差，思维幼稚，缺乏自尊心，人际关系处理困难。

(4) 伴发疾病：15%～30%有自身免疫性甲状腺炎和毒性弥漫性甲状腺肿，50%有甲状腺抗体阳性或甲状腺功能减退。牛皮癣性关节炎的发病率增高。1型糖尿病的患病率增加1倍，2型糖尿病增加4倍。肝病增加，44%肝酶水平升高，发生肝硬化的危险增加5.7倍，发生炎症性肠病危险亦增加。

(5) 胚胎期死亡：45，X核型合子妊娠的概率约为2%，其中只有约1%能发育到足月分娩，45，X核型胎儿的自然流产率约为70%。

2. 变异型

以45，X/46，XX变异型最多见，仅次于经典的45，X核型。由于有一个正常细胞系的修饰作用，躯体畸形相对少见或程度较轻，身高可以接近正常，性腺可为一侧条索状物，对侧为发育不全或正常卵巢，也可能是双侧发育不全或正常卵巢，可有月经，甚至有生育能力。46，XXqi核型可以为单着丝粒或双着丝粒，常与45，X组成嵌合体，Xqi约2/3是由母本的X染色体短臂缺失引起。性腺多为条索状物，少数患者为发育不全卵巢，可有月经来潮，身材矮，有不同程度45，X型躯体畸形。46，XXp-核型患者约50%有第4掌骨短和皮肤色素痣，其他躯体畸形少见，身高一般正常。性腺为发育不全卵巢或正常卵巢。46，XXp-和45，X/46，XXp-患者的临床表现与46，XXqi相似，Xp缺失越多，性腺的发育程度越差，躯体畸形越严重。46，XXq-和45，X/46，XXq-核型较罕见，Xq-缺失几乎都有条索状性腺和无青春期发育，约40%身材矮，其他躯体畸形少见。46，XXr和45，X/46，XXr核型：Xr是X染色体的短臂和长臂缺失，近侧端融合形成环状染色体，两臂的染色质均有大量丢失。患者的性腺有一定程度发育，约1/3有青春期发育和月经来潮。多有身材矮，躯体畸形少见。智商低，学习困难，可有行为异常。45，X/46，XY，45，X/47，XYY和45，X/46，XY/47，XYY患者的表型可以是女性型、两性畸形或男性型，性腺类型可以是一侧条索状物，对侧发育不全睾丸或双侧发育不全睾丸。生殖导管衍化器官常见为子宫输卵管和附睾输精管并存，可有不同程度躯体畸形。

(三) 诊断

本病患者具有独特的临床表现，诊断一般不困难，应力争早期诊断，早期诊断早期治疗对患儿获得尽可能多的线性生长十分重要。染色体核型分析对诊断具有决定性意义。凡是身高比同龄儿童矮2.5SD以上、多发躯体畸形和（或）青春期延迟而血清FSH水平增高者均应进行染色体核型检查。其他早期征象是血清FSH水平升高，FSH的变化规律已如前述，FSH水平增高提示存在性腺发育不全。一旦确定性腺发育不全的诊断，应进行肾脏超声检查，排除肾脏发育畸形；心脏超声评价心血管畸形；甲状腺功能测定；听力测定和骨密度测定等，以评估病情的严重程度。

(四) 治疗

1. 人生长激素 (rhGH) 治疗

虽然本病患儿的矮身材不是GH和IGF-1缺乏引起，但是，给予外源性rhGH仍可以提高线性生长速度，最后身高平均可以增加 5～10cm。rhGH 适用于所有的性腺发育不全患儿，凡是身高比同龄均值低 2SD 或生长速度低于每年 5cm 的患者都是适用对象。剂量宜个别化，常规剂量为每周 0.375/kg，分 6～7 次注射，每天 1 次，不间断治疗直至生长速度<每年 2cm 或骨龄> 15 岁。

患儿对治疗的反应呈不均一性，影响疗效的因素如下几个方面。

(1) 开始治疗的年龄，以 5～6 岁前开始治疗效果较好。

(2) 疗程的长短，不间断长期治疗效果较好。

(3) 给药的剂量和次数，剂量应根据治疗反应调整，给药次数以每天 1 次为佳。

(4) 是否与氧甲氢龙和（或）雌激素联合使用，联合使用者疗效较好。

(5) 父母的身高，父母的平均身高较高者治疗反应较好。

有学者报道前瞻性 rhGH 长期治疗特纳综合征的效果，70 例 4.7～12.4 岁对 GH 激发试验有正常反应患儿随机分为 4 组。

①对照组，对照期为 1 年。

②氧甲氢龙组，口服氧甲氢龙 0.125mg/(kg·d)。

③rhGH 组，rhGH 0.125mg/kg 皮下注射，每周 3 次。

④氧甲氢龙＋rhGH 联合治疗组，以联合治疗组的疗效最好，1～2 年后全部患儿都改用联合疗法。3 年后大多数患儿的 rhGH 剂量为每周 0.375mg/kg，共治疗 9 年，最后平均身高为 151.7cm，身高平均净增长 9cm。rhGH 的剂量过大可引起胰岛素抵抗，但是无血糖增高。

2. 雌激素治疗

雌激素治疗可以增加生长速度，开始治疗的年龄一般在 15 岁左右，以免骨骺过早闭合。一组 21 例患儿平均年龄 13 岁，骨龄 10.7 岁，应用结合雌激素 (CE) 9μg/(kg·d) 或乙炔 E2(EE) 141ng/(kg·d) 口服治疗，开始线性生长加速，12 个月后降低至治疗前水平以下，最后身高与不治疗组比较没有差异。雌激素治疗如果总剂量＞2500mg，疗程超过 7 年或每天 CE＞1.25mg，发生子宫内膜癌的危险增加。

3. 激素替代治疗（HRT）

HRT 的目的是促进第二性征的发育，一般在 13 岁开始，CE 0.3mg 或 EE 5μg 或小剂量 17β-E2 皮贴，在 2～3 年 CE 可渐增至 0.6～1.25mg 或 EE 10μg，每天口服 1 次，连服 21 天，从第 10～21 天加服甲羟孕酮 5～10mg/d。雌激素的剂量调整以最低有效剂量维持第二性征发育、撤退出血和防止骨质丢失为原则。

四、真两性畸形

真两性畸形是体内同时并存卵巢和睾丸两种性腺组织的一种性分化异常疾病。卵巢组织的特征是含有卵泡，只是基质排列像卵巢而无卵泡存在或条索状性腺有几个卵细胞都不能判定为卵巢组织。本病的发病率约占全部两性畸形患者的 10%。

(一)病因和发病机制

真两性畸形的病因有以下几种可能性。

(1) 单合子性染色体镶嵌,是染色体在减数分裂或有丝分离时发生错误所致,如46,XX/46,XY 镶嵌,两个细胞系起源于同一祖细胞。

(2) 非单合子染色体镶嵌,是两个受精卵融合或2次受精的结果,如46,XX/46,XY,两个细胞系来源于不同的祖细胞。

(3) Y-to-X 或 Y-to- 常染色体易位。

(4) X-连锁或常染色体基因突变而具有 Y 染色体的功能。

约60%的患者染色体核型是46,XX,其中约85%的白细胞或成纤维细胞 SRY 阴性。但是,如果用分子遗传学方法来检测卵巢组织中的 *SRY* 基因或用组织化学方法检测 SRY 蛋白,则为阳性,提示46,XX 核型患者存在隐性单合子或非单合子镶嵌。在46,XX 真两性畸形家系成员中曾发现46,XX 男性综合征患者,均为XX(SRY-),基因 DNA 分析显示,隐性镶嵌、X-连锁基因突变、常染色体突变或 SRY-to-X 易位都是可能的致病原因。

约23%的患者是46,XX/46,XY 核型,原因是单合子或双合子镶嵌。约12%的患者为46,XY 核型,SRY 阳性,卵睾的 DNA 分析发现突变的和正常的 *SRY* 基因隐性镶嵌,提示正常合子的 SRY 突变可以形成卵巢组织。

(二)临床表现

1. 性腺类型

根据大组病例的统计,约50%的患者一侧为卵睾,对侧为卵巢或睾丸,卵巢多在左侧,睾丸或卵睾多在右侧,可位于睾丸下降途径的任何位置。约30%的患者为双侧卵睾。约20%的患者一侧为卵巢,对侧为睾丸。卵巢和卵睾的卵巢部分通常有功能,睾丸或卵睾的睾丸部分往往无功能。

2. 生殖器官

几乎所有的患者外生殖器为两性畸形,常见为小阴茎或阴蒂肥大伴尿道下裂。生殖导管的分化依性腺的功能而定,卵巢或无功能睾丸一侧生殖导管衍化器官为子宫和输卵管,有功能睾丸一侧为附睾和输精管,也可能两套生殖导管衍化器官并存。约50%的患者有腹股沟疝,疝囊的内容物为发育不全的性腺和子宫。约50%的患者在青春期有乳房发育和月经来潮,46,XX 核型患者有排卵和受孕的可能。睾丸和卵睾一般无精子发生,睾丸间质区纤维化。

3. 血清性激素水平

血清 T 水平降低,E2 水平升高,T/E2 比值降低,LH 和 FSH 水平升高。卵巢功能正常的患者,LH、FSH 和 E2 水平在正常范围,并有周期性变化。

(三)诊断

所有外生殖器两性畸形的患者都应考虑存在真两性畸形的可能性,如果染色体核型为46，XX/46，XY，则这种可能性非常大，如果是46，XX或46，XY核型不能排除诊断。在阴囊阴唇褶内触及分叶状椭圆形结节，特别是在右侧者提示是卵睾。B超或MRI检查有助于发现性腺和内生殖器的结构。婴儿期血清T水平＞15ng/dL或hCG兴奋后峰值＞40ng/dL，提示存在赖迪细胞。反复注射hMG后血清E2水平有升高反应，提示存在卵巢组织。诊断的最后确定有赖于腹腔镜或开放性盆腔探查，证明体内存在睾丸和卵巢两种组织。

（四）治疗

治疗措施与诊断时患者的年龄和内外生殖器官的功能状态有关，在婴儿期诊断的患者，可根据内外生殖器的功能决定性别取向；年龄较大的患者应以社会性别作为抚养性别。46，XX核型患者一般应作为女性抚养，卵巢保留，卵睾切除，外生殖器整形，青春期年龄给予雌激素替代治疗。特殊的例子阴茎发育较好，无子宫，可以作为男性抚养，切除卵巢、卵睾、子宫和输卵管，在阴囊内的有功能的睾丸可以保留，外生殖器整形，青春期年龄给予雄激素替代治疗。发育不全的睾丸组织发生性腺胚细胞瘤或精原细胞瘤的危险增加，患病率为3%～4%，发育不良卵巢组织恶变的患病率不详。46，XX、46，XY和46，XY核型患者如果一侧性腺是睾丸，已下降至阴囊内，组织学检查较正常，阴茎发育相对较好，可以作为男性生活，切除卵巢、卵睾和苗勒管衍化器官，外生殖器整形，雄激素替代治疗。如果作为女性抚养，切除睾丸组织，重建阴道，雌激素替代治疗。睾丸组织的标志物是赖迪细胞和塞托利细胞分泌的激素，术后是否残留睾丸组织，可以通过注射hCG，观察是否有T分泌反应及监测苗勒管抑制因子（MIS）和抑制素B来判断。

五、46，XX型单纯性性腺发育不全

（一）病因和发病机制

1. 家族性

46，XX型单纯性性腺发育不全在一个家族中有多名成员患病，为常染色体隐性遗传。已发现一部分患者是定位于2P的FSH受体（FSHR）基因突变所致。纯合子错义突变转染细胞的功能测定显示，FSHR活性下降，并非完全丧失。同样的突变在男子可引起不同程度的生精障碍，但是不会发生无精子症。其他非*FSHR*基因突变患者的病因未明，推测与卵巢器官形成的相关基因或受体基因突变有关，包括原始生殖细胞迁徙基因、生殖细胞退化基因或原始性腺调节基因突变引起的卵泡发育障碍。

2. 散发性

散发性患者的病因较为复杂，常染色体13-或18-三体型及变异FSH（无生物学活性）可以引发卵巢发育不全，后天性因素引起的卵巢退化（如腮腺炎病毒性或自身免疫性卵巢炎和促性腺激素受体抗体）与先天性卵巢发育不全往往难以鉴别。

极罕见的例子，46，XX核型个体卵巢组织完全缺如，有发育不全的子宫和输卵管，家系分析提示为常染色体隐性遗传，这种患者又称为先天性无卵巢症。

(二) 临床表现

患者外生殖器为女性型，原发性闭经，逾青春期年龄无第二性征发育，身高一般正常，可有类无睾体型，少数患者有肘外翻、后发际低和腭弓高等畸形。双侧性腺为条索纤维组织。血浆性激素水平降低，促性腺激素水平升高，染色体核型46，XX。个别患者有多毛和阴蒂肥大等男性化现象，血浆 T 水平升高，推测是高浓度的促性腺激素刺激条索状性腺中的门细胞增生和分泌雄激素所致。

家族性患者的临床表现往往呈现不均一性，性腺可以为双侧条索状组织，一侧条索状物、对侧为发育不全卵巢或双侧发育不全卵巢。发育不全的卵巢可能存在一部分功能，青春期年龄出现不同程度的第二性征发育，甚至有月经来潮，以后发生继发性闭经。

(三) 诊断

46，XX 型性腺发育不全的诊断要点如下。

(1) 女性表型。
(2) 身高正常或偏高。
(3) 无第二性征发育或发育不全。
(4) 原发性闭经或继发性闭经（少见）。
(5) 血浆性激素水平降低，促性腺激素水平升高。
(6) 染色体核型46，XX。
(7) 双侧或单侧性腺为条索状物。

(四) 治疗

本病患者不具有生殖能力，这种缺陷是不可逆转的。第二性征不发育可以通过雌激素替代治疗纠正，使患者具有正常女性的体态和性功能。

六、46，XY 型单纯性性腺发育不全

(一) 病因和发病机制

致病原因为非单一性，Y 染色体短臂缺失、*SRY* 基因突变、其他性决定基因突变和 X 染色体上的 *DAX1* 基因重复突变都可以引起46，XY 型性腺发育不全。*SRY* 基因突变引起的46，XY 型单纯性性腺发育不全约占全部患者的15%。在家族性病例中，曾发现 *SRY* 基因点突变父亲生育了46，XY 性腺发育不全"女儿"的现象，推测其原因是父亲存在以下原因。

(1) 另一个突变基因使睾丸的分化保持正常。
(2) 另一个多态性位点对 *SRY* 基因发生了修饰作用。
(3) *SRY* 基因的表达时间和水平发生了变化。
(4) 嵌合体，如野生型 SRY 与突变型 SRY 镶嵌。

非 SRY 突变家族性患者的遗传方式可能是 X-连锁、常染色体显性或常染色体隐性遗传。DAX1 可能有抑制 SRY 表达的作用，DAX1 重复突变可导致46，XY 个体发生

性反转。*WNT4* 基因重复突变亦可引起 46，XY 性反转，推测是 WNT4 影响了上游的 DAX1 的表达所致。*SOX9* 基因突变可引起 46，XY 性腺发育不全和肢体发育不良。WT1 基因突变、9p- 和 10q- 缺失都可引起 46，XY 型单纯性性腺发育不全。

（二）临床表现

患者外生殖器女性型，正常阴道有子宫和输卵管，无附睾和输精管，双侧性腺为条索状组织，身材高或正常，类无睾体型。青春期年龄无第二性征发育，原发性闭经，Y 染色体短臂缺失患者可有特纳综合征的躯体畸形。一部分患者性腺一侧为条索状物，对侧为发育不全睾丸或双侧皆为发育不全睾丸，子宫输卵管和附睾输精管并存，外生殖器两性畸形 [阴蒂肥大和（或）阴唇部分融合]。血浆性激素水平降低，促性腺激素水平升高。染色体核型 46，XY。约 20% 的患者发生性腺肿瘤，特别是性腺胚细胞瘤和精原细胞瘤。患者在青春期年龄出现乳房发育，提示存在分泌雌激素的肿瘤。一些 46，XY 性腺发育不全患者的条索状性腺中存在卵泡，并具有一定功能，能启动自发的青春期发育，甚至有月经来潮，继发性闭经。

（三）诊断

诊断依据如下。

(1) 女性表型。
(2) 外生殖器女性型或两性畸形。
(3) 身高正常或过高。
(4) 青春期年龄无第二性征发育。
(5) 原发性闭经，个别患者可为继发性闭经。
(6) 染色体核型 46，XY。
(7) 双侧性腺为条索状物。
(8) 性腺肿瘤多见。

（四）治疗

绝大多数患者应作为女性抚养，外生殖器两性畸形的患者根据外生殖器的解剖功能状态和诊断时的年龄可以考虑作为男性抚养。作为女性抚养的患者在 11~12 岁开始雌/孕激素周期性替代治疗。外生殖器两性畸形的患者应根据性别取向进行整形。作为男性抚养的患者，如睾丸位于阴囊内，并有功能，可以保留，定期随访检查；如睾丸不在正常位置，应予切除。

七、先天性无睾症

先天性无睾症又称胚胎睾丸退化综合征，胎儿睾丸在胚胎 8~14 周时退化，功能丧失，病因未明。患者具有正常男性染色体核型，没有睾丸组织，临床表现因睾丸功能丧失发生的时间而有所不同。

（一）病因和发病机制

病因未明，根据一组77例本病患者退化睾丸组织的病理学检查，没有发现曲细精管和正常睾丸成分，在纤维血管组织中可见钙化灶和含铁血黄素沉着，提示曾发生过睾丸扭转和（或）出血。产前B超检查亦有发现胎儿睾丸扭转的报道。家族性患者可能基因突变是发病的主要原因。

双侧无睾症的发病率在隐睾儿童中约为1/10000。一组10000余例儿童尸检资料显示，隐睾症的发病率约为3%，无睾症约为2.6%，无睾症约占隐睾症的8.3%。

（二）临床表现

先天性无睾症患者的染色体核型为46，XY，睾丸在胚胎早期退化，生殖导管衍化器官和外生殖器依睾丸退化发生的时间而有显著差异。在胚胎8周前丧失睾丸功能的患者，外生殖器女性型，有子宫、输卵管和正常阴道；在胚胎8～10周睾丸退化的患者，外生殖器两性畸形，子宫输卵管和附睾输精管两者并存或完全丧失；在胚胎12～14周睾丸消失的患者，外生殖器男性型，小阴茎，附睾和输精管发育不良，无子宫和输卵管。如果睾丸退化不完全，而且退化发生在12～14周以后，则患者有发育不良的小睾丸和小阴茎。

患者在4岁以前血浆促性腺激素特别是FSH水平高于正常儿童，以后逐渐下降至正常范围，9岁以后再次升高，这一变化规律与45，X型性腺发育不全患者非常相似。促性腺激素对GnRH兴奋试验的反应亦与这一年龄变化规律一致。先天性无睾症可以是单侧性或双侧性，散发性或家族性，家族中多名患者之间的临床表现可有不同。

（三）诊断

所有男性表型（外生殖器男性型或两性畸形）、青春期年龄无第二性征发育、睾丸不能触及和促性腺激素水平增高的患者都应该考虑存在先天性无睾症的可能。女性表型患者不宜与46，XY型单纯性性腺发育不全相鉴别。明确诊断需要进行一些必要的诊断试验。

1. 促性腺激素水平随年龄变化

4岁以前升高，4～9岁正常范围，9岁以后显著升高。

2. GnRH兴奋试验

促性腺激素的分泌反应规律与基础分泌的波动相一致。

3. hCG兴奋试验

hCG 1500～2000U/m^2，每48h肌内注射1次，连续5～7次，无T分泌反应提示先天性无睾症。

4. 影像学检查

盆腔超声、CT和MRI检查对判断腹腔内是否存在睾丸有一定帮助。

5. 腹腔探查

通常在精索血管进入腹股沟内环附近可以发现发育不良的小结节或只有残余附睾和输精管，没有萎缩退化的睾丸。结节的病理组织学检查图像为致密的纤维血管组织，有时可见钙化灶和棕色素沉着，没有可识别的睾丸成分。

（四）治疗

女性表型患者的社会性别应为女性，残留睾丸组织应予以切除，11～12岁开始雌/孕激素替代治疗。两性畸形的患者应施行女性型的外生殖器整形，切除男性生殖导管衍化器官，青春期年龄给予雌激素替代治疗。男性表型患者切除退化不全的睾丸，12～13岁开始给予T替代治疗。性激素替代治疗应遵循循序渐进的原则，如T替代治疗，有学者主张开始2年肌内注射长效T酯100mg，每6～8周1次，以后每4周1次，4年后200mg，每2～3周1次，可以引发第二性征发育和获得接近正常的最后身高。

八、女性假两性畸形

女性假两性畸形的定义是染色体核型为正常女性型，性腺为卵巢，生殖导管衍化器官为子宫和输卵管，而外生殖器发生了男性化改变，轻度异常只有阴蒂肥大，重度患者阴唇有不同程度融合，甚至阴茎型尿道。致病原因是胚胎时期出现了高雄激素的环境，如果高雄激素血症出现在胚胎12周以前，表现为小阴茎样阴蒂肥大，阴唇部分或几乎完全融合；如果出现在12周以后，则只有阴蒂肥大。

九、男性假两性畸形

男性假两性畸形是指患者的基因（遗传）性别为男性，即染色体核型为(46, XY)，性腺为睾丸，但因雄激素合成障碍或雄激素受体功能缺陷等原因而表现为男性化不全。

第三节 性早熟

性早熟，是指青春期提早出现的发育异常。一般认为女孩在8周岁以前，男孩在9周岁以前呈现第二性征的现象称为性早熟。性发育的年龄受地域、环境、种族和遗传的影响。近年来，随着人们生活水平的提高和现代化进程的加速，性早熟的发病率越来越高，是儿科内分泌系统的常见发育异常，已成为威胁儿童身体健康的一大类疾病。

性早熟的主要危害在于其过早发育带来的社会心理负担和成年终身高降低。其病因复杂，遗传、环境、肿瘤、炎症、外伤、药物和基因突变等均可导致性早熟的发生。了解性早熟的病因、分类、临床表现，才能及时作出正确的诊断、分类和对预后进行判断，从而采取有效的干预措施或决定是否进行干预。

一、流行病学

真性性早熟的发病率为1/10000～1/5000，其中特发性性早熟占全部性早熟病例的80%～90%。女性儿童性早熟患病率是男性儿童的10倍。丹麦女性性早熟患病率是

0.2%，男性是0.05%。据调查，从20世纪80年代末到20世纪90年代初，中国儿童性早熟呈现逐年递增的态势。根据我国流行病学调查显示，我国儿童性早熟率约为1%，在某些经济发达的城市约为3%。《上海青少年性早熟调查报告》显示，上海达到性早熟标准的孩子占青少年总人数的3%。而5年前，这个数字是1%。广东和青岛市的儿童少年青春期发育状况调查也有类似的趋势。不仅如此，出现青春期发育孩子的年龄也越来越小。

性早熟常影响青少年的身心健康，给儿童带来心理障碍和影响最终身高，而他们的智力发育一般正常。女性性早熟很容易成为性攻击的对象，甚至发生妊娠。个别性早熟也不排除肿瘤因素。

二、定义、病因和分类

（一）青春期发育和性早熟的定义

青春期是性成熟和机体生长完善并具有生殖能力的人体发育阶段，平均持续5～6年，是儿童发育的第二个高峰，以第一性征（性腺和生殖器）和第二性征（阴腋毛、女性乳房发育和男性变声等）迅速发育以及体格发育的加速为其主要特征，并伴有心理和行为方面的相应变化。青春期的发育有一定秩序，根据Tanner标准分为Ⅰ～Ⅴ期。95%的正常女孩第二性征（如乳房增大）出现于8～13岁，95%的正常男孩第二性征（如睾丸增大）出现于9～13.5岁。女孩通常乳房最先开始发育，约1年后出现阴毛，再过1.5～2年月经来潮，从乳房增大到月经初潮平均历时2～2.5年。男孩的青春期较女孩迟1年左右，一般先有睾丸、阴茎增大，继之阴囊皮肤皱褶增加伴色素加深，接着阴毛开始出现。腋毛和胡须在阴毛生长2年后出现。勃起增加，甚至有精子生成，男孩从睾丸增大到遗精出现平均历时3年。女性青春期发育的首要标志是乳房发育（Tanner Ⅱ期），男性青春期发育的首要标志是睾丸增大（容积＞4mL或长径＞25mm）。女孩青春期生长加速在青春发育早期时发动，男孩青春期生长加速在青春中期时最明显。女孩在青春期平均长高25～27cm，男孩长高28～30cm，各种性征从开始出现至发育成熟一般需2～4年。

性早熟儿童体格发育虽然发生巨大变化，但心理、认知能力和社会心理仍处在儿童期。

从婴儿期至青春前期阶段，中枢神经系统内在的抑制机制和性激素的负反馈作用使下丘脑-垂体-性腺轴保持抑制状态。青春期前，女孩的促卵泡刺激素（FSH）水平高于LH，女孩的FSH/LH常大于男孩。无论男女，GnRH注入后LH均呈青春期前反应。青春发育开始前1年内仅可以见到FSH、LH的24h分泌量的增加而非分泌频率的增加。接近青春期时，中枢神经系统对下丘脑GnRH分泌的抑制作用去除，下丘脑对性激素负反馈的敏感阈逐步上调，即低水平的性激素不足以发挥抑制作用，从而使下丘脑GnRH冲动源激活。Gn-RH冲动源发生器位于下丘脑中央基底部，下丘脑中央基底部中含有具有转换器作用的GnRH神经元，GnRH神经元可将来自下丘脑的青春发动的神经信号转换为化学信号-GnRH信号以脉冲式释放，这种GnRH脉冲式释放的频率和幅度调控着垂体促性腺激素的释放。随着GnRH分泌频率和幅度的增多，刺激垂体促性腺激素分泌的频率和幅度也增加，随即性激素的分泌量亦增多。青春期激素变化先于身体变化，先出现下丘脑-垂体-性腺轴刺激功能增强，GnRH被逐步激活，LH脉冲频率和幅度增加，并由此带来促性腺激素刺激的性类固醇（雌激素和雄激素）分泌增加，之后出现性征的发育。

性早熟是指任何一个性征出现的年龄比正常人群的平均年龄要早两个标准差的现象。目前一般认为，女孩在8岁前出现第二性征发育或10岁前月经来潮，男孩在9岁前开始青春期发育，可诊断为性早熟。此定义是基于20世纪60年代欧洲的横断面调查所得出的正常青春期启动范围（95%可信区间），即女性8～13岁，男性9.5～13岁。由于性发育与多种因素有关，如种族、低出生体重、母亲初潮史、婴儿期体重增加过快、含雌激素化学物质接触史等，而且人的生长发育是一个连续的过程，因此并非一个十分精确的界限。近年来，在美国对17000例女性进行的调查显示青春期的到来要早于以往的调查，尤其黑种人，因此提议性早熟的定义为女性黑种人6岁前和其他女性7岁前出现第二性征发育。然而，美国的儿科内分泌专家们仍沿用以往的标准来诊断性早熟。

（二）病因和分类

按照发病机制的不同，性早熟一般可分为两类：GnRH依赖性性早熟（真性性早熟）和非GnRH依赖性性早熟（假性性早熟），前者称为中枢性性早熟或完全性性早熟，后者称为外周性性早熟（表5-1）。此外，还有部分性性早熟，如单纯性乳房早发育、单纯性阴毛早现和单纯性月经来潮，有学者归入青春发育的变异类型。如果发育与个体的性别表型一致称为同性性早熟，发育与性别特征相反则称为异性性早熟。

表5-1 性早熟的病因及分类

GnRH依赖性性早熟（真性、中枢性）	非GnRH依赖性性早熟（假性、外周性）
特发性中枢性性早熟	男性
中枢神经系统器质性病变	先天性肾上腺皮质增生症（21-羟化酶、11-羟化酶缺乏）
错构瘤	肿瘤（如男性化肾上腺肿瘤、睾丸间质细胞瘤等）
肿瘤（如神经胶质瘤、星形细胞、室管膜瘤、松果体瘤、生殖细胞瘤等）	分泌HCG的肿瘤（如生殖细胞瘤、畸胎瘤等）
中枢神经系统损伤（如手术、感染、脑外伤、颅脑照射、脑缺血缺氧等）	家族性高T血症女性

中枢性性早熟（CPP）是缘于下丘脑-垂体-性腺轴过早激活，提前增加了GnRH的分泌和释放量，出现LH、FSH升高，并有脉冲分泌。导致性腺发育和分泌性激素，使内、外生殖器发育和第二性征呈现。其过程呈进行性发展，直至生殖系统发育成熟。下丘脑-垂体-卵巢轴的功能自胎儿起就已建立，儿童期只是停留在抑制状态，当抑制状态被解

除即可出现青春发育提前。由于女性下丘脑-垂体-卵巢轴的生理特点，女性易于发生同性性早熟，因此女性多于男性。其中大部分是下丘脑的神经内分泌功能失调所致，没有找到特殊的病因，称为特发性性早熟，少数是由中枢神经系统器质性病变所致，还有些是由周围性性早熟转化而来。对于大多数4岁以上女孩的真性性早熟，特发性多见，但在4岁以下的真性性早熟女孩中常发现有中枢神经系统的损害。相反，60%的男性病例有确定的潜在的疾病。两性的器质性因素包括颅内肿瘤，特别是下丘脑的损伤（错构瘤、罕见的颅咽管瘤和异位生殖细胞瘤等），神经纤维瘤及几种罕见的疾病。真性性早熟的发病率女性比男性高3～23倍。

近年来发现，kisspeptin-GRP54系统在青春期发育中的GnRH被激活过程中发挥着关键作用。在真性性早熟患者中发现了GRP54（R386P）激活型杂合突变和kisspeptin编码基因Kiss1的激活型突变（P74S）。因此，有学者认为这是真性性早熟的遗传学因素。

有学者认为，光照过度也是诱发儿童性早熟的重要原因之一。夜间当人体进入睡眠状态时，松果体分泌大量的褪黑素，眼球见到光源后，褪黑素就会被抑制或停止分泌。儿童若受过多的光线照射，会减少松果体褪黑激素的分泌，引起睡眠紊乱后就可能导致性早熟。

而假性性早熟则是由外周异常过多性激素来源所致，体内因素由周围内分泌腺（性腺或肾上腺皮质）病变所致，体外因素多为误用含性激素药物和食品、营养品，使用含有性激素化妆品，母亲孕期或哺乳期服用含性腺激素的药物。有研究发现，LH受体基因激活性突变可引起家族性男性青春期早熟，发病机制是突变的LH受体过早地激活G蛋白，刺激Leydig细胞合成分泌大量雄激素。

三、发病机制和临床表现

（一）中枢性性早熟（GnRH依赖性性早熟）

中枢性性早熟发病机制在于下丘脑-垂体-性腺轴过早激活，提前增加了GnRH的分泌和释放量，出现垂体LH、FSH升高，并有脉冲分泌。其过程呈进行性发展，直至生殖系统发育成熟。各种颅内下丘脑区域的疾病或损伤均有可能激活上述连锁反应链条，在男性性早熟中多数存在器质性病变，而女性性早熟中多数为特发性性早熟。

性早熟患儿表现为生长加速、骨龄提前、性器官及第二性征发育等。除有第二性征的发育外，还有卵巢或睾丸的发育。性发育的过程和正常青春期发育的顺序一致，只是年龄提前。女性表现有乳房发育，小阴唇变大，阴道黏膜细胞的雌激素依赖性改变，子宫、卵巢增大，阴毛出现，月经初潮。男性表现为睾丸容积>4mL（或长径>25mm）和阴茎增大，阴毛出现，肌肉发达，声音变粗。男、女两性均有生长加速，骨成熟加速，高于同龄儿童，但由于骨骺提前愈合，最终可导致终身高低于靶身高，未治患者最终身高一般低于155cm。

1.特发性性早熟

多见于4～8岁，女性多见，占女孩中枢性性早熟的80%或80%以上，而男孩则仅为 40% 左右。一般为散发性，少数呈家族性。发病机制不明，可能由某些因素导致下丘脑对性腺发育的抑制失去控制。近年来发现 GRP54（R386P）激活型杂合突变和 kisspeptin 编码基因 Kissl 的激活型突变（P74S）是有些中枢性性早熟的发病机制。对患儿全面检查未能发现任何导致青春发育提前的器质性病变。

(1) 女孩发育的早期征象。
①身高加速增长和骨盆发育。
②乳房下有硬结，肿痛。
③乳晕、乳房增大，隆起，着色。
④大阴唇、腋窝着色和出现色素较浅的长毛。
⑤阴道分泌物增多、内裤上有少许分泌物、阴部痛痒等。
⑥皮下脂肪增多。

(2) 男孩性发育的早期征象。
①睾丸和阴囊增大、着色。
②腋窝、上唇、阴部出现长而细、色浅的长毛。
③高声和出现喉结。
④身高增长加速。
⑤乳晕着色、增大。
⑥乳头出现硬结和胀痛。

2. 中枢神经系统疾病所致性早熟

多继发于中枢神经系统疾病，包括以下几种。

(1) 肿瘤或占位性病变，下丘脑错构瘤、囊肿、肉芽肿等。
(2) 中枢神经系统感染。
(3) 获得性损伤，如外伤、术后放疗或化疗。
(4) 发育异常，如脑积水、视中隔发育不全等。肿瘤会破坏抑制 GnRH 分泌的神经通道，使 GnRH 分泌增加，也有些肿瘤本身可以有释放 GnRH 的细胞。患这些肿瘤的患儿以性早熟为首发症状，以后会伴有因肿瘤压迫所致的症状，可有头痛、呕吐、视力改变、癫痫或视野改变等。另外，脑炎、结核、头部损伤或先天畸形（如脑发育不全、小头畸形、脑积水）均可破坏下丘脑与脑垂体通道或下丘脑失去更高中枢控制而活性增加，诱发性早熟。

下丘脑错构瘤是一种罕见的颅内先天性畸形，多发于儿童早期，临床上主要表现为体内雌激素过高，第二性征发育早熟，骨龄增加，或伴有无诱因的癫痫发作，严重影响儿童身体的正常生长。过去由于对该病缺乏认识，发现率极低，致使许多儿童误诊或漏诊。研究显示，下丘脑错构瘤的神经元有部分细胞核变异，神经毡及突触过于密集，并有神经分泌颗粒，说明在结构上错构瘤和边缘系统有异常的密切关系，从而揭示了儿童性早熟和痴笑性癫痫的发病机制。

(二)外周性性早熟(非 GnRH 依赖性性早熟)

外周性性早熟(假性性早熟)发病与下丘脑-垂体-性腺轴的激活无关,不是中枢 GnRH 脉冲发生器激活的结果,而是由下丘脑 GnRH 和垂体 LH、FSH 以外的因素导致体内内源性或外源性性激素水平增高所致,例如,hCG 分泌性肿瘤引起性腺分泌雄激素,睾丸、卵巢或肾上腺产生性激素增加,以及外源性摄入性激素等。

临床表现与真性相似,只是女性乳晕和小阴唇往往色素沉着明显,男性睾丸体积往往不大,但在家族性高 T 血症、睾丸肿瘤、肾上腺睾丸异位等情况下,睾丸体积可以是增大的。假性性早熟常常有一些原发病的表现。

1. 分泌 hCG 肿瘤

中枢神经系统的生殖细胞瘤或畸胎瘤及位于外周的肝母细胞瘤、畸胎瘤、绒癌能分泌 hCG,常可引起性早熟。其发病机制是由于肿瘤分泌的 hCG 使血 T 水平升高,引发周围性性早熟。hCG 作用类似于 LH,可刺激睾丸间质细胞增生而无精子生成。男性明显多于女性,实验室检查表现为血、脑脊液和尿中的 hCG 水平显著升高,血 T 水平显著升高,伴有血 LH 水平的反馈性降低,血 T 水平和甲胎蛋白升高产生男性性早熟。分泌 hCG 的颅内生殖细胞瘤既可引起男性外周性性早熟,也可导致中枢性性早熟。

2. 先天性肾上腺皮质增生症

先天性肾上腺皮质增生症(CAH)是一组以肾上腺皮质激素合成缺陷为特征的先天性代谢异常性疾病。能引起性早熟的是 21-羟化酶缺乏(CYP21)和 11-羟化酶缺乏,11-羟化酶缺乏在临床少见。21-羟化酶缺乏是最常见的 CAH,患儿皮质醇分泌不足,使 ACTH 负反馈升高,中间代谢产物(前体)合成增多并堆积,包括孕酮、17-羟基孕酮(17-OHP)和雄烯二酮等,雄烯二酮仍可转化为 T 及 E2。循环中各类雄激素及孕酮增多,经下丘脑-垂体的负反馈,使促性腺激素,尤其是 LH 分泌紊乱。幼年开始的高雄激素血症,使雄激素受体降调节,儿童期呈外周性性早熟,男性出现同性性早熟,阴茎增大,但成年期阴茎反而短小,女性出现异性性早熟,表现为生长加速、阴蒂肥大、逐渐出现喉结、肌肉发达、声音低沉、阴毛呈菱形分布等男性化表现。经过肾上腺皮质激素治疗的患者有可能转为中枢性性早熟。

3. 性腺、肾上腺肿瘤

睾丸间质细胞瘤和卵巢肿瘤(如颗粒细胞瘤、卵泡膜细胞瘤、卵巢癌等)是男、女两性假性性早熟的主要原因之一。通过分泌雄激素或雌激素可导致女性乳晕及阴唇色素加深,睾丸的 Leydig 细胞瘤往往表现为单侧性睾丸增大,而在 CAH 或肾上腺肿瘤引起的男性性早熟常引起双侧睾丸增大。盆腔超声仍是卵巢肿瘤和睾丸肿瘤诊断的重要手段。分泌雄激素为主的肾上腺皮质肿瘤(腺瘤、癌)生长减速是本症与其他性早熟不同之处。确定病灶应依赖肾上腺的影像学检查。

4. 家族性高 T 血症

家族性高 T 血症又称 T 中毒症,于 1981 年首次报道,多为家族性,散发少见。发病机制是由于编码 LH/hCG 受体基因发生活化性突变，使细胞膜上 LH 受体处于持续激活状态，造成 Leydig 细胞和生殖细胞长期过分受刺激，被刺激的 Leydig 细胞合成分泌大量的雄激素。LH/hCG 受体上 G 蛋白偶联受体家族成员，基因位于 2P21，目前至少已有 10 多种错义的活化型突变，主要发生在 542～581 区段。有 *LH-R* 基因突变的女性不表达，可将致病基因传递给男性子代，因此仅见于男性的常染色体显性遗传性性早熟。血 T 水平达青春期或成年人水平，但 LH 的分泌方式和 LHRH 激发试验的 LH 反应呈青春期前反应，表现为双侧睾丸增大，生长加速和骨成熟加速。睾丸活检可见间质细胞成熟和曲细精管发育。

5. MuCune-Albright 综合征

典型的临床表现为皮肤出现咖啡牛奶斑、多发性囊性纤维性骨发育不良和外周性性早熟。皮肤咖啡牛奶斑分布常不超过中线，位于有骨病变的同侧躯体。多发性囊性纤维性骨发育不良呈慢性渐进性，骨病变常累及四肢长骨、骨盆、颅骨，可有假性囊肿、变形和骨折。本病女孩发病率较男孩高，还可伴甲状腺、肾上腺、垂体和甲状旁腺功能亢进等，表现为结节性甲状腺肿、甲状腺功能亢进、肾上腺结节性增生、生长激素分泌过多产生巨人症或肢端肥大症等。McCune-Albright 综合征的病因是由于体细胞上编码三磷酸鸟苷（GTP）结合蛋白的 Gas 亚单位发生突变，Gas 可使腺苷酸环化酶激活。GTP 结合蛋白为激素的信号传导通路中一个环节。

6. 原发性甲状腺功能减低

甲状腺功能减低患儿未经甲状腺素及时替代治疗时可伴发性早熟，性早熟的特殊类型。其发生机制源于垂体负反馈激素的重叠性分泌，LH、PRL 和 TSH 具有共同的调控机制，因 T3、T4 低下，负反馈使 TRH 升高，TSH 的分泌增多，垂体增生。TSH 与 LH 和 FSH 具有相同的亚单位，循环中亚单位和 LH、FSH 增多而诱发性早熟。患儿常有高 PRL 血症，还可有多囊卵巢和阴毛早生，但此类患者没有生长加速，反而是生长迟缓，智能情况视甲状腺功能减低程度而不同。早期患儿的血 LH 基础值升高，但在 GnRH 激发后不升高，病程较长后才转化为真正的 CPP。身材矮小是其重要特征。

7. 医源性或外源性性早熟

食物、药物、美容用品等含有性激素成分也可引起的性早熟，应仔细询问病史，注意患儿有无意外接触或摄入避孕药。误服避孕药可引起乳房增大、阴道出血、乳晕可呈显著的色素沉着。

四、实验室及辅助检查

（一）血清性激素测定

主要包括测定 FSH、LH、E2、T、17-羟孕酮基础值。基础血清 FSH、LH、E2 或 T 水平均升高至青春期水平支持中枢性性早熟，但 E2、T 增高而 LH、FSH 在青春期前水平不能否定中枢性性早熟的诊断，因为在青春早期 LH、FSH 升高往往不明显。有学者认为，免疫荧光法（IFA）基础 LH 的浓度高于 0.6U/L 支持中枢性性早熟，但目前无公认的对中枢性性早熟诊断的基础 LH 界定值。因此，对性早熟的患者应进一步进行 GnRH 激发试验。血清 LH 基础值可作为初筛，如＞ 5.0U/L，即可确定其性腺轴已发动，不必再进行 GnRH 激发试验。

青春发育开始时首先可以见到 LH 夜间脉冲式释放的频度及幅度的增加和 LH 对 GnRH 注入后的反应增强，这种特性可持续至成年人。青春发育期 FSH 升高早于 LH 约 1 年，且女孩的 FSH 升高（10～11 岁）先于男孩（11～12 岁），但 GnRH 注入后 FSH 的反应强度与青春期前比较无显著改变。故青春期 GnRH 脉冲式释放频率的增加使 LH/FSH 的比值增加，LH/FSH 的比值增加是青春期的特点，一般认为，免疫化学发光法 LH/FSH ＞ 0.3 提示中枢性性早熟。

（二）GnRH 激发试验

GnRH 激发试验，亦称黄体生成素释放激素（LHRH）刺激试验，是判断中枢性性早熟的"金标准"。GnRH 激发试验后的 FSH、LH 峰值，对判断垂体功能和中枢性性早熟有重要帮助。一般采用静脉注射 GnRH（戈那瑞林）100g，于注射前（基础值）和注射后 30 分钟、60 分钟、90 分钟及 120 分钟分别采取测定血清 LH 和 FSH。GnRH 刺激后中枢性性早熟 LH 及 FSH 水平均迅速升高，以 LH 明显，大多于 30mm 达到峰值，并于 90 分钟内持续维持在较高水平，而假性性早熟患儿对 LHRH 刺激反应同青春期前。

诊断中枢性性早熟的 LH 激发峰值切割值取决于所用的促性腺激素检测方法，用放射免疫法测定时，LH 峰值在女童应＞ 12.0U/L，男童＞ 25.0U/L、LH 峰/FSH 峰＞ 0.6～1.0 时可诊断 CPP；用免疫化学发光法（ICMA）测定时，LH 峰值＞ 5.0U/L、LH 峰/FSH 峰＞ 0.6（两性）可诊断中枢性性早熟；如 LH 峰/FSH 峰＞ 0.3，但＜ 0.6 时，应结合临床密切随访，必要时重复试验，以免漏诊。使用 GnRH 类似物做激发试验，由于半衰期长于天然 GnRH，所激发的 LH 峰值出现稍迟，峰值在 60～120 分钟出现。但不推荐其在常规诊断中使用。

（三）骨龄

骨龄代表发育成熟度，骨成熟度是目前评价生物年龄或成熟状况的可靠而操作简便的方法。骨龄超过实际年龄 1 岁可视为提前，超过 2 岁则视为明显提前，发育越早，则骨龄超前越多。骨龄是预测月经初潮的较准确指标。另外，还可根据骨龄、现身高和实际年龄预测终身高。根据手和腕部 X 线片评定骨龄，判断骨骼发育是否超前，性早熟患儿一般骨龄超过实际年龄。

（四）盆腔、睾丸超声

子宫、卵巢及睾丸超声可观察子宫卵巢大小、卵巢内卵泡数目和大小、卵巢有无囊肿及肿瘤、睾丸有无肿瘤。选择盆腔超声检查女孩卵巢、子宫的发育情况，男孩注意睾丸、肾上腺皮质等部位。

中枢性性早熟时卵巢容积增大，若卵巢内有多个＞4mm的卵泡，则提示性腺轴已进入青春发育。卵泡大小比卵巢容积更能反映卵巢的发育情况，最大卵泡直径与血LH、E2显著相关。卵泡大小对中枢性性早熟有诊断意义，同时是性早熟治疗监测的有意义指标。子宫是E2的靶器官，其发育呈显著的雌激素依赖性，出现子宫体积增大和内膜增厚。发育前子宫呈管状，受雌激素作用，若宫体长度＞3.5cm可认为子宫已进入发育状态。子宫和卵巢同时发育提示中枢性性早熟，但仅有子宫增大、卵巢无发育则提示外周性性早熟。

（五）CT和MRI

确诊中枢性性早熟的年龄较小的女孩和所有男孩应做CT或MRI检查，以排除颅内占位性病变。中枢性性早熟可由中枢器质性病变所引起，未能发现原发病变者称特发性性早熟。由于颅内肿瘤是男孩中枢性性早熟的重要原因，因此对中枢性性早熟的男孩应常规做下丘脑、垂体区CT或者MRI检查。肿瘤一般见于下丘脑后部、松果体、正中隆起、第三脑室底部。颅内肿瘤所致中枢性性早熟比特发性性早熟开始青春发育年龄早，常有较高的LH峰值、FSH峰值。

（六）其他

根据患儿的临床表现可进一步选择其他检查，如怀疑甲状腺功能低下可测定FT3、FT4和TSH，CAH患儿血17-羟孕酮（17-OHP）、硫酸脱氢表雄酮明显增高。

五、诊断及鉴别诊断

（一）诊断

诊断方法包括详细询问病史、体格检查、影像学检查、骨龄检查和内分泌检查等多个方面。

首先，应确定是否存在性早熟。当女孩在8周岁以前，男孩在9周岁以前呈现第二性征发育时，做相关体格检查，测骨龄、性腺五项等水平，明确是否存在性早熟。

其次，应明确是中枢性性早熟（GnRH依赖性）还是外周性性早熟（非GnRH依赖性）。性早熟的患者若出现性腺增大（女童在超声下见卵巢容积＞1mL，并可见多个直径＞4mm的卵泡；男童睾丸容积＞4mL，并随病程延长呈进行性增大）、线性生长加速、骨龄超越年龄1年或1年以上、血清性激素水平（雌激素或雄激素）升高至青春期水平，结合GnRH激发试验血清LH水平（ICMA）峰值＞5.0U/L、LH峰/FSH峰＞0.6考虑中枢性性早熟。但是如就诊时的病程很短，则GnRH激发值可能与青春前期值相重叠，达不到以上的诊断切割值；卵巢大小亦然。对此类患儿应随访其副性征进展和线性生长加速情况，必要时应复查以上检测。女性患儿的青春期线性生长加速一般在乳房发育开始后6个月至1年（B2～B3期）出现，持续1～2年，但也有较迟者，甚至有5%左右患儿在初潮前1年或初潮当年始呈现。男童生长加速发生在睾丸容积8～10mL时或变声前

1年，持续时间比女童长。骨龄提前只说明性激素水平增高已有一段时间，并非是诊断中枢性性早熟的特异性指标，病程短和发育进程慢的患儿可能骨龄超前不明显，而外周性性早熟亦可能有骨龄提前；性激素水平升高不能分辨中枢性性早熟和外周性性早熟，需结合 GnRH 刺激试验，临床随访性征发育呈进行性有重要意义。

最后，应明确是特发性还是病理性，并进行定位诊断。只有在排除了所有明确的病理因素后，才可诊断特发性性早熟。首先应详细了解有无雌激素类食品、药物接触史，脑部有无创伤炎症史，类似家族史等；体格检查注意身高体重及第二性征发育情况。头部 CT 和 MRI 可以排除中枢神经系统肿瘤及其他异常。观察是否有皮肤咖啡色素斑，测定甲状腺功能等。

(二) 鉴别诊断

1. 单纯性乳房早发育

单纯性乳房早发育是指 8 岁前只有单侧或双侧乳房发育而无其他第二性征（阴毛、子宫大小和小阴唇的改变）出现。机制可能是下丘脑-垂体-性腺轴功能部分激活，GnRH 刺激后以分泌 FSH 为主。而 LH 分泌处于青春期前水平，乳腺组织受体活跃，对正常量雌激素过敏感，或一过性卵巢分泌雌激素、外源性食物污染等。常见于 2 岁内，4 岁后较少发生，少数可持续时间较长。血中雌激素水平可正常或轻度升高，血中性激素结合蛋白常升高，但无 FSH 升高，FSH 对 GnRH 刺激的反应大于正常对照者。GnRH 激发后 FSH 明显升高（正常青春前期女童激发后也会升高），但 LH 升高不明显（多数<5U/L），且 FSH/LH > 1。单纯性乳房早发育多为良性过程，但由于开始时不易与真性性早熟相区别，而且在无任何临床先兆表现的情况下，13.5%～18.4% 患者转为真性性早熟会转化为中枢性性早熟。因此，诊断单纯性乳房早发育后需定期随访，尤其是对乳房反复增大或持续不退者，必要时重复激发试验。

2. 单纯性阴毛早发育

单纯性阴毛早发育可见于两性，大多数在 6 岁左右出现阴毛或者伴有腋毛，但无下丘脑-垂体-性腺轴的发动，无其他任何副性征发育表现。部分患儿可有轻度的生长加速和骨龄提前，血脱氢表雄酮、17-羟孕酮、17-羟孕烯醇酮、雄烯二酮水平可达正常儿童阴毛 II 期时水平。ACTH 激发后脱氢表雄酮可升高，但 17-羟孕酮、17-羟孕烯醇酮升高程度不如 CAH 高。病程呈非进行性，真正的青春发动在正常年龄开始。本征需与引起儿童期其他雄激素分泌增多的病变加以区别。

3. 单纯性早初潮

单纯性早初潮是指女孩在 8 岁以前出现阴道出血而无其他青春期征象或骨龄提前。更易发生在冬季，并不呈周期性。LH 和雌激素水平处于正常青春期前水平。需要详细询问病史并进行外生殖器检查以除外外伤或人为因素。

六、治疗

性早熟的危害在于：①由于性激素影响，体格增长过早加速，骨骺闭合提前，生长期缩短，致使最终的成年人身高低于按正常青春期发育的同龄儿童身高；②性早熟儿童虽性征发育提前，但心理、智力发育水平仍为实际年龄水平，过早的性征出现和生殖器官发育会导致未成熟孩子心理障碍；③器质性病变所致性早熟对机体带来危害，尤其是恶性肿瘤。

性早熟的治疗目标是最大限度地缩小与同龄人的差异，改善终身高，控制和减缓第二性征成熟程度和速度，预防初潮出现和减少心理行为的影响。有明确病因者，最主要的治疗是去除病因。药物治疗主要用于真性性早熟，包括特发性真性性早熟和中枢神经系统肿瘤所致的性早熟。中枢神经系统肿瘤所致的性早熟很难通过切除肿瘤来治疗。目前用于治疗性早熟的药物主要有 GnRH 激动药类似物、孕激素制剂和抗雄激素制剂。

（一）中枢性性早熟的治疗

中枢性性早熟的治疗目的是以改善患儿的成年期身高为核心，抑制性发育，并使已发育的第二性征消退，防止初潮发生，还应注意防止早熟和早初潮带来的心理问题，同时治疗中枢神经系统器质性病变。有器质性病变时应进行病因治疗，如颅内肿瘤的手术、放疗等，同时对性早熟进行药物干预。

在早些年曾使用甲羟孕酮和环丙孕酮，通过经负反馈抑制垂体 GnRH 的分泌，抑制性激素水平，使增大的乳房缩小，也能抑制月经来潮。但抑制性腺轴不完全，不能改善最终身高，而且可能会引起水钠潴留、肥胖甚至有肾上腺皮质受抑制的不良反应，因此目前不推荐用于中枢性性早熟。达那唑作为抗雄激素类药物，抑制垂体的促性腺激素合成和释放，并直接抑制性激素合成。对骨龄有一定程度抑制作用，呈现身高龄对骨龄的快速追赶，可改善最终身高。但因其雄激素的不良反应限制了其进一步应用，服用螺内酯可减轻达那唑的雄激素不良反应，因此也不推荐使用于中枢性性早熟。GnRH 类似物（GnRHa）是目前治疗中枢性性早熟的首选药物。

GnRHa 不用于治疗假性性早熟。治疗目的是改善成年人身高，延缓第二性征成熟的进度和速度，预防初潮早现，防止社会心理问题的出现。天然的 GnRH 为 10 个氨基酸多肽，GnRHa 改变了天然的 GnRH 的结构，将分子中第 6 个氨基酸即甘氨酸分别换成 D- 色氨酸、D- 丝氨酸、1＞组氨酸或 1＞亮氨酸而成的长效合成激素，使之与 GnRH 受体具有更强的亲和力，同时半衰期长且不易被降解，这些都是 GnRH 激动药类似物，若将天然 GnRH 第 1、第 2、第 3、第 6 位和第 10 位分别替代 5 个右旋氨基酸则构成 GnRH 拮抗型类似物 Cetrorelix，目前尚未临床应用。几种 GnRH 激动药类似物都是其作用通过对受体产生长时间持续作用而使受体发生降调节，导致垂体分泌 LH 细胞对 GnRH 失去敏感和受体负反馈机制激活通路阻断，减少垂体促性腺激素的分泌，使雌激素恢复到青春期前水平，性征消退，有效地延缓骨骼的成熟，防止骨骺过早融合，有利于改善患儿的最终身高。

目前治疗多采用 GnRH 的缓释型制剂，主要制剂有曲普瑞林和亮丙瑞林（商品名抑那通）。20 世纪 80 年代使用的非缓释型制剂及经鼻吸入制剂几乎已不推荐使用。特发性中枢性性早熟首选 GnRHa，但应合理掌握指征。

GnRHa 治疗指征为女孩＜7 岁和男孩＜8.5 岁，同时生长潜能明显受损但又有潜能的患儿，前提是 LH 激发峰值达到青春期水平，骨龄提前 2 岁或 2 岁以上，女童骨龄＜11.5 岁，男童＜12.5 岁，女童预测成年期身高＜150cm，男童＜160cm，或低于其遗传靶身高负两个 SD 者，性发育进程迅速，骨龄增长/年龄增长＞1。需强调的是，治疗与否需要综合判断。对 6 岁前的性早熟治疗是必要的，但 6～8 岁权衡，如骨龄提前 2 年，但其原基础身高较高，按骨龄判断的身高标准差并不低下，在靶身高范围内，可以不立即治疗，随访观察。但骨龄虽未提前 2 年，而基础身高差，则需治疗。

应酌情慎用。

（1）开始治疗时骨龄女童＞11.5 岁，男童＞12.5 岁。

（2）遗传靶身高低于正常参考值两个标准差者（－2SDS），应考虑其他导致矮身材原因。不宜应用的指征为单独应用 GnRHa 治疗对改善成年期身高效果不显著，骨龄女童＞11.5 岁，男童＞13.5 岁，女童初潮后或男童遗精后 1 年。对于缓慢进展型无明显身高受损者，可临床观察，无须治疗。

GnRHa 应用方法：首剂 80～10.0mg/kg，2 周后加强 1 次，以后每 4 周 1 次（不超过 5 周），剂量 60～80mg/kg，剂量需个体化，根据性腺轴功能抑制情况（包括性征、性激素水平和骨龄进展），抑制差者可参照首剂量，最大剂量为每次 3.75mg。治疗过程中每 2～3 个月检查第二性征及测量身高。首剂 3 个月末复查 GnRH 激发试验，如 LH 激发值在青春前期值则表示剂量合适。此后，对女童只需定期复查基础血 E2 浓度或阴道涂片（成熟指数），男童则复查血清 T 基础水平，以判断性腺轴功能的抑制状况。每 6～12 个月复查骨龄 1 次，女童同时复查子宫、卵巢超声。为改善成年期身高，GnRHa 的疗程一般至少需要 2 年，女童在骨龄 12.0～12.5 岁时宜停止治疗，此时如延长疗程常难以继续改善成年期身高。对年龄较小即开始治疗者，如其年龄已追赶上骨龄，且骨龄已达正常青春期启动年龄，预测身高可达到遗传靶身高时可以停药，使其性腺轴功能重新启动，应定期追踪。治疗结束后应每 6 个月复查身高、体重和副性征恢复及性腺轴功能恢复状况。

使用 GnRH 激动药类似物治疗特发性性早熟患儿能有效抑制下丘脑－垂体－性腺轴，显著降低患儿血清促性腺激素基础值和刺激后峰值、性激素水平及抑制早发育的第二性征。有资料显示，亮丙瑞林治疗后 LH 基础值从随访的第 6 个月至 2 年是基础值的 1/4 左右，激发试验患儿血清 LH 峰值由 17.2U/L 降低为 1.2～1.6U/L，FSH 由 9.9U/L 降为 1.4～1.9U/L。亮丙瑞林可使女性患儿血清 E2 水平由 31.4ng/L 降为 10～11.9ng/L，雄激素由 3.3ng/L 降为 0.1～0.2ng/L。治疗 3 个月时所有患者乳房发育减慢和阴道分泌物减少，治疗 6 个月时 100% 乳房发育停止和阴道分泌物消失，卵巢体积由 2.2mL 减为 1.5mL，子宫体积由 4.1mL 减为 2.8mL。

GnRH 激动药类似物可有效抑制骨骼成熟速度，有效延缓生长，从而使最终身高提高。开始治疗时预测身高和最终身高的差值可认为是治疗获得的身高，各家报道在 3.5～6.5cm，这些差异受开始治疗时骨龄的大小、患者的生长潜能和治疗疗程长短的影响，开始治疗时间早，疗程长，效果好。对开始治疗时骨龄已达到 12 岁者，疗效较差。治疗的终止时间应在骨龄 12 岁左右。对那些进展缓慢型的特发性性早熟在进行密切随访的基础上进一步决定是否需要治疗。

GnRHa 治疗中会出现生长减速。GnRHa 治疗前半年的生长速度与治疗前对比改变不明显，由于对性激素的抑制作用，半年后一般回落至青春前期的生长速率（每年 5cm 左右），部分患儿在治疗 1～2 年后生长速度小于每年 4cm，此时 GnRHa 继续治疗将难以改善其成年期身高，尤其是骨龄已 > 12.0 岁（女）或 13.5 岁（男）时。减少 GnRHa 治疗剂量并不能使生长改善，反会有加速骨龄增长的风险。近年国际上多采用 GnRHa 和基因重组人生长激素（rhGH）联用以克服生长减速，但应注意的是，对骨龄 > 13.5 岁（女）或 15 岁（男）或骨骺闭合的患儿不建议生长激素，因骨生长板的生长潜能已耗竭，即使加用生长激素，生长改善亦常不显著。使用生长激素应严格遵循应用指征，一般仅在患儿的预测成年期身高不能达到其靶身高和生长速度小于每年 4cm 时使用。生长激素采用药理治疗量为 0.15～0.20U/(kg·d)，应用过程中需密切监测不良反应。有资料显示，将接受 GnRH 激动药类似物治疗 1 年后，生长速度低于正常同龄第 25 百分位数的 30 例特发性性早熟女性患儿，随机分为两组：GnRH 单独治疗组和 GnRH 联合生长激素治疗组。治疗 1 年后发现，联合治疗组生长速度、IGF-I、IGFBP-3 和尿 GH 水平显著高于单独治疗组，该研究认为 GnRH 治疗后，生长速度及预期身高下降的患儿应联合 GH 治疗。Volta 等研究得到相似的结论。然而在 Pasquino 等的类似研究中，两治疗组却无显著差异。因此，GnRH 联合 GH 治疗对某些性早熟患儿可能有效，若在临床广泛推广还需进一步研究。

停药后大多能开始正常的青春发育，不影响生育功能。女童一般在停止治疗后 2 年内呈现初潮。研究显示，GnRH 激动药类似物治疗 3 个月时促性腺激素 LH 和 FSH 已明显受抑，可一直持续到治疗结束，停止治疗后半年 LH 和 FSH 水平已明显恢复。

GnRH 激动药类似物总体上是安全的，但也有些会出现不良反应，如过敏、轻度绝经期症状等。开始给药时由于激动药对 GnRH 受体的激活作用，患儿注射前 1～2 天会有血雌激素短暂升高，24h 后垂体出现去敏感，雌激素分泌随即下降，因此少数患儿会在起始治疗数日后出现"撤退性"阴道出血，以后随着药物产生的持续性性腺轴抑制作用，阴道出血现象消失。20 世纪 90 年代初开发应用的 GnRH 拮抗型类似物不会产生对性腺的暂时性兴奋性刺激现象，目前尚未应用于临床。

(二) 假性性早熟的治疗

假性性早熟即外周性性早熟除了外源性激素摄入，一般都具有器质性病因，因此治疗的目的在于去除病因，改善性早熟状态，GnRHa治疗无效，但周围性性早熟转化为中枢性性早熟时加用GnRHa治疗有效。

由外源药物或食物引起者及时停用。性腺、肾上腺肿瘤需切除肿瘤，恶性者辅以放疗、化疗等。CAH应使用糖皮质激素治疗，必要时行矫形手术切除肥大的阴蒂。原发性甲状腺功能减低者需进行甲状腺激素的替代治疗。McCune-Albright综合征和家族性高T血症引起的性早熟治疗选用抑制甾体激素合成的药物或拮抗其作用的药物。

1. 达那唑

达那唑是人工合成的一种甾体杂环化合物，系17-乙炔T衍生物，它有抑制雌激素合成和卵巢滤泡发育的作用，可与孕酮受体结合，加速孕酮清除率，有强的抗性腺激素和弱的雄激素作用，直接抑制GnRH的分泌。剂量为每晚口服1次，每次3～7mg/(kg·d)。不良反应有皮肤过敏、体重增加、转氨酶升高、血尿、头痛，应定期复检肝功能、尿常规。服用螺内酯可减轻达那唑的弱雄激素不良反应。

2. 环丙孕酮（色普龙）

为17-羟孕酮的衍生物，有较强的抗雄激素作用，也有孕激素的活性，能抑制促性腺激素的分泌。剂量为100mg/m²，分2～3次口服。甲羟孕酮（安宫黄体酮）已不再用于治疗性早熟。

3. 酮康唑

酮康唑是细胞色素P450C17抑制药，能抑制性激素合成，4～8mg/(kg·d)，分2次口服。毒不良反应呈剂量依赖性，治疗中应监测肝功能、皮质醇功能。

第四节 雄激素不敏感综合征

雄激素不敏感综合征（AIS），是指靶细胞对雄激素部分或完全无反应所导致的，以男性假两性畸形为主的多种临床表现。靶细胞对雄激素部分或完全无反应可导致胚胎期的男性化和男性生殖器发育障碍，以及青春期男性第二性征发育障碍。但是却不会显著损害女性生殖器或第二性征的发育。因此，AIS临床上仅表现在遗传学男性（具有Y染色体或具有SRY基因）个体中。根据发病机制的不同，AIS可分为两类：①先天性雄激素受体缺乏症，因雄激素受体（AR）基因突变所致的对雄激素无反应；②5α-还原酶缺乏症，T不能在靶细胞中转变为双氢T（DHT）。

先天性雄激素受体缺乏症又称睾丸女性化，根据男性生殖器的发育程度，临床上可分为3种类型：完全性雄激素不敏感综合征（CAIS），部分性雄激素不敏感综合征（PAIS），轻型雄激素不敏感综合征（MAIS）。

一、概述

(一)历史回顾

对于 AIS 的医学记录可追溯到数百年前,但直到 20 世纪 50 年代其组织病理学特征才真正被人类所认识。1950 年,Lawson Wilkins 报道了日常量的甲基 T 对完全女性化 46,XY 患者的失败记录,该试验性治疗是对 AIS 的首次研究记录。1953 年,John MoHis 首次详尽描述了 82 例有双侧睾丸,但呈现女性表型患者的特征,并首次将其命名为"睾丸女性化综合征"。1970 年,Mary FLyon 及 Susan Hawkes 首次报道了小鼠 X 染色体上的某个基因突变可导致 CAIS。1981 年,Barbara Migeon 等将 AR 的位点缩小至 Xq11~Xq13。1988 年,人类 *AR* 基因首次克隆成功,Terry Brown 等报道了第一个能够导致 AIS 的 *AR* 基因突变。1989 年,Terry Brown 等发现了 *AR* 基因的准确位置(Xq11~Xq12),Dennis Lubahn 等接着发现了其内含子-外显子边界。1994 年,AR 基因突变数据库建立,目前已记录有超过 800 种不同的突变类型。

(二)流行病学

由于 AIS 的发病率研究仅仅基于小规模人群的调查,因此并不十分准确。其中 CAIS 在 46,XY 新生儿中的年发病率为 1/99100~1/20400,PAIS 则为 1/13 万,MAIS 的发病率目前尚未知。

二、病因学

(一)*AR* 基因缺陷

AR 是介导雄激素在靶细胞中发挥作用的关键受体,雄激素必须通过 *AR* 才能起作用。*AR* 的分子质量为 11000Da,由 918 个氨基酸组成,分为 4 个结构功能域。*AR* 基因位于 X 染色体 q11~q12 带,总长度大于 90kb,由 8 个外显子组成,第 1 个外显子编码转录调节区,第 2、第 3 个外显子分别编码 DNA 结合区的 2 个锌指,第 4~8 个外显子分别编码铰链区和雄激素结合区。游离的雄激素受体主要在胞质,大部分在核周区,主要是在内质网和高尔基体上。

其主要功能如下。

(1) 与相应的激素(T 和 DHT)结合。

(2) 与 DNA 结合。

(3) 调节基因转录。

雄激素进入靶细胞后,结合激活 AR,同时引起 AR 快速和完全地向细胞核内转移,在核内 AR 通过 DNA 结合区与特异的 DNA 序列(雄激素反应元件)结合,在靠近转录起始点处形成稳定的前起始复合物,激活 RNA 多聚酶 II 的活性,在胞质中翻译成雄激素效应蛋白,从而发挥雄激素对机体的多种生物效应。

上述编码 AR 结构功能域的任意外显子的缺失或点突变均可导致 AR 结构与功能的

异常。编码 DNA 结合区和雄激素结合区功能最为重要，因此，大多数 CAIS 和 PAIS 患者是由于编码这些区域的外显子错义突变所致。其中，大多数 CAIS 的突变是由于编码 688～712、739～784、827～870 氨基酸区域（雄激素结合区）的基因突变所致。转录调节区由 557 个氨基酸组成，是最大的一个结构功能域，但是编码该区域的基因突变往往仅导致 MAIS，目前仅有 1 例报道显示该区域的单一错义突变可导致 CAIS。除突变区域多样以外，AR 基因的突变形式同样多种多样，且可单独或共同发挥作用。突变形式包括基因点突变型、基因缺失型、基因插入型及外显子 1 中 CAG 重复序列次数的改变。其中大多数 AIS 的患者系点突变型，少数（5%～10%）是由于 AR 基因的缺失或插入所致。这些突变导致靶细胞中的 AR 在数量和功能上发生改变，从而影响雄激素的生理功能。

男性胚胎性分化期，间质细胞分泌大量雄激素，形成雄激素分泌的第一高峰。T 与靶细胞中的 AR 结合，使中肾管分化为附睾、输精管、精囊腺及射精管。同时，尿生殖窦与生殖结节中富含的 5α- 还原酶使 T 转化为 DHT，在 DHT 的作用下，尿生殖窦和生殖结节分化为尿道及男性外生殖器，此外，前列腺也是在 DHT 的作用下分化发育而成的。雄激素对于男性青春期的启动与发育同样具有关键作用，在雄激素的作用下，睾丸发育并开始有精子产生，附睾、副性腺发育，阴茎具有勃起和射精功能，第二性征也开始发育。AR 缺陷的患者，虽然胎儿睾丸能分泌足够的 T，但由于胚胎期外生殖器原基缺乏正常的 AR，得不到足够的雄激素刺激而自动分化发育成女性外生殖器。同时，中肾管也由于缺乏正常 AR 而不能正常分化为附睾、输精管、精囊腺及射精管，表现为女性外生殖器的假两性畸形。但是，由于睾丸支持细胞仍能分泌苗勒管抑制因子（MIF），使苗勒管不能发育成子宫和输卵管，故患者体内无子宫和输卵管，阴道为盲端。青春期时期，由于对雄激素完全或部分无反应，可导致男性第二性征不发育、少精和不育。

（二）Ⅱ型 5α- 还原酶 (SRD5A2) 缺陷

催化 T 转变为 DHT 的类固醇 5α- 还原酶有两种：一种是碱性 PH（Ⅰ型）酶，分布于肝和非生殖器皮肤；另一种是酸性 PH（Ⅱ型）酶，主要分布于外生殖器、会阴皮肤和前列腺。T 在靶细胞中经 SRD5A2 的作用转变为 DHT，然后才发挥生理作用。目前已经证实 5α- 还原酶缺陷症均为 SRD5A2 基因突变所致，而Ⅰ型 5α- 还原酶基因完全正常。SRD5A2 的相对分子质量是 29462Da，由 254 个氨基酸组成。SRD5A2 基因位于 2 号染色体短臂，有 5 个外显子。其突变也以点突变为主，以氨基酸被置换（错义突变）为多见；还有基因缺失、基因结合点突变、过早终止密码子（无义突变）、剪接异常等。5α- 还原酶缺陷症患者表现为受体前缺陷，虽然 T 分泌量正常，但不能转化为 DHT 或转化很少，由于 DHT 具有比 T 更强的雄激素作用，因此 DHT 缺乏或减少同样可以表现为雄激素缺乏的症状。例如，前列腺、阴茎及阴囊的发育均依赖于 T 转化为 DHT 后发挥作用。目前，不少学者把 5α- 还原酶缺陷症归于 AIS 中，因为此综合征牵涉到 AR，而且先天性雄激素受体缺乏症患者可发生继发性 SRD5A2 活性降低。不过 SRD5A2 缺陷属常染色体隐性遗传，此点与先天性雄激素受体缺乏症不同。

三、病理

AIS 的组织病理改变主要在睾丸，青春期前睾丸组织学与正常儿童无区别。但到青春期，CAIS 患者的睾丸则与未下降的睾丸在组织学上相似：曲细精管中充满支持细胞，有少量精原细胞，其他生精细胞缺如，无成熟精子可见。输精管小；睾丸间质细胞增生，超微结构研究可见 Sertoli 细胞与胎源性 Sertoli 细胞相似，粗面和滑面内质网少；间质细胞内有色素，但无 Reinke 结晶。但有些患者睾丸组织可完全正常。此外，CAIS 患者 25 岁后睾丸恶变机会增加，可表现为多种病理类型。

四、临床表现

(一) CAIS

CAIS 又称为完全型睾丸女性化，出生时完全是女性表型，但与正常女性仍有所不同，例如，小阴唇发育不良，阴蒂不大，阴道为盲端且不深，甚至无阴道，无子宫及输卵管。在腹股沟或大阴唇常可扪及肿块（睾丸），其大小正常，前者可使 50% 的患者发生腹股沟斜疝；睾丸也可位于腹腔内；或一侧睾丸在腹腔内，另一侧在前述部位；或位于腹膜后。患者出生后常作为女性抚养，青春发育期可出现女性第二性征，但发现阴毛、腋毛缺如，体毛稀少，无胡须和喉结，女性嗓音，皮下脂肪呈女性分布；乳腺发育如正常女性，但乳头小，乳晕不着色，乳腺组织发育差；无月经来潮；阴道为盲端，可能进行正常性生活，但无生育能力。少数患者到青春期有轻度阴蒂肥大，少许阴毛和轻度男性化，这些患者为完全性睾丸女性化变异型。此外，患者附睾、输精管缺如或发育不良，睾丸曲精小管发育差、管径小，精原细胞少、无精子，间质细胞呈结节样增生，且 25 岁后睾丸恶变机会增加。

(二) PAIS

PAIS 亦称 Reifenstein 综合征。根据 AR 功能受损的严重程度，临床表现变化较大，外生殖器男性化的程度不等，从类似于女性外阴到接近于男性外阴而只有尿道下裂。典型病例青春期前表现为两性畸形外阴：大阴唇或阴囊部分融合，且有皱褶；外生殖器结节比正常阴蒂大而比阴茎小；阴道为盲端且浅；隐睾，睾丸常位于融合的阴唇阴囊内，但也可在腹股沟或腹腔内；尿道下裂，多数位于阴蒂或阴茎根部腹面。青春发育期可出现阴蒂或阴茎增大，乳房发育，性毛和体毛比完全型睾丸女性化多，但比正常男性少，性毛呈男性分布，肌肉也较发达，无月经，无生育能力。也有部分睾丸女性化患者只有小阴茎和尿道下裂。如果在会阴部有依赖于雄激素的终毛存在，则为不完全性睾丸女性化，但量少于正常人。

(三) MAIS

MAIS 是指靶细胞对雄激素的反应轻度受损的情况，是程度最轻，但最不易发现的 AIS。患者第二性征和生精功能受损，但其男性生殖器的分化和发育并无明显异常。临床上常表现为少精症或无精症；青春期轻度乳房发育，性毛较少，声调高；男性外生殖器（阴茎、阴囊）一般正常，少数可有轻微的尿道下裂；此外，男性内生殖器（附睾、输精管、精囊）也正常。据估计，有2%～3%的不育男性具有AR基因突变。MAIS患者中睾丸体积小、精索静脉曲张、精液量少、附属性腺感染、腮腺炎性睾丸炎等的发生率和其他不育症患者并无显著差异。

（四）5α-还原酶(SRD5A2)缺陷症

5α-还原酶缺陷症的受损部位不在受体，而是由于5α-还原酶缺乏使T不能转化为DHT，导致男性外生殖器发育异常，表现为男性假两性畸形。约1/3的患者出生时为假的女性外阴；约1/3的患者尿生殖窦存留；约55%有盲管阴道。阴茎短小，有不同程度的痛性勃起，伴对裂阴囊和严重的尿道下裂，阴道为盲端且浅，可直接开口于会阴或泌尿生殖窦，睾丸、中肾管发育可正常，睾丸常位于阴唇阴囊中或腹股沟处，无子宫和输卵管。5α-还原酶缺陷症患者幼时常按女孩抚养，少数阴茎较大者作为男孩抚养。青春期有典型的男性第二性征发育，如声音低沉、阴茎可增长、阴毛增多、肌肉发达。但不具有T增高所致的痤疮、前列腺增大和男性型脱发。5α-还原酶缺陷症的临床表现与PAIS相似，应注意鉴别。

五、实验室和辅助检查

（一）血浆雄激素水平

CAIS和PAIS患者表现为血浆T水平显著升高，MAIS患者可能表现为轻度升高。5α-还原酶缺陷症患者主要表现为血浆T和DHT比值高于正常[正常成年男性为(12±3.1)，患者可达35～85]，提示T转变为DHT速率低于正常人，反映DHT产生量减少。而CAIS和PAIS患者由于常合并继发性SRD5A2活性降低，也常表现为T与DHT比值高于正常(24±8)，MAIS患者也可能有T/DHT轻度升高。

（二）血浆E2水平

CAIS和PAIS患者的E2水平常高于正常[正常人为(103.6±37.0)pmol/L，患者可达(177.6±48.1)pmol/L]，这是由于T在外周组织经芳香化酶转化为E2增多所致。但是，5α-还原酶缺陷症患者E2水平常正常。

（三）垂体-性腺轴

CAIS和PAIS患者血清LH常显著升高，FSH可增高或正常。MAIS患者虽然血浆T水平可能升高，但LH常在正常水平。5α-还原酶缺陷症患者血浆LH水平正常或轻度升高，FSH50%正常，50%轻度升高。

hCG兴奋试验适用于T合成缺陷所致疾病（如17β-羟化酶缺乏症）与AIS的鉴别。试验方法：hCG 1500U，隔日1次，肌内注射，连续3～7次，注射前后测定血浆T的前体（孕酮、孕烯醇酮、17-羟孕酮、雄烯二酮、脱氢表雄酮）、T和DHT。

此外，hCG-T 联合试验也可被用于评估 T 的敏感性，从而与 T 合成缺陷的患者相鉴别。原理：hCG 可刺激 T 分泌，而 T 升高可抑制性激素结合球蛋白的合成，使血液循环中这种蛋白水平降低，因此可用注射 T 后血中性激素结合球蛋白降低的百分比来评估细胞对 T 的敏感性。AIS 患者因细胞对 T 不敏感，故注射 T 后，性激素结合球蛋白水平不下降，试验结果为阴性。

（四）AR 数目与功能测定

一般采取外阴皮肤成纤维细胞进行体外分离培养，然后加入用放射性核素标记的雄激素进行受体结合试验，以了解 AR 在量和质方面的改变。根据有无结合，结果可分为阳性和阴性两类，CAIS 患者大多数为阴性；MAIS 患者多为阳性；PAIS 患者结果可为阳性，亦可为阴性。但即使表型为 CAIS 的患者，结合试验亦可为阳性。该方法长期以来被当作诊断 CAIS 和 PAIS 的"金标准"，即便是未能发现 *AR* 基因缺陷的患者，如结果为阴性也可诊断为 AIS。

AR 功能方面的改变如下。

(1) AR 亲和力减低，表现在结合后易于离解。

(2) 雄激素与 AR 结合后的复合物对热不稳定，反映在温度升高到 42℃时结合量则下降到 37℃时所测结合量的 20% 以下。

(3) 用整体细胞或细胞核与用 3H- 标记的雄激素温育，后者与核中特异性 DNA 结合量减少或缺如。

(4) AR 复合物不能与阴离子多的 DNA 结合。

(5) AR 与雄激素结合力下降但与孕激素呈高亲和性结合。

(6) 分子筛色谱层板及 ZD 凝胶电泳图异常。

(7) 继发性 SRD5A2 活性下降。

（五）AR 基因检测

AR 基因检测可以检出本病的分子病因，具有明确诊断的作用，例如，MAIS 患者的表现往往与其他原因所致的不育症患者相似，故有时仅能通过检测出 *AR* 基因突变来确诊。然而，并非所有患者的 *AR* 基因均能检测出异常，如高达 5% 的 CAIS 患者和 27%～72% 的 PAIS 患者不能检测出 *AR* 基因突变。虽然在美国有 95% 的 AIS 患者进行了 *AR* 基因的检测，并建立了完善的 *AR* 基因突变数据库，但由于此项检测费用高、周期长，目前尚难以在我国广泛开展。

六、诊断

AIS 为男性两性畸形中较为常见的一种。在青春期前的婴幼儿诊断常较困难，特别是外阴酷似正常女性或男性的患者，因此前者常作为女性抚养；后者常作男性抚养。待到青春发育期，作为女性抚养者没有月经来潮；作为男性抚养者出现乳腺发育或男性外生殖器和第二性征发育不全才引起注意。

由于本病的临床表现极不均一，凡遇下列情况之一均应考虑到本病的可能。

(1) 染色体核型为46，XY，但新生儿期外阴男女性别难辨或隐睾。

(2) 外生殖器接近女性，但青春期月经没有来潮、阴毛少或无、无子宫及输卵管、阴道为盲端。

(3) 睾丸滞留于腹股沟，伴或不伴发腹股沟疝；或者睾丸在"大阴唇"或阴囊内。

(4) 外阴接近于正常男性，但有小阴茎、尿道下裂，青春期有乳腺发育。

(5) 患特发性男性不育症或原因不明的男性乳腺发育。

本病的诊断除临床表现外，血浆雄激素、雌激素及促性腺激素的测定均对诊断具有重要意义。

血浆 CAIS 及 PAIS 的确诊有赖于 AR 功能测定，青春期前做 hCG-T 联合试验有助于本病的早期诊断，病因诊断依赖于 *AR* 基因的检测。5α-还原酶缺陷症的确诊则依赖于 5α-还原酶活性的测定及 *SRD5A2* 基因的检测。

七、鉴别诊断

（一）男性假两性畸形

青春期前，本病应与其他原因引起的男性假两性畸形进行鉴别。

(1) 性腺发育不全性假两性畸形，如45，XO/46，XY 嵌合体、Y 染色体结构异常、Wt-1 突变综合征、Sox9 突变综合征、SF-1 突变综合征等。

(2) 睾丸间质细胞无反应综合征，即 hCG/LH 受体突变。

(3) 先天性 T 合成障碍，如先天性类脂质肾上腺增生（StAR 缺乏症）、3β-羟类固醇脱氢酶缺陷（HSD3B2）、17α-羟化酶缺陷/17,20-解链酶缺陷（CYP17）、17β-羟类固醇脱氢酶缺陷（HSD17B3）。

(4) 中肾管存留综合征。此外，PAIS 在青春期前还应注意与 5α-还原酶缺陷相鉴别。

（二）男性乳腺发育症

临床表现以男性青春期乳腺发育突出的 AIS 患者应与其他各种原因所致的男性乳腺发育相鉴别，如克氏综合征，青少年甲状腺功能减退症、先天性无睾症、睾丸肿瘤、肺癌、肾衰竭和药物（赛庚啶、螺内酯、西咪替丁、甲基多巴、异烟肼、三环抗抑郁药和口服避孕药）等。可根据这些患者均无外生殖器畸形，血浆 T 和 DHT 水平正常等进行鉴别，必要时可做 AR 功能检测、*AR* 基因分析等。在特发性男性不育症患者中，也可伴有男性乳腺发育，应注意与 MAIS 相鉴别，必要时可做精液分析、AR 功能检测、*AR* 基因分析和睾丸活检等。

八、治疗

AIS 的治疗和预后管理应依赖于多学科合作治疗，主要包括儿科、内分泌科、泌尿外科、妇科、心理科。治疗包括：①决定性别取向；②外生殖器整形手术；③性激素替代治疗；

④心理治疗等。

（一）CAIS

患者应作为女性抚养。由于25岁后睾丸恶变率高，故应在青春期前切除异位睾丸，特别是位于腹腔内者。并对外生殖器畸形进行手术矫正，如尿道和阴道共同开口于泌尿生殖窦应予以分开，阴道过短或狭窄者可进行阴道假体扩张术。虽然早期进行手术对患者心理健康有益，但是，睾丸切除手术并非越早进行越好，目前认为，将手术延迟至近青春期或成年早期有利于患者自发地出现青春期，表现为乳房的增大，但不伴有月经初潮。手术后，患者应长期服用雌/孕激素进行人工周期治疗，以保持女性特征。服用方法为模拟月经周期，每月连服24天，停服1周。此外，虽然有学者认为去势后的CAIS患者少量服用雄激素有助于性欲和骨密度的增加，但是目前并没有直接的证据认为服用雄激素或延迟手术有助于维持CAIS患者的骨密度。

（二）PAIS

患者社会性别的选择应根据患者年龄、外生殖器畸形的严重程度及患者和家属的意愿来综合考虑。一般外生殖器接近女性者，治疗与CAIS相似，但应在幼儿期进行外生殖器矫形手术，从而降低患者及其家属的心理负担。并在青春期前进行雌激素替代以诱发正常的女性青春期的产生。外生殖器接近男性，仅阴茎小、有尿道下裂或阴囊发育欠佳者一般作为男性抚养。应进行外生殖矫形手术，包括将未下降的睾丸移入阴囊内、修补尿道下裂、关闭阴道开口等。用超生理剂量的雄激素治疗，可望使部分患者的AR活性恢复正常，促进阴茎生长和维持性功能。如果在青春前期开始治疗，应从小剂量开始，逐渐增大，以免引起骨骺过早闭合而使最终身高变矮。

尿道下裂矫形应在阴茎较粗时进行。但无论哪种类型，采用何种治疗，患者均无生育能力。还应注意，心理治疗对于患者的生存质量尤为重要，尤其是对其自身社会性别的认知能力和消除其心理负罪感与心理压力。

（三）MAIS

MAIS由于病情轻微，往往被忽视或未被治疗，目前的治疗一般仅限于对症治疗。例如，手术切除过度发育的乳腺组织，矫正轻微的尿道下裂。应用超生理的剂量雄激素治疗，可望促进第二性征的发育和增加精子数量。但是，MAIS的患者较PAIS患者更应注意过量雄激素所带来的不良反应，需要严密监控以保证治疗的有效性和安全性。此外，由于MAIS患者乳腺癌和前列腺癌发生率较高，有条件应进行定期检查。

（四）5α-还原酶缺陷症

治疗类似于PAIS，根据患者年龄、外生殖器畸形的严重程度及患者和家属的意愿等综合考虑，决定社会性别后进行外生殖器矫形手术，并进行性激素替代治疗。虽然目前已有合成庚酸双氢T，但尚未在临床广泛应用。社会性别确定为男性者一般应用可选：

丙酸 T5mg/kg，每天肌内注射 1 次；庚酸 T，每周肌内注射 500mg；十一酸 T80mg/d，分 4 次口服。长期治疗，使血浆 T 水平升高并超过成年男子正常值上限，DHT 达到正常范畴，促进了患者的男性化，如阴茎增大，阴毛、腋毛和胡须生长，精液量增加，性功能改善。如果确定患者的社会性别为女性，则应在幼儿时期行睾丸切除和外生殖器矫形，并于青春期前开始人工周期治疗。但不论何种治疗，都应维持终身治疗，并且患者不能获得生育能力。

第五节 男子乳房发育征

男子乳房发育症（GYN）是由于生理性或病理性因素引起雌激素与雄激素比例失调而导致的男性乳房组织异常发育、乳腺结缔组织异常增生的一种临床病症。GYN 是最常见的男性乳腺疾病，占男性乳腺疾病的 80%～90%。临床往往表现为一侧或两侧乳房无痛性、进行性增大或乳晕下区域出现触痛性肿块，有时有乳汁样分泌物。它既可以是生理性的，也可以是一种潜在的严重疾病的体征，不仅可以引起患者的身体不适和情绪紧张，同时可能与乳腺的其他疾病特别是乳腺癌相混淆。50% 的 GYN 为生理性的，以新生儿期和青春期最为多见，此时的 GYN 往往是短暂的，通常为良性，但如发生在青春期前、青年和中年多被认为异常，需采用进一步的检查排除乳腺癌或其他新生物的可能。

一、流行病学

GYN 可发生于任何年龄，以 12～17 岁为多。近年来，随着人民生活水平的提高，生活模式的转变，该病的发病率和就诊率明显升高。各家报道的发病率不一，为 30%～70%，且不同年龄发病率有所差异。文献报道 GYN 的尸检发现率为 40%～55%。Rohrich 报道 GYN 在男性群体的发生率为 32%～65%，湛章庆等报道新生儿 GYN 发病率为 50% 以上，青春期 GYN 发生率约为 39%，老年性 GYN 发生率在 40% 以上。

二、发病机制

目前认为，GYN 主要是由血液循环中性激素水平紊乱而引起，性激素水平紊乱基本有两种情况：一种是雌激素增多，另一种是雌激素/雄激素比例增高。一方面升高的雌激素可以促进男性乳腺生长发育，另一方面雌激素/雄激素比值的增加还能刺激性激素结合蛋白（SHBG）的合成，SHBG 与雄激素的亲和力远比雌激素大，因此血液中有生物活性的游离雌激素/雄激素比值增高，促发乳腺增生。此外，有观点认为，GYN 的发生亦与乳腺局部的雌激素/雄激素比例及乳腺对激素的反应有关。在某些情况下，乳腺局部的芳香化酶活性增强，使更多的雄激素转变为雌激素，局部出现雌激素过多而导致 GYN。有时血液循环中性激素水平虽然正常，但乳腺组织对激素的反应发生了改变，如 AR 对 T

不敏感或雌激素受体（ER）对 E2 敏感性增加，雄激素作用减弱，而雌激素作用相对增强而造成乳腺增生。徐佩珩等报道，GYN 患者血清 E2 和 T 水平与对照组比较无显著差异，而 AR 结合容量显著低于对照组，认为 GYN 是由于 AR 降低，使 T 的生物学作用不能正常发挥所引起。

近期关于 GYN 的发生机制亦有新的发现。Pensler 等研究了 34 例伴有 Klinefelter 综合征的青春期 GYN 患者，其乳腺 ER 和孕激素受体（PR）表达增高，提示 GYN 的发生与乳腺局部激素受体的表达有关。秦军等应用免疫组织化学法检测 25 例 GYN 患者乳腺组织中热休克蛋白 70（HSP70）的表达情况，发现 HSP70 的阳性率为 72%，与乳腺癌组织中的表达率相似，提示 GYN 的发生与细胞增殖密切相关。赵国发等认为，GYN 实际是一种靶器官（乳腺组织）在雌激素刺激下或其他因素影响下，引起的一种慢性炎症反应（非感染性），采用醋酸泼尼松龙混悬液局部注射封闭疗法可达到较好治疗效果。

三、病因与分类

临床上根据病因不同 GYN 可分为生理性、病理性和特发性 3 类。

（一）生理性 GYN

包括新生儿期、青春期和老年期 GYN。

1. 新生儿期 GYN

新生儿期 GYN 其发生率为 60%～90%，表现为出生时乳房结节增大，这是由于母体或胎盘的雌激素进入胎儿循环，作用于乳腺组织引起的。通常在 1～3 周消退，偶见可持续数月甚至数年，如持续时间过长需警惕内分泌及遗传性疾病。

2. 青春期 GYN

男性青春期阶段可出现一过性乳房增大，发生率为 30%～60%，通常从 10～12 岁开始，13～14 岁达到高峰，持续时间短则几个月，长则 2 年，多数能够在 1 年内自行恢复到正常状态，不足 5% 的青春期男性 GYN 表现为持续性。多数男孩两侧乳腺增生的程度不对称，一侧较另一侧大，两侧乳腺增生出现的时间也可不一致，可伴疼痛，无红肿。青春期 GYN 的确切原因还不清楚，目前认为可能是青春期性激素分泌旺盛，垂体前叶促性腺激素刺激 T 和雌激素的产生，睾丸在分泌大量 T 之前合成大量的雌激素，从而引起血清中雌激素 / 雄激素比值升高而产生一过性男性乳腺发育增殖。有研究发现，男孩血浆 T 达到成年人水平之前，血浆 E2 浓度已达到成年人水平，因而雌激素 / 雄激素比值增高。而且伴乳腺增生症的男孩平均血浆 E2 水平较高。此外，青春期阶段乳腺局部的芳香化酶作用增强，局部雌激素形成增多，导致青春期乳腺增生。还有研究认为可能是由于乳腺组织对生理水平的游离雌激素敏感性增加所致。

3. 老年期 GYN

老年期 GYN 以 50～80 岁最为常见。老年男性大多伴有不同程度的睾丸功能下降，雌激素和雄激素的代谢已发生变化，包括血浆总 T 水平下降，血浆游离 T 水平降低，

SHBG水平升高。此外，老年人身体组织中脂肪含量增高，使外周组织的芳香化酶作用增强，上述变化足以使血浆和乳腺组织中雌激素/雄激素比例升高，使乳腺组织增生，并且这种现象随着年龄的增长而增加。但对于老年人首先要排除器质性疾病可能，如分泌雌激素的肿瘤、心血管疾病、肝病、肾病或常服用多种药物，这些情况也可能引起乳腺增生。

（二）病理性GYN

1. 雌激素水平增高

（1）睾丸肿瘤：有些睾丸肿瘤（如绒癌、畸胎瘤及少数精原细胞瘤）能产生hCG，可使睾丸残存组织合成T和E2增加。同时由于癌组织中芳香化酶浓度升高，可使雄激素过多地转化成雌激素。睾丸肿瘤产生雌激素增加，反馈抑制促性腺激素分泌，导致雄激素分泌继发性减少。雌激素分泌增多对T合成酶也有影响，进一步使T合成减少，导致雌激素/雄激素比例明显失调，出现乳腺增生症。

（2）肾上腺肿瘤：某些肾上腺癌能产生大量的雌激素或其前体——雄烯二酮等物质，这些前体又可在周围组织内被芳香化酶转化成E2。同时垂体促性腺激素分泌被反馈抑制，T分泌减低，导致雌激素/雄激素比例升高。

（3）肝硬化、酒精中毒：肝功能减退时雌激素降解减弱，同时雄激素的芳香化作用增强，使雌激素相对增多。

（4）其他：真两性畸形、先天性肾上腺皮质增生患者睾丸分泌雌激素增多。一些少见的基因突变和常染色体显性遗传病芳香化酶活性可增强，导致雌激素生成相对或绝对的增多。

2. 雄激素分泌过少

原发性或继发性的睾丸功能低下，如Klinefelter综合征、无睾症、睾丸炎等患者，睾丸功能减退，雄激素分泌减少；同时促性腺激素反馈增高，刺激Leydig细胞分泌T，其中部分在外周转化为雌激素；促性腺激素也能增强Leydig细胞芳香化酶活性，使睾丸产生雌激素增加，以上变化的最终结果为雌激素/雄激素比值增高，导致GYN。

3. 雄激素受体不敏感

睾丸女性化患者虽然血液循环中性激素水平正常，但因雄激素受体对T不敏感，因而在乳腺局部形成了雌激素/雄激素作用比率失调，雄激素作用减弱而雌激素作用相对增强导致乳腺增生。

4. 核型异常

有些男性乳腺发育是由克隆核型异常所致，如12p缺失、9号、17号、19号和20号染色体单体，有些患者伴有乳腺的良性或恶性肿瘤。

5. 其他疾病

（1）甲状腺功能亢进症（甲亢）：约有10%男性甲亢患者有乳腺发育，但其原因未明，可能是由于患者甲状腺激素升高，使血浆SH-BG浓度增高，结合T增多，从而使游离雌激素/雄激素比例升高引起，经抗甲亢药物治疗后可消失。此外，甲亢可使Leydig细胞功能下降造成雌激素/雄激素比值增高。

(2) 甲状腺功能减退症（甲减）：甲减伴 GYN 可能与 PRL 分泌过多，雌激素不足等有关。

(3) 慢性肾衰竭：有毒物质堆积可抑制睾丸功能，T 水平降低，同时垂体促性腺激素和 PRL 水平升高。

(4) 营养不良：可致雄激素合成下降，垂体促性腺激素合成和分泌受抑制，当营养改善后，这种抑制作用消失。

6. 药物

除雌激素及其类似物、绒毛膜促性腺激素、雄激素拮抗药等导致乳腺增生以外，以下药物亦有报道可以导致乳腺增生，西咪替丁、螺内酯、雄激素、异烟肼、利血平、白消安（马利兰）、钙拮抗药、ACE 抑制药、苯妥英钠、三环类抗抑郁药、青霉胺、地西泮（安定）、大麻、海洛因等，这些药物可导致雌激素/雄激素比例升高，但具体作用机制尚不明确。

（三）特发性 GYN

约有 50% 或 50% 以上的男性乳腺增生症找不到明确的原因，各种激素测定均正常，称为特发性 GYN，但要注意其中一些患者可能曾经有过短暂的致女性化的因素，就诊时这些因素已不存在。他们可能在工作和生活环境中接触过少量雌激素或抗雄激素物质或曾经有过轻度的内分泌功能障碍。谌章庆等认为，该症可能与环境污染有关，环境污染物中有一些是类雌激素样化合物，如有机氯农药、二噁英类化合物等，可进入人体内产生性激素样作用。

四、组织病理学特点

GYN 的组织病理学与女性乳腺不同，无分泌乳汁的乳腺小叶，仅有乳管的增生和囊状扩张，同时伴有纤维脂肪组织的增生。不同病因引起的 GYN 具有相同的组织学改变。早期的特点是腺管系统增生，腺管变长，出现新的管苞和分支，基质的纤维母细胞增生。晚期（数年后）上皮增殖退化，渐进性纤维化和透明变性，腺管数目减少，并有单核细胞浸润。当病情发展至广泛的纤维化和透明变性阶段时，乳腺很难完全消退。

依据乳腺组织中乳腺实质与脂肪组织的增生程度不同，Cohan 将其分为以下 3 型。

(1) 腺体型：增大的乳房以乳腺实质增生为主。

(2) 脂肪型：增大的乳房以脂肪组织增生为主。

(3) 腺体脂肪型：增大的乳房中乳腺实质和脂肪组织均有增生。

Ban-nayan 和 Hajdu 根据乳房间质和乳腺导管组织的增生程度不同将 GYN 患者的乳房肥大分为 3 型。

①旺炽型男性乳腺增生：病程在 4 个月以内，特点是腺管上皮增生明显，间质为大量的成纤维细胞，内含脂肪组织，伴有毛细血管增生的轻度淋巴细胞浸润。

②纤维型或硬化型男性乳腺增生：病程在1年以上，特点是病变主要由胶原纤维构成，内有散在的扩张乳腺管，伴有轻度或中度上皮细胞增生。

③中间型男性乳腺增生：病程在5～12个月，已开始间质纤维化，是介于以上两型之间的中间阶段。大多数学者认为，这三型再现了乳房增生持续的时间及与其症状相关联的男子乳腺发育疾病的演变过程。

五、临床表现

主要表现为乳房增大，可是单侧或双侧，有时可伴有乳头和乳晕增大。局部可感到隐痛不适或触痛，少数患者在挤压乳头时可见少量白色分泌物溢出。乳房查体非常重要，患者取仰卧位，检查者把拇指和示指放在乳房的底部，然后缓慢合拢。可触及圆盘状结节或弥漫性增大，质地较韧，呈橡胶感的组织，如按照Turner分期多为3～5期。

六、实验室检查

（一）性腺及相关激素检查

包括：LH、FSH、E2、T、hCG、PRL（特别是有溢乳时）。睾丸或非性腺的生殖细胞肿瘤或是分泌异位hCG非滋养细胞肿瘤hCG水平升高；原发性睾丸功能减退时LH浓度升高合并T水平降低；下丘脑或垂体异常导致的继发性睾丸功能减退时T水平和LH水平降低。睾丸或肾上腺的肿瘤分泌雌激素时血浆E2水平升高并伴有浓度正常或受抑制。

（二）影像学检查

乳腺超声是首选的检查，其典型表现为以乳头为中心的扇形低回声区，与周围组织分界清楚，内可见细小管腔，腺体组织厚，有时可见条状强回声向乳头方向汇聚，不伴有淋巴结肿大，血流不丰富。亦可行乳房钼靶X线检查，其典型表现是乳晕下类圆形、结节状或片块状均匀致密影，肿块直径大小多在2～4cm，边缘光滑，或有毛刺，极少数有分叶状改变，在增生的乳腺组织内或周围有时可见细砂样钙化，血管结构清晰，与周围组织分界清楚，一般无乳头内陷及皮肤组织增厚。对于hCG升高的患者还需行脑部、胸部、腹部MRI或CT及睾丸超声排除有无分泌hCG的肿瘤。若硫酸脱氢表雄酮升高需做肾上腺超声检查。

（三）染色体检查

若阴茎短于3cm，或是睾丸容积<6mL需行染色体核型分析，排除Klinefelter综合征。同时染色体核型检测可以排除由于核型异常导致的GYN。

（四）其他

必要时检查肝功能、肾功能、甲状腺功能，排除是否这些慢性病导致乳房发育。

七、诊断与鉴别诊断

临床上通常认定腺体组织>0.5cm为该病的诊断标准。诊断GYN首先要区分真性GYN和假性GYN。假性GYN是指由于脂肪沉积而非腺体增生造成的乳房增大。这种情况的患者多为全身性肥胖，并且无乳房疼痛或触痛。两者的鉴别可以通过乳房触诊得出，真性 GYN 患者可触及有弹性的或坚实的盘状组织，以乳头为中心向四周延伸，并且手指合拢可感觉到阻力，而假性 GYN 手指合拢时无阻力感。如果查体无法区别时可进行乳房超声检查，其可直观地显示乳腺大小、形态和内部回声，同时可直观地显示乳房中是否有肿块，以及肿块的性质、部位、大小、形态、边界及血流信号等，对真假性 GYN 的鉴别准确可靠，准确率几乎达到 100%。其次，需与乳腺癌相鉴别。GYN 组织质地韧且有弹性，患者多为双侧，少有乳头溢液；而男性乳腺癌多见于老年男性，常为单侧乳房内孤立肿块，肿块质地坚实，边界不清，常无触痛，可出现乳晕皮肤粘连及腋窝淋巴结肿大，多有乳头溢乳、凹陷或偏离等皮肤改变。如局部出现溃疡或邻近淋巴结肿大则是晚期乳腺癌表现。如果单纯的临床检查无法对 GYN 和乳腺癌作出鉴别时则应进行乳房钼靶 X 线检查，其鉴别乳腺良、恶性病变的敏感性和特异性可达 90%。乳腺癌 X 线检查显示肿块多位于乳腺外上 1/4 部位，呈偏心性，边缘不清，呈毛刺状伸展。乳房超声检查对鉴别乳腺良、恶性病变的敏感性和特异性亦可达 90% 以上。超声显示乳腺癌肿块常偏离乳晕，边界欠清，后方多有衰减。对于高度怀疑乳腺癌患者应尽早做细针穿刺细胞学检查和病理切片检查确诊。

在作出 GYN 的临床诊断之后，应当通过详细地询问病史、体格检查及相关的激素检测来确定其病因。第二性征、睾丸容积、体型、性激素和促性腺激素测定有助于诊断原发性或继发性睾丸功能减退症。促肾上腺皮质激素、皮质醇、17-羟孕酮、17-酮类固醇和 17-生酮类固醇测定可协助先天性肾上腺皮质增生症的诊断。hCG 和性激素的测定有助于判断肿瘤的存在，当 hCG 水平升高则提示分泌 hCG 的睾丸肿瘤、生殖细胞肿瘤或异位非滋养细胞肿瘤的存在，应进一步行睾丸超声、腹部和胸部 CT 等检查。当血浆 E_2 水平升高并伴有 LH 浓度正常或降低则考虑分泌雌激素的睾丸或肾上腺肿瘤。此外，仔细询问有无肝脏、肾脏病史和甲状腺功能亢进及减退病史，必要时进行肝和肾功能检查、甲状腺功能检查。可询问其是否有服用性类固醇激素及其前体、抗雄激素药物、抗溃疡药物如西咪替丁、癌症化疗药物特别是烷化剂、心血管药物如螺内酯、精神药物及滥用药物等。如上述检查结果均正常，则可诊断为突发性 GYN。

八、治疗

GYN 的治疗应根据其病因、病史长短、有无伴随症状、乳房大小等作出合理的选择。首先应针对病因进行治疗。一般情况下，多数患者都有明显的发病因素，对于具有确切发病因素的患者，在去除原发病后乳房增生症状会消退。药物引起者，应停服有关药物，多可自行恢复。大多数 GYN 可自行消退（最常见的是青春期一过性 GYN），所以多数并不需要治疗，向患者做耐心细致的解释后单纯临床观察即可。但是，对临床上伴有乳房疼痛或触痛、较大的乳房发育持续存在影响患者的形体美容和心理者，则需要给予临床干预。GYN 的常用治疗方法有药物治疗和手术治疗。

(一) 药物治疗

在 GYN 的快速增殖期（发病初期），组织学上显示导管上皮增殖、炎性细胞浸润、基质成纤维细胞增多及血管分布增多，临床上常常伴有乳房疼痛或触痛，此时药物治疗不仅可以缓解症状，而且可促进发育乳房的消退。另外，对于 5cm 以内或限于乳晕下硬结，可行药物治疗。常用的药物有以下几种。

1. 雄激素制剂

(1) T：对有睾丸功能减退的患者疗效良好。常用的有庚酸 T，可提高体内 T 水平，同时不被芳香化酶转化为 E2。一般用 200mg，每 3～4 周肌内注射 1 次。有研究报道，治疗 3 个月后乳腺缩小 67%～78%，治疗期间血浆双氢 T 升高，LH、FSH、T 和 E2 水平受抑制，停药 2 个月后恢复正常，随访观察 6～15 个月，病情无反复。

(2) 双氢 T 庚烷盐：直接作用于靶细胞，不受芳香化酶的作用，疗效较好。

2. 他莫昔芬（三苯氧胺）

为雌激素拮抗药，能与靶组织的 ER 结合，阻断雌激素的作用。常用剂量为每日口服 20mg。有学者报道，服药 1 个月后乳腺即有明显缩小，效果不明显者可适当提高剂量。文献报道口服他莫昔芬，每日 20mg，连续 3 个月，80% 的男性乳房发育部分消退，60% 的患者完全消退，他莫昔芬有效的患者 1 个月内乳房疼痛或触痛减轻。

3. 氯米芬（克罗米酚）

为抗雌激素药物，作用明显，可减轻中年人的乳房发育，但本身亦可导致乳房发育，不良反应较大。每日口服 50～100mg，约 70% 的患者有不同程度的疗效。

4. 芳香化酶抑制药

(1) T 内酯：可阻断 T 在外周转化为 E2。有学者用每日 450mg，分次口服，有较好疗效，未发现不良反应。服药后雄烯二酮水平显著增高，T、脱氢表雄酮和 E0 轻度增高，雄烯二酮/E0 比值增大，LH、PRL 和 E2 水平无明显变化。

(2) 阿那曲唑：是一种新型的芳香酶抑制药，曾治疗绝经后乳腺癌患者，现临床证实治疗男性乳房发育安全、有效。此药可抑制组织雌激素分泌，减少雌激素生成，不抑制垂体功能。剂量每天 1mg 逐渐加量到 10mg。不良反应有面色潮红、毛发稀疏、胃肠道反应（厌食、呕吐、腹泻）等。

5. 达那唑

为抗绒毛膜促性腺激素药，剂量为 200mg，每日 3 次，疗程 3～9 个月，对成年人和青春期乳腺增生均有效，可减轻疼痛和乳房发育的程度，但有水肿、恶心、脂溢性皮炎、体重增加等不良反应。

(二) 手术治疗

如果药物治疗经过一段时间无效或是乳房已增生多年而且成为患者感到极为烦恼的精神负担时，或者较大的男性乳房发育或疑有癌变者则需通过外科手术切除增生肥大的乳房腺体组织。

适应证如下。

(1) 处于青春期末期或已过青春期仍有乳房发育的男性，乳腺直径＞4cm，药物治疗无效。

(2) 严重影响美观者。

(3) 疑有恶性变者。

Simon 分类和 Rohrich 分类为 GYN 手术方式的选择提供了重要的临床依据，外科医师术前在选择手术方式时，不仅要考虑到患者的发病原因、乳房的大小、肥大乳房的组织构成、有无多余皮肤等情况，而且还要考虑到患者对形体美观的要求。第一个报道采用手术治疗男子乳腺发育的外科医师是 PaulusAegineta，1933 年 Menvill 首次从整形外科原则考虑手术治疗男子乳腺发育。现代的乳腺整形术大体可以分为 3 种，脂肪抽吸术、开放式切除术及脂肪抽吸联合开放式切除术。一般采用环晕入路切除乳晕下乳腺组织。近年腔镜技术的应用提高了手术的安全性，国内范林军等采用腔镜技术对 65 例男性乳房发育患者行皮下腺体切除术，认为全腔镜乳房皮下腺体切除手术并发症少、美容效果好，是大多数男性乳房发育的最佳手术方法。但一侧乳房切除术后，另一侧乳房也可以再出现发育，因此要注意随访观察，及时发现。如另一侧乳房出现发育，药物治疗是有效的，不能消退时也可以再次手术切除。

(三) 其他

近年来，有报道显示放射治疗可以作为 GYN 的治疗选项之一，最有说服力的是斯堪的纳维亚随机临床试验，其数据显示预防性放射治疗可以显著减少抗雄激素所引起的 GYN 及乳房疼痛的发生率。但目前尚缺乏更多的临床证据。

综上所述，关于 GYN 的治疗需注意两点。

(1) GYN 尤其是青春期 GYN，绝大多数患者可以自行消退。

(2) 药物治疗（包括中医中药）往往在疾病早期，腺体增生活跃时期最有效，一旦腺体增大超过一定时间（通常是 12 个月），腺体将发生间质的玻璃样变、组织纤维化，对药物的反应性会严重降低。

九、展望

GYN 给患者带来不同程度的身心损害，因此如何有效地进行治疗是临床医师面临的主要问题。目前，外科手术已成为治疗的主要措施，尽管外科理论和操作技术在不断发展，但是外科医师经常会发现，对于 1 例确诊患者，选择何种手术方法才可以获得最佳效果仍然比较困难。因此，探讨一套能够将乳房的大小、质地、皮肤多余量和皮肤弹性均纳入考虑范围的男子乳腺发育的系统治疗方案势在必行。

第六章 风湿免疫疾病

第一节 类风湿关节炎

一、影像学检查方法的选择

类风湿关节炎（RA）虽可开始于任何大关节，但往往好发于手、足等小关节，病变多呈对称性出现。因此，临床上一般应首选拍摄双手关节正位 X 线片，并依据临床症状表现部位的不同，选择性地拍摄其他关节的 X 线片，如膝、足、髋、胸锁、肘、踝关节的正位片和跟骨侧位片等。CT 一般不作为 RA 诊断性检查的首选项，但在怀疑有寰枢关节、骶髂关节、胸锁关节等复杂关节解剖部位累及时，可选择 CT 扫描，并同时申请多平面重建图像，以提供更多诊断细节信息。一般，当 X 线检查正常而临床高度怀疑或在 RA 的早期，可首先考虑选择 MRI 扫描技术，特别是对于手腕关节早期病变（如滑膜血管翳等）的显示，增强 MRI 检查技术优于其他任何影像检查。

二、基本征象 X 线表现

1. 骨质疏松

本征象是 RA 早期的常见表现。骨质疏松的程度因人而异，并主要与疾病的严重程度及病程等有关，病变常以关节的骨端和局部骨质改变较为明显。其原因可能与疼痛、废用、充血、神经营养变化等有关，但可能主要由废用引起。轻度骨质疏松的 X 线表现为局部骨小梁变细和减少，骨质透亮度增加，骨皮质厚度仍正常，但常有哈氏管扩大。中度骨质疏松的 X 线表现为整个骨密度减少，骨小梁模糊和稀少，或出现骨小梁缺损区，骨皮质变薄，并可有骨性关节面的骨板变薄及关节面模糊等改变。重度骨质疏松的 X 线表现为关节周围及邻近的骨密度显著减低，骨小梁已显示不清，骨皮质菲薄，关节面模糊或消失。关节强直多年的患者也可在原骨小梁缺损区出现新骨重建，从而表现为网状结构，骨皮质呈致密性改变。

2. 关节间隙变窄及关节面和关节面下骨质破坏

本病发展至关节软骨破坏时，可出现关节间隙变窄。一般呈均匀一致性，常伴有关节边缘的骨质侵蚀和破坏。关节软骨坏死后可出现关节面模糊、中断及不规则缺损，一般常伴有相应骨端的小囊状破坏，RA 的晚期还可出现关节面骨质增生、硬化或部分骨性融合。

3. 骨膜反应

由于肌腱炎的刺激和关节腔积液可使骨膜抬起。在指骨中段肌腱和韧带附着处可出现羽毛状骨膜增生，以及与短骨骨干相平行的层状骨膜下新生骨，这些变化最后可与骨皮质融合而使骨干增粗。骨膜下新生骨也可被完全吸收而不遗留痕迹。

4. 韧带骨化和类风湿骨炎

韧带骨化是韧带或肌腱附着于骨处的纤维软骨增生，经软骨内成骨形成。类风湿关节炎引起的韧带骨化极其广泛，骨化的边缘常不规则，密度极不均匀，可呈菜花状、羽毛状、骨刺样或唇状，向软组织内突出，常伴有局部骨质硬化。这些变化称为类风湿骨炎，它好发于跟骨结节及坐骨结节等处。

5. 关节脱位和关节强直

RA晚期，可见关节软骨广泛破坏，周围软组织肿胀消退及肌肉萎缩，可出现关节半脱位畸形，尤其在掌指关节处可出现手指尺侧偏移，为RA手的特征性表现之一。关节间隙狭窄甚至消失，最后可导致关节纤维性或骨性强直。

三、X线分期

依据关节破坏程度的不同将RA的X线改变分为以下四期。

1. Ⅰ期（早期）

①X线检查无异常改变；②可见关节面下骨质疏松。

2. Ⅱ期（中期）

①局部骨质疏松，可有轻度软骨破坏，有或无轻度的软骨下骨质破坏；②可见关节活动受限，但无关节畸形；③邻近肌肉萎缩；④有关节外软组织病损，如结节和腱鞘炎。

3. Ⅲ期（严重期）

①骨质疏松加软骨或骨质破坏；②关节畸形（如半脱位、尺侧偏斜等），但无关节强直；③广泛的肌萎缩；④有关节外软组织病损，如结节或腱鞘炎。

4. Ⅳ期（末期）

①关节强直；②Ⅲ期标准内各条。

四、各关节病变的X线表现

1. 手和腕关节

几乎所有本病患者的双手和腕关节均可受累，其中以掌指关节和近端指间关节的表现最具特征性。指间关节周围软组织呈对称性梭形肿胀，可有与骨干平行的层状骨膜反应，关节间隙呈一致性狭窄或消失，关节面下的骨端及腕关节出现骨质疏松。第二、第三掌指关节的桡侧和尺骨茎突最早出现边缘性骨质侵蚀，腕骨的骨质侵蚀呈虫蚀状改变，其中以舟骨的桡侧韧带附着处较为明显，随着病程的进展，手部可出现近端指间关节过度屈曲和远端指间关节过度背伸的"纽扣花"状关节脱位畸形，以及与之相反的近端指间关节过度背伸和远端指间关节过度屈曲的"天鹅颈"样畸形。腕关节可向尺侧偏斜后发展为指间关节和掌指关节的纤维性强直。腕关节相互融合而导致骨性强直，腕关节的骨性强直常发生于中腕关节，而桡腕关节尚存在关节的活动功能关节面下端及腕关节骨质疏松，小指指间关节呈天鹅颈样畸形。

2. 肘关节

常为对称性受累，关节积液和关节囊增厚使关节周围的脂肪垫常被推移，在肱骨的远端可形成典型的"八"字征。关节面下骨质侵蚀呈小旗状改变及出现骨质缺损区，常伴有硬化边，多见于关节的两侧骨端边缘，鹰嘴常出现骨质吸收和侵蚀。晚期常见关节半脱位畸形。

3. 肩关节

肱骨大结节处可有明显的骨质疏松，关节间隙呈均匀一致性狭窄，常伴有关节面骨皮质硬化和肱骨头及关节盂边缘骨质侵蚀糜烂，如有肩关节间隙狭窄伴有肱骨头向上半脱位，则常提示有肩袖撕脱的可能；胸锁关节面模糊，关节面下骨质常出现小的骨质缺损区，在其周围常伴有硬化圈，锁骨远端增粗，骨小梁模糊，并呈明显的骨质吸收和骨皮质菲薄改变。

足病变主要累及跖趾关节和近端趾间关节，骨质侵蚀常位于跖骨头的内侧面，可有跖骨两侧的层状骨膜反应和跖脊端局限性骨质疏松发展至病变的晚期，可出现跖趾关节的脱位畸形，如踇外翻畸形。足跗关节则出现骨质侵蚀及关节间隙一致性狭窄，直至出现骨质糜烂性侵蚀和硬化，跟腱附着处的软组织肿胀和密度增高，正常的脂肪热消失。由于跟腱炎的刺激，跟骨后上方可出现反应性骨质增生，表现为骨刺样或羽毛状，即所称的类风湿骨炎。

4. 踝关节

可有踝后方软组织肿胀及与跟腱之间的间隙消失，关节积液，骨端骨质疏松，内踝关节面骨质侵蚀，以及关节间隙狭窄等表现。

5. 膝关节

早期可见关节囊和关节周围肿胀，关节面下的骨端局限性骨质疏松。随着病情的进展则出现关节间隙变窄或消失，软骨下骨质呈小段状破坏，尤以关节边缘的骨侵蚀最明显，常伴有关节的退行性改变，以及最后发展为膝外翻或膝内翻关节脱位畸形。

6. 髋关节

关节间隙呈均匀一致性狭窄，一般以中心部较明显，病变的晚期，常合并有骨质退行性改变，可出现股骨头蘑菇状改变、股骨头半脱位、股骨头向内上移位及髋臼内突。病变常呈双侧性，形成所谓的骨盆。继续发展则出现关节强直。骨质侵蚀多位于股骨头及股骨颈之间，也可发生于髋臼和关节面下骨皮质，常合并出现局限性骨质疏松。

7. 骶髂关节

较少见。表现为关节面下骨密度减低，继而出现关节面下骨糜烂和关节间隙狭窄，常呈非对称性，若出现对称性受累且骨侵蚀明显时，应考虑强直性脊柱炎或二者合并存在的可能。

8. 脊柱

本病对脊柱的侵犯较少见，一般只有颈椎受累，其中以颈1、颈2椎体最为明显。X线表现为枢椎齿状突骨质侵蚀、糜烂及吸收，晚期则出现寰枢椎半脱位。其他表现包括骨质疏松、椎小关节骨质糜烂、椎间隙狭窄伴发椎体终板不规则侵蚀和硬化（但常不伴有椎体骨质增生）及第6、第7颈椎棘突末端骨吸收等。

9. 颞颌关节

可出现关节间隙变窄，髁状突骨端模糊和骨质疏松及关节周围韧带钙化。

五、其他影像学表现

1. 放大摄影

有助于显示手和足小关节微小骨质破坏、关节囊肿胀和骨皮质内骨吸收等变化。

2. CT

可清晰显示关节周围软组织肿胀及其密度改变；可显示骨端关节面边缘骨质小的侵蚀缺损和骨内骨质破坏。图像的多平面重建可显示关节间隙狭窄和关节面下骨质破坏，以及关节骨端的骨质增生和关节脱位。对髋关节和寰枢关节的检查可以提供比普通X线检查更多的诊断信息。手和腕部普通X线检查阴性者，CT检查可发现早期的骨质侵蚀性病变。

3. MRI

虽然MRI在发现早期RA改变的许多方面明显优于X线检查，但X线检查具有简便价廉且能显示多数可疑RA早期改变的特点，故X线检查仍可作为临床的常规和首选检查方法。X线检查正常而临床高度怀疑RA时，可根据实际情况选择MRI检查。早期RA的病理改变主要是滑膜的炎性改变，表现为滑膜充血、水肿、渗出，中性粒细胞、淋巴细胞浸润，进而出现滑膜增厚、毛细血管增多，从而导致滑膜内富含毛细血管的肉芽组织形成血管翳。血管翳在MRI上表现为滑膜强化或增厚。鉴于RA各阶段的滑膜炎和血管翳的病理组织成分不同，其在MRI上的表现也不尽相同。在RA的早期和活动期，滑膜内产生富含毛细血管的肉芽组织、关节内液体增多，因而T_2WI像上滑膜炎和血管翳呈中等信号、T_2WI和STIR呈高信号，增强扫描后有明显强化；在RA慢性期或静止期，增生的滑膜因其纤维组织成分明显增多、关节内液体减少，因而T_2WI像上呈中等信号、STIR像亦呈中等信号，增强扫描后无明显强化增强MRI扫描亦有助于滑膜炎和关节积液的区分。MRI还可显示X线和CT不能显示的骨侵蚀，但MRI不能显示手腕关节的骨质疏松。腕关节早期的骨质侵蚀表现为在正常关节面T_2WI高信号的骨髓内出现低信号类风湿皮下结节呈囊性伴周边强化和实性均匀强化两种表现。

第二节 系统性红斑狼疮

系统性红斑狼疮（SLE）是一种累及多系统、多器官，临床表现复杂，病程迁延反复的自身免疫性疾病。多见于年轻女性，男女发病之比为 1 : (5～10)。

一、病因及发病机制

系统性红斑狼疮的病因及发病机制不明。现在越来越多的学者认为系统性红斑狼疮不是一个单一的疾病，而是不同病因引起的一个综合征。多年来的大量研究提示系统性红斑狼疮的发病可能与遗传、免疫紊乱、内分泌异常及环境因素有关。

(一) 遗传

通过对动物狼疮模型的研究、人种比较及家族分析，揭示出红斑狼疮有很强的遗传倾向。

自 1959 年发现狼疮鼠模型以来，目前研究广泛的狼疮鼠模型有 5 种。其中 NZB/NZW 的第一代杂交鼠是与人类狼疮最相似的模型。该鼠 B 细胞和 T 细胞均有异常，可产生高滴度的抗 DNA 抗体，最终导致肾小球肾炎。提示遗传因素在狼疮鼠的发病中起决定作用。

美国的一个统计资料表明在年轻的黑人女性中，狼疮发病可达 1/245，而欧美一般人群的发病率为 $(1.8～50.8)/10^5$。据初步流行病学调查，我国系统性红斑狼疮的患病率约为 $75.4/10^5$。在日本普通人群中系统性红斑狼疮的患病率为 $(6.6～8.5)/10^5$，而在系统性红斑狼疮家族内可高达 0.4%～3.4%。在单卵孪生子中患病一致率可达 50% 以上，而双卵孪生子中为 10% 左右。说明系统性红斑狼疮的患病率因人种、民族的不同而异。

近来的研究发现系统性红斑狼疮与 HLA 抗原相关，如 A1、B8、DR2、DR3 等在系统性红斑狼疮患者中的频率增高，其中 HLA-DR2 与系统性红斑狼疮关系密切，特别是在狼疮肾炎的患者中。在中国南部及日本人群中，HLA-DR2 阳性者患病的相对危险性为 2.4。另外 HLA Ⅱ类 DQA1*0102、0501 及 DQB1*0201、0602 的频率在系统性红斑狼疮患者中升高，且后者在高滴度抗 ds-DNA 抗体阳性患者中可达 90%。此外，还发现先天性补体（C2、C4）缺乏的人群中，系统性红斑狼疮发病率增高。目前，已知 C4 的结构基因 *C4A* 和 *C4B* 位于 HLA-B 与 ⅡLA-D 之间。几个研究报道指出，C4A 缺失的频率在系统性红斑狼疮患者中为 30%，在对照人群中为 15%。纯合子 *C4A* 基因缺失在系统性红斑狼疮中为 10%，对照组则只有 1%。而在 HLA-DR3 阳性的系统性红斑狼疮患者中可有一半表现为 *C4A* 基因缺失。由此推测系统性红斑狼疮致病基因可能位于 MHC 区域，与 HLA Ⅰ类或 HLA Ⅱ类基因呈连锁不平衡，但系统性红斑狼疮的遗传不遵从孟德尔遗传法则，因此认为系统性红斑狼疮可能是多基因相互作用的结果。

(二) 免疫功能紊乱

T淋巴细胞狼疮患者的淋巴细胞总数和T淋巴细胞数目减少，通常认为是抗淋巴细胞抗体所致，现在发现活化诱导的细胞死亡也是其原因之一。$CD4^+$与$CD8^+$细胞的比值各报道不尽相同。比上述两种异常更重要的是细胞功能的减低。T淋巴细胞对丝裂原和回忆抗原的增殖反应减低，在狼疮活动期减得更低。如果在培养液中加入IL-2，增殖反应可增强，而狼疮患者的T淋巴细胞分泌IL-2减少，所以这部分的细胞功能受损。但T辅助细胞对IL-2依赖性很少，它分泌IL-4，向B细胞提供辅助，使体液免疫反应增强，T抑制细胞的功能很难测定，各报告结论不一。但一般认为T抑制细胞可抑制分泌IL-2的T细胞功能，而不抑制向B细胞提供辅助的T细胞功能。此外，T细胞活化后，正常情况下辅助T细胞短暂地表达CD40L。但活动期系统性红斑狼疮患者的T细胞可得到CD40L的表达，系统性红斑狼疮患者的T细胞在体外被活化后，CD40L表达持续时间延长，CD40L与B细胞表面的CD40结合，可促进B细胞的活化。

B细胞系统性红斑狼疮的B细胞在无刺激情况下体外培养可产生免疫球蛋白，然而同样的B细胞对外源性刺激反应性却降低，推测这种B细胞已在体内被活化。但这种活化过程是B细胞本身异常，还是T抑制细胞作用减弱所致仍不得而知。

抗核抗体与自身抗原结合后，形成免疫复合物，沉积于某些特定部位，造成相应的组织损害。近来的研究表明，自身抗体能够穿透细胞膜进入活细胞内与细胞核或细胞质内的相应抗原结合，干扰细胞功能，引起细胞凋亡。而细胞凋亡后释放的核小体DNA则进一步刺激自身抗体的产生。如抗-RNP抗体进入具有IgGFc受体的T细胞后，T细胞的抑制功能消失，从而影响机体的免疫调节作用，而抗ds-DNA抗体穿透肾小球细胞后，可引起肾小球足突细胞融合，造成蛋白尿及肾小球系膜细胞增生。

最近越来越多的研究表明狼疮患者体内细胞凋亡异常，提示细胞凋亡过程参与了狼疮的发病。Mysler等发现Fas在外周血T细胞和B细胞上的表达较正常对照高2倍。狼疮患者的淋巴细胞在体外的凋亡速度增加，伴之而来的是许多凋亡小体被释放出来。另外，有证据表明狼疮患者的单核-吞噬细胞系统吞噬功能降低。这两种因素都将导致凋亡小体不能被迅速清除，进而导致凋亡小体膜破裂，核小体释放入血，刺激机体产生抗DNA抗体、抗组蛋白抗体等多种自身抗体，引起狼疮的产生或加重狼疮的病情。

(三) 内分泌异常

Nasi和RAlsow分析了317例幼年发病的系统性红斑狼疮和1177例成年发病的系统性红斑狼疮患者，发现男女发病率之比从幼年（1：2）到成年（1：6）逐渐增加，至40岁左右达最高峰（1：8），然后随着年龄的增加而减少，至60岁时为1：2.3。另外，临床常见到因妊娠、流产或服用孕激素避孕药使系统性红斑狼疮症状恶化。上述事实说明系统性红斑狼疮与性激素有关。狼疮患者由于雌激素代谢异常，16a-羟基雌酮和E2增高，雄激素水平降低。雌激素会降低T细胞的活性并显著降低NK细胞的功能，还可直接刺激 B 细胞，使之活化，并使 CD5$^+$B 细胞增加，从而使自身抗体分泌增多。

(四) 环境因素

病毒感染曾被认为是系统性红斑狼疮发病的重要因素。病毒本身有 B 细胞活化因子的作用，也可通过损伤抑制性 T 细胞，引起 B 细胞活化；还可能借助分子模拟机制或改变宿主抗原结构而刺激自身抗体的产生。但多年的研究仍未发现系统性红斑狼疮与任何病毒有确定的关联。某些超抗原可激活特定的 T 细胞而产生大量的细胞因子，导致系统性红斑狼疮活动。紫外线可使 DNA 变性从而刺激机体产生自身抗体。有研究发现，紫外线可刺激机体的角质细胞产生 IL-1、IL-3、IL-6、TNF 等细胞因子。磺胺衍生物、四环素及灰黄霉素可诱发皮肤的光过敏。药物在某些系统性红斑狼疮患者中可能具有一定作用，以普鲁卡因胺、肼屈嗪、异烟肼所致的系统性红斑狼疮最多见。其成分中的联胺基团及某些巯基可能是诱导自身免疫所必需的。另外，饮食中的蘑菇、烟草及某些化妆品与系统性红斑狼疮发病也可能有一定关系。

二、临床表现

系统性红斑狼疮是一个有多脏器受累的炎症性疾病，大多数患者起病缓慢，但也有急性发病者。临床可为全身症状及各器官受累的相应表现。

(一) 全身症状

患者可出现疲劳。在某些患者，乏力可能是早期疾病活动的唯一指标，这时除血清 C3 有降低外，往往没有其他血清学或临床证据表明病情活动。80% 以上的患者可出现发热，以高热多见。约 60% 的患者可能有体重下降，而患者体重增加则意味着可能伴有肾脏损害。患者的发热、乏力和体重减轻与一般感染症状无区别，临床上要注意鉴别。

(二) 皮肤黏膜损害

系统性红斑狼疮的皮肤黏膜损害包括特异性损害和非特异性损害，特异性损害有蝶形红斑、盘状红斑和亚急性皮肤性红斑；非特异性损害有大疱性皮损、狼疮脂膜炎、脱发、血管炎、荨麻疹样血管炎、网状青斑、雷诺现象、光过敏、口腔溃疡和指甲改变等。

蝶形红斑：最典型的是面部蝶形红斑，可见于半数以上的患者，是位于两颊及鼻根部的轻微水肿型损害，但一般不累及鼻唇沟部位。往往由于日晒而诱发或加重。

盘状红斑：可见于 20% 的患者，且可先于系统症状十数年出现。常见于光过敏部位，如前额、颧部、鼻、耳及躯干部，是界限清楚的浸润性硬红斑，红斑表皮萎缩，毛细血管扩张，鳞屑与下面皮肤紧贴，揭掉鳞屑后，可见毛囊栓塞。

血管炎：血管炎的表现随受累血管所处的层次和炎症轻重程度而异，累及真皮乳突上层小动脉和小静脉的血管炎表现为红斑和瘀点，严重者可有上皮坏死；真皮乳突深层和真皮网状层血管炎表现为紫癜样病变，严重者真皮和表皮连接处被破坏，可形成大疱和（或）溃疡；肌肉动脉受累可产生炎性结节，严重者可有深部溃疡；皮下组织血管受累可产生深部结节。其他血管炎表现有Osler结节、下肢紫癜等。

脱发：脱发多见，表现为毛发稀疏、干枯、易折，疾病活动时明显，一般在治疗后可再生。

狼疮脂膜炎：狼疮脂膜炎是不常见的症状，累及2%的狼疮患者，多见于20～45岁的女性。好发部位为前臂、臀部、头、颈和大腿。病变坚实，可有压痛，约3cm大小，表皮有萎缩、溃疡、红斑或皮肤异色，病变消散后可遗留凹陷性瘢痕。

雷诺现象：约有30%的患者出现雷诺现象，表现为甲床、手指、足趾等发作性的苍白，可能伴随疼痛，由中小动脉痉挛造成。常在寒冷、吸烟、紧张等情况下发生。

光过敏：光过敏多见于暴露部位的皮肤，可以多次复发。对许多系统性红斑狼疮患者来说，光过敏不仅是局部现象，可能是更重要的系统性损害的证据。

黏膜损害：系统性红斑狼疮的黏膜损害以口腔溃疡最有意义，表现为多发性、复发性。其他各种非特异的指甲改变可见于约1/3的患者，病变包括指甲凹陷、水平和纵向翘起、白甲病、甲脱离及甲皱毛细血管扩张和萎缩。

（三）关节及肌肉表现

系统性红斑狼疮中关节炎和关节痛可达95%以上，可先于其他系统损害几个月至几年出现，有时甚至被误诊为类风湿关节炎。近端指间关节炎（痛）见于82%的患者，常为对称性、游走性，多关节受累，其疼痛程度往往超过关节的客观所见。其他易受累关节依次为膝、腕、掌指关节、踝、肘、肩、跖趾关节、髋关节、远端指间关节受累较少见。关节畸形虽不常见，但典型的天鹅颈畸形、尺侧偏斜和软组织松弛确有发生。如有关节积液，多为清亮至微混的渗出液，补体降低，抗核抗体常阳性。X线示无关节间隙狭窄或侵蚀性改变，但可有骨质疏松和关节半脱位。有30%的患者可出现肌痛、肌无力、肌酶谱增高，类似肌炎的表现。肌活检可见血管周围淋巴细胞及浆细胞浸润，很少见肌细胞坏死。这类肌痛对激素反应较好。

（四）肾脏

肾脏是系统性红斑狼疮中最常见的受累脏器，肾小球、肾小管及肾血管均可受累。在5年之内，临床出现肾脏受累可达75%，而肾活检测证实近100%的患者有肾脏损害。有肾脏受累者预后不良，Wallace等报道无肾脏受累者10年的病死率为11%，而有肾脏受累者10年的病死率为29%。

狼疮性肾炎是一个慢性过程，时有加重和缓解。临床表现与肾小球肾炎类似，从隐匿性狼疮肾炎到尿毒症均能见到。轻型可无症状，或有高血压和夜尿增多，血尿、蛋白尿多为间歇性的。肾病综合征型可有大量蛋白尿、低蛋白血症和水肿，也可有高血压和肾功能损害。急性进展性肾小球肾炎少见。患者在短时间内可出现少尿性肾衰竭，病理呈新月体肾炎，常在严重弥散性增殖性肾小球肾炎的基础上发展而来。

狼疮性肾炎一般认为是循环免疫复合物或原位形成的免疫复合物所致，患者单核-吞噬细胞系统清除免疫复合物能力及纤维溶解能力降低、血小板活化、抗磷脂抗体等对狼疮肾炎形成也有促进作用。

狼疮性肾炎的病情和预后是多因素决定的，因此在进行评估时要综合考虑临床、实验室及组织病理等各种参数。一般认为肾功能的测定（24小时尿蛋白定量、肌酐清除率测定）对狼疮性肾炎的总体评估很有用处，而补体降低、抗DNA抗体升高与肾炎的严重程度和活动性密切相关。肾脏病理类型对判定病情及预后尤为重要，2003年国际肾病学会和肾脏病理学会对狼疮性肾炎分型进行了修订。其中，Ⅰ型及Ⅱ型狼疮性肾炎临床表现轻微，病死率低，往往死于肾外并发症，如狼疮脑病或严重的感染等，但少数患者可发展为更严重的病理类型，继而出现肾功能不全。Ⅲ型狼疮性肾炎临床症状则较Ⅰ、Ⅱ型为重，慢性肾功能不全是其主要的死亡原因。Ⅳ狼疮性肾炎预后更差。Ⅴ型狼疮性肾炎预后与原发性膜性肾病一样，单纯膜性狼疮肾炎者较伴节段性硬化者预后佳。如组织病理学显示有肾小球细胞浸润、白细胞渗出、纤维蛋白样坏死、细胞新月体形成、透明栓塞和肾小管间质炎症，则可认为该肾炎处于活动期，如显示有肾小球硬化、纤维新月体形成、肾小管萎缩和间质炎症，则可认为该肾炎处于慢性期。

(五) 呼吸系统

呼吸系统受累的频率各家报道不一。最常见的为胸膜炎，其他尚有急性狼疮肺炎、慢性间质性肺病合并纤维化、肺泡出血、呼吸肌及膈肌功能不良、肺不张、闭塞性细支气管炎、肺动脉高压和肺血栓。

1. 胸膜疾病

在呼吸系统中，胸膜受累最为常见。45%～60%的患者有胸痛，16%～50%的患者有胸腔积液，有时可能是狼疮的首发症状。积液为双侧或单侧，多为中小量，大量积液少见。积液可为多种病因所致，为鉴别诊断，胸腔穿刺是必要的。胸腔积液外观为浆液或浆液血性，明显血性胸腔积液少见。胸腔积液为渗出液，蛋白、乳酸脱氢酶浓度较血清中高；胸腔积液葡萄糖水平减低，但通常不低于50mg/dL；胸腔积液中补体降低、免疫复合物升高，可检出狼疮细胞，ANA抗体比血清中滴度低。

2. 急性狼疮肺炎

可见于1%～4%的狼疮患者。急性起病，表现为发热、胸痛、咳嗽、咳痰、偶有咯血、进行性呼吸困难、发绀。双肺底常可闻及广泛湿啰音，血气测定示低氧血症和低二氧化碳症，胸部X线片示单侧或双侧肺浸润，以下肺野明显。肺膨胀不全、膈肌抬高和胸腔积液可同时存在。这些临床表现和X线表现均为非特异性的，因此常需通过培养支气管灌洗液、经支气管肺活检等检查手段进行鉴别诊断。

3. 慢性间质性肺病

常见于类风湿关节炎、硬皮病、多发性肌炎/皮肌炎及混合性结缔组织病，也可见于系统性红斑狼疮。表现为进行性气短、干咳、啰音。胸片示弥散性网状或网状结节阴影，以两下肺野为明显。肺功能检查呈限制性通气功能障碍，肺总量、用力肺活量、肺一氧化碳弥散量减少。

4.肺动脉高压

肺动脉高压是少见但预后不良的并发症。并发肺动脉高压的狼疮患者一般年纪较轻，多为女性，有雷诺现象、肾脏受累，类风湿因子及循环狼疮抗凝物常呈阳性。临床表现各种各样，但通常起病隐匿，早期不易发觉，以后可出现气促、心悸、疲乏和胸痛。体检可发现肺动脉第二心音亢进，右心衰竭时可有二尖瓣关闭不全的杂音和出现右心室奔马律。胸部X线示右心室扩大，肺动脉段突出而肺野清晰。超声心动检查能敏感地评估右心室和肺动脉的压力，也可发现其他心室或瓣膜的异常。

（六）神经精神狼疮

神经精神狼疮可累及中枢和（或）周围神经系统，患者可表现为弥散、局灶或两者结合的症状，从轻微的认知障碍到严重的危及生命的症状均可出现。神经精神狼疮的损害表现为两大类。一类是精神症状，患者可表现为认知障碍：近记忆和远记忆受损，判断理解、抽象思维、计算能力及其他高级精神功能紊乱，注意力不集中，定向力丧失，躁动不安；也可表现为思维混乱，怪异意念，妄想，幻觉，行为异常，抑郁，焦虑，惊恐，躁狂，木僵等。另一类是神经系统的定位表现，表现为动眼神经、展神经麻痹，三叉神经痛，脑血栓或脑出血，偏瘫，失语或发生癫痫，高颅压，头痛，横贯性脊髓炎等。而有些患者可出现周围神经病变，表现为感觉障碍，肌无力，腕或足下垂。神经精神狼疮发病机制不明，一般认为是多因素造成的。弥散性症状常为暂时的、可逆的，被认为是由电冲动或神经递质受干扰所致，而局灶性症状常突然出现，持续存在，被认为是血管病变所致。将抗神经元抗体注入实验动物的脑室可引起神经症状，如癫痫或记忆受损，提示针对脑的抗体可引起某些神经精神表现。研究者发现75%以上的神经精神狼疮患者抗神经元抗体或抗淋巴细胞抗体升高，后者与脑组织有交叉反应。神经精神狼疮患者脑脊液中IgG类抗神经元抗体的检出率（90%以上）比无中枢神经系统受累的狼疮患者（10%）高，且脑脊液中IgG抗神经元抗体水平比同一患者血清中的高，该抗体的存在及其水平与弥散性症状密切相关。抗体可能是在中枢神经系统局部生成的，也可能是由于血管闭塞，血脑屏障破坏，抗神经元抗体从血清中进入到脑脊液。尸检证实，神经精神狼疮患者的脑组织的大小血管有多种梗死和出血。引起这些改变的可能原因有：免疫介导的血管炎，抗磷脂抗体，补体来源的过敏毒素C3a、C5a激活炎性细胞，导致白色血栓等。

（七）心血管系统

以心包炎最常见，可有心包积液，但心包填塞或缩窄性心包炎非常少见。心包受累可无临床症状，大部分经超声心动图、胸部X线或尸检才发现心包肥厚或积液。临床表现有胸骨后疼痛，严重者可有呼吸困难、心动过速等症状。8%~25%的患者可有心肌炎，表现为休息时也有心动过速，且与体温不成比例，心电图异常，心脏肥大等。狼疮患者心肌梗死的发生率也比正常人群高。心肌梗死可由动脉粥样硬化、冠状动脉炎、抗磷脂抗体或原位血栓形成等因素所诱发。部分患者可能出现内脏雷诺症，即遇冷时可引起短暂的肺动脉高压。

（八）消化系统

非特异性表现有食欲不振、恶心、呕吐。狼疮性肠系膜血管炎引致腹痛、腹泻、血便，这时须与肠道炎症和菌群紊乱相区别，因便培养一般无致病菌生长，大便涂片显示无菌群紊乱，肠镜检查可见肠黏膜下血管炎。血管炎严重时可致肠穿孔，甚至死亡。此外，腹膜炎、腹腔积液、肝功能异常、胰腺炎也时有发生。需要注意的是，有些患者的消化系统表现是见于治疗用药引起的。

（九）造血及淋巴系统

血液的有形成分、凝血机制和纤维蛋白溶解异常均可在狼疮患者中见到。

贫血常见，可累及50%～80%的患者。慢性炎症、尿毒症引起的骨髓造血不良是贫血最常见的原因。贫血为正细胞正色素性，网织红细胞相对较低，血清铁较低，骨髓铁含量正常，骨髓细胞对铁利用有障碍。溶血性贫血可见于10%～40%的患者，它以网织红细胞增多，珠蛋白减低，Coombs试验阳性为特征。其他原因如营养不良、失血、药物等均可引起贫血。

白细胞减少（$<4\times10^9$/L）见于17%的患者，常为疾病活动的证据。白细胞减少可由免疫机制、药物和骨髓功能不良所致。免疫机制所致白细胞减少，经细胞毒药物治疗，常可使白细胞增多。淋巴细胞减少常伴有抗淋巴细胞抗体，有些抗体是针对T淋巴细胞的，可影响淋巴细胞功能。

血小板减少见于20%～50%的患者，可由骨髓增殖不良、无效血小板生成、血小板分布异常和血小板破坏过度等因素所致。血小板减少特别是免疫机制所介导的血小板减少可为狼疮的首发症状，几年以后狼疮的其他症状才出现。血小板减少会有出血倾向，但除非血小板少于50×10^9/L或同时伴有凝血异常，自发出血少见。

淋巴结肿大疾病活动期可有全身淋巴结肿大，常见于颈部、腋部及腹股沟。一般较软，无压痛及粘连，部分患者可出现轻度肝脾肿大。

上述症状可在疾病的进程中相继或同时出现，也可能反复出现。故系统性红斑狼疮的诊断需综合多个临床表现，并结合实验室检查才能作出。

三、实验室检查

免疫功能异常，自身抗体阳性，炎症指标改变及相关脏器功能障碍等发现对诊断系统性红斑狼疮十分重要。

淋巴细胞亚群异常，淋巴细胞计数减少，免疫球蛋白增高，抗核抗体及各种自身抗体存在表明体内免疫功能紊乱。其中抗 ds-DNA 抗体及抗 Sm 抗体被认为是系统性红斑狼疮的特异性抗体。免疫形成的抗原抗体复合物激活补体，造成细胞溶解，导致组织损伤，此时血清补体水平下降。红细胞沉降率增快，C-反应蛋白升高，蛋白电泳异常，也表明发作炎症过程。肝肾功能检查，24 小时尿蛋白定量及肌酐清除率测定，肾穿刺活检，心电图及超声波检查，胸部 X 线摄片，肺功能测定，头颅 CT 或 MRI，骨髓穿刺涂片等检查可了解各相关脏器是否受累及损害的程度。但是 ANA 滴度与病情严重程度不呈平行关系。

四、诊断

系统性红斑狼疮是一个累及多器官的慢性炎症性疾病，典型病例诊断较容易，而非典型病例诊断上往往较困难，所以需要根据临床症状和检查所见综合考虑。目前，通常采用美国风湿病学会（ARA）1982 年修订的分类标准。临床上，如果某个患者具有上述标准中的 4 项或 4 项以上表现，不论先后或同时出现，均可诊断为系统性红斑狼疮。

据日本厚生省免疫性疾病调查组的临床检验，该标准的敏感性为 97%，特异性为 89%。此外还发现：①如阳性项目增加到 5 项、6 项或 7 项，其特异性将分别达到 97.4%、99.6% 及 100%；②初诊时只具备 3 项标准，且伴有低补体血症时，亦应怀疑系统性红斑狼疮；③如抗核抗体阴性基本可排除系统性红斑狼疮。

在实际工作中，虽然要首先考虑对分类标准的满足程度，但也应注意是否存在其他症状，这些症状虽然未包括在诊断标准中，但在系统性红斑狼疮中较常见，如脱发、雷诺现象等。另外还要除外其他疾病。

诊断成立后，从治疗和预后的角度考虑，可将系统性红斑狼疮粗略地分为只有发热、皮疹、关节炎、雷诺现象、少量浆膜腔积液、无明显的系统性损害的轻型，和同时伴有一个或数个脏器受累（如狼疮肾炎、狼疮脑病、急性血管炎、间质性肺炎、溶血性贫血、血小板减少性紫癜、大量浆膜腔积液等）的重型。

五、治疗

因系统性红斑狼疮病因不明，故目前尚无病因法，但应掌握其基本原则。

早发现、早治疗非常重要。了解脏器受累的范围、程度及疾病的活动性，对系统性红斑狼疮预后的判断和治疗方法的选择同样重要。

治疗可从以下四个方面着手：①去除诱因，包括避免日晒、停用可疑药物及预防感染等；②纠正免疫异常，如使用各种免疫抑制剂、血浆置换；③抑制过敏反应及炎症，可使用非甾体类抗炎药、糖皮质激素；④对脏器功能的代偿疗法，对肾衰竭者进行血液透析，循环功能障碍者给予前列腺素等。而其中最重要的就是纠正免疫异常，减轻自身免疫反应所造成的组织损伤。

1. 非甾体类抗炎药（NSAIDs）

各种 NSAIDs 被广泛用来治疗轻症患者。虽然所有的 NSAIDs 的主要作用机制都是抑制前列腺素的生成，但每个药物之间以及各患者之间均有差异，因此 NSAIDs 的选择依个体化，NSAIDs 的主要不良反应为消化性溃疡、肝肾功能损害等。新近上市的选择性抑制 COX-2 的 NSAIDs 可能会减少这方面的不良反应。

2. 糖皮质激素

糖皮质激素是迄今为止治疗系统性红斑狼疮的最主要药物，有强大的抗感染及免疫抑制作用。对于 NSAIDs 反应不良的轻症患者可给予中小剂量泼尼松（5～20mg/d 为小剂量，20～40mg/d 为中剂量）治疗。对于重症患者给予泼尼松 60mg/d，有时可用到 100mg/d，必要时，可以使用大剂量激素冲击疗法，即将 50～100mg 甲泼尼龙加入 100～200mL 生理盐水中，于 1 小时内静脉滴注，连续 3 日为 1 个疗程。冲击疗法可获得迅速而显著的近期疗效，包括退热，缓解关节痛，消除皮疹，减轻血管炎，挽救重要脏器功能，特别是合并狼疮脑病、急性狼疮肾炎的情况下，有时可挽救患者生命。但其远期疗效尚待观察。冲击治疗后，可口服中等剂量激素维持治疗。

口服糖皮质激素的临床效果无明显差别，但一般倾向使用泼尼松，因为它的半衰期较短。通常早晨一次口服，如病情无改善，可将每日泼尼松量分 2～3 次服用，或增加每日剂量。最大剂量一般不超过 60mg/d，而且服用这个剂量不超过 6～8 周。在这个剂量下，患者反应不好，首先要检查有无其他并发症存在，如无其他原因可寻，可改用其他治疗方法。

为避免激素不良反应，病情基本控制后，可开始逐渐减量，轻症患者这段时间可为 1～2 周，重症患者一般需 4～6 周。口服剂量为 40mg/d 以上时，每 2 周可减少 10%，待接近维持量时，减量速度减慢，间隔 4～8 周为宜。所谓维持量，是抑制疾病活动，维持临床状况持续稳定所需的最小剂量。每个患者以及同一患者的不同时期，维持量可能不同，因此需个体化。一般有肾炎、血小板减少、间质肺炎等重要脏器受累的患者，往往需要一个 10～15mg/d 的维持量。轻症患者有进一步减量的可能，如减至 5～7.5mg/d 仍能长期维持缓解，可试着进一步减量，直至不用激素。

每次减量前都要根据患者主诉、临床症状和实验室检查结果对狼疮的活动性重新评估。临床症状要特别注意微热、倦怠、皮疹、肌痛、关节痛等变化，实验室检查中注意补体、抗体、蛋白尿、血常规的变化。如疑有复发的可能，应停止减量，密切观察。如临床活动性较明显，可增加日服量的 10%～20%，观察活动性有无改善。如有明显复发，则按初治方法重新开始治疗，复治时所需激素用量可能较初治时为大。

糖皮质激素治疗有较多的不良反应，最重要的是并发感染，尤以大剂量冲击治疗时为主，可出现细菌感染（尤要警惕结核感染）、病毒及真菌感染等。但一般认为除非有陈旧性结核或高度怀疑真菌、细菌感染，否则可不给预防性抗生素。其他的不良反应尚有类固醇性糖尿病，主张以胰岛素治疗为好。如出现高血压、青光眼、股骨头坏死等需给予相应治疗。

3. 免疫抑制剂

当激素疗效不好或因不良反应不能继续使用时，应使用免疫抑制剂。特别是近年来认为长期使用激素会引起肾小球硬化，早期使用免疫抑制剂可阻止或延缓皮炎转为慢性，因此主张尽早合用免疫抑制剂，二者合用较单用效果好。

(1) 国内认为以激素与环磷酰胺合用治疗狼疮肾炎为好，国外有些学者主张以激素与甲氨蝶呤合用效果好。雷公藤总苷是我国独有的药物，它有双重作用，一是抗感染作用，用后一周左右即显效，二是免疫抑制作用，与其他免疫抑制剂显效时间类似，约1个月以上。免疫抑制剂的疗程一般认为要持续一年以上。雷公藤总苷剂量为 10～20mg，每日 3 次，甲氨蝶呤为 7.5～15mg，每周 1 次，硫唑嘌呤、环磷酰胺为 50mg，每日 2 次，也可将环磷酰胺 500～1000mg 加入 5% 葡萄糖溶液 250mL 中静脉滴注，每 1～3 个月一次。

免疫抑制剂一方面非特异性地抑制免疫功能，另一方面抑制异常克隆免疫细胞的增殖，有助于恢复建立正常的免疫网络。

免疫抑制剂的不良反应很大，最常见的是消化道反应，包括恶心、呕吐、肝功能异常等，但对患者威胁最大的可能是骨髓抑制和继发感染，这种感染往往起病隐匿，进展迅速，临床工作中需严密观察。

(2) 环孢素 A (CsA)：是从真菌代谢产物纯化而来的中性小分子环形多肽，可抑制 IL-2、IL-3 及 IFN-γ 的基因转录，抑制原癌基因的表达，是一种选择性作用于 T 细胞的免疫抑制剂。其治疗剂量为每日 3～5mg/kg，一个月后可根据病情改善程度开始减量，维持量为每日 2～3mg/kg，分 1～2 次服用。其不良反应发生率较高，依其严重程度和发生频率，分别为肾、肝毒性，神经系统损害及高血压等，目前主要用于其他药物治疗无效的系统性红斑狼疮患者。

4. 静脉注射免疫球蛋白 (IVIG)

大剂量免疫球蛋白静脉注射疗法近年来逐渐用于治疗系统性红斑狼疮。许多研究显示，IVIG 可通过独特型网络抑制自身抗体的产生；可结合活化的补体，阻止其与靶细胞结合，从而避免组织损伤和破坏。同时可以提高患者对感染的抵抗力。IVIC 对系统性红斑狼疮的皮肤损害、血细胞及血小板减少、狼疮脑病均有益，且有助于减少激素的用量。常用量为每日 300～400mg/kg，连用 5 天，以后每月一次维持治疗。主要禁忌证为 IgA 缺乏证。不良反应常发生在用药过程中或用药后很短时间内，包括发热、寒战、肌痛、腹痛和胸痛，真正的过敏反应不多见。

5. 性激素

许多证据提示性激素在狼疮的发病机制中其重要作用，但迄今为止，大部分改变性激素水平的治疗措施都没有显示出对病程有明显的临床作用。

试验和临床提示用多巴胺受体激动剂溴隐亭可能是有益的。最近研究显示在轻中度活动期的患者中，普拉 T 减低疾病的总体活动性，减低蛋白尿和皮质类固醇的需要量。达那唑具有轻度雄激素和抗促性腺激素的作用，可抑制尿促卵泡素和黄体生成素，并对免疫和单核-吞噬细胞系统有作用，适用于血小板减少，对盘状狼疮可能有效。用药期间应密切观察药物的不良反应。

6. 血浆处理

最早采用的是血浆交换法，即将部分分离出的患者血浆弃去，并补充一定量的正常人血浆或血浆代用品，从而达到除去体内可溶性免疫复合物、抗基底膜抗体及其他免疫活性物质的目的。但由于它同时将血浆中的许多有用成分也弃去，输入他人的血浆又容易带来传染病，所以目前主要采用下列更好的方法进行血浆处理。①血浆双膜过滤：通过第一膜时将血细胞与血浆分离，通过第二膜时将血浆中的免疫复合物等高分子物质去除，滤后的血浆与血细胞一起返回体内。②冷却过滤法：将分离的血浆通过冷却槽，去除冷球蛋白，然后复温至体温，返回体内。③吸附法：用生物学或非生物学的固相免疫吸附剂，选择性地将免疫复合物或抗体去除。血浆处理适用于伴有狼疮性肾炎或中枢神经系统损害的急性进展性系统性红斑狼疮、难治性患者、因药物不良反应而停药的患者、免疫复合物浓度高的患者。据报道，该疗法对红斑、雷诺现象、持续性蛋白尿、多发性神经炎等症状较为有效。抗体去除后，自身抗体生成细胞会反应性增殖，这些细胞对环磷酰胺的细胞毒作用较为敏感，因而继用环磷酰胺冲击治疗能有利于疗效的巩固。

7. 全身淋巴结放射治疗

全身淋巴结放射治疗可使细胞免疫和体液免疫显著而长久地受到抑制，更能使$CD4^+T$淋巴细胞耗尽。可试用于大剂量激素及免疫抑制剂治疗无效的患者，但确切疗效尚不明了，国内少用。

8. 治疗新进展

（1）生物制剂：自20世纪90年代起，应用生物制剂治疗风湿性疾病渐成热点。目前已有不少与系统性红斑狼疮相关的生物制剂进入试验研究和临床试验阶段。它们是①抗CD20单抗：作用于B淋巴细胞表面的CD20抗原，选择性耗尽B淋巴细胞，效果满意且无严重不良反应，但有部分患者产生人抗嵌合体抗体（Haas），影响治疗效果。②B细胞耐受原：人工合成分子，能结合B淋巴细胞表面和循环中的抗ds-DNA抗体，并可与B淋巴细胞表面受体（BCR）结合启动信号传导系统使B细胞失活或凋亡。临床研究证实可以降低患者体内抗ds-DNA抗体的滴度，延缓狼疮肾炎的复发。目前，多中心的Ⅲ期临床试验正在进行中。③抗B淋巴细胞刺激因子（抗BLyS）抗体：BLyS受体表达于B细胞表面。带有BlyS的转基因动物可以发展为狼疮样疾病；而敲除 *BlyS* 基因的狼疮动物疾病得到缓解。抗BlyS抗体最初用于狼疮动物模型，结果可以提高生存率。Ⅱ期临床试验证实抗BlyS抗体可以减少狼疮患者外周血B淋巴细胞数目，改善临床症状。④CTLA-4Ig：为一种可以阻断T淋巴细胞和B淋巴细胞间协同刺激途径的融合蛋白，已被美国FDA批准治疗类风湿关节炎。在狼疮动物模型中被证实可以减少尿蛋白并延长生存期。Ⅰ期临床试验正在进行。

造血干细胞移植（HSCT）：最早用于治疗恶性血液病，以后扩展到治疗遗传性疾病、自身免疫性疾病和某些实体瘤等。自1997年意大利学者Marmot等首先报告自体骨髓干细胞移植（ABMSCT）治疗1例长期严重的系统性红斑狼疮患者，并获显著疗效以来，HSCT治疗系统性红斑狼疮已有很多报道。HSCT通过预处理、自体干细胞分选以及回输或者异基因干细胞移植等措施，可以最大限度地去除自身激活的细胞，使免疫细胞对自身抗原产生免疫耐受性，达到新的免疫平衡。目前，全世界有100多例系统性红斑狼疮患者接受HSCT，5年缓解率为60%～70%。但HSCT也面临包括消化道反应、感染、出血、溶血性贫血、继发恶性肿瘤等在内的移植相关并发症及移植后复发等诸多问题，有待进一步研究。

第三节 硬皮病

一、病因病理

硬皮病是一种临床上以局限性或弥散性皮肤增厚和纤维化为特征的，可影响内脏包括心、肺、肾和消化道等器官的结缔组织疾病。发病率仅次于红斑性狼疮及类风湿关节炎，分为局限性和系统性两种类型，前者主要表现为局限性皮肤硬化，以儿童及中年发病较多，后者除皮损外，并可累及内脏器官，以30～50岁好发，女性为男性的3～4倍。病因不明，但目前主要有下列一些看法：①遗传因素；②感染因素；③结缔组织代谢异常；④血管异常；⑤免疫异常。现在多数学者认为本病很可能是遗传因素再加反复持久的急、慢性感染（包括细菌性或病毒性）而造成的一种自身免疫机制失调性疾病，但还有待进一步研究证实。

病理分早期（炎症期）和晚期（硬化期）。在早期损害中，胶原纤维束肿胀和均一化。胶原纤维间和血管周围有以淋巴细胞为主的浸润，血管壁水肿，弹力纤维破碎。晚期真皮明显增厚，胶原纤维素肥厚硬化，排列紧密，成纤维细胞减少。除血管周围外，炎性浸润完全消失。真皮内小血管壁增厚和硬化，管腔缩小，甚至阻塞。皮脂腺萎缩，汗腺减少。脂肪层变薄，皮下组织内大小血管壁均显著增厚，管腔狭窄。在系统型中，表皮萎缩，上皮脚消失，真皮深层和皮下组织中可见广泛钙质沉积。电镜检查患者皮肤显示有高度活性的成纤维细胞存在，这些细胞呈池状扩张，其中充满无定形物质。此外，由于胶原合成增加，细胶原纤维的比例明显增多。在系统型中，平滑肌包括食管肌组织的肌纤维束呈均一性、硬化和萎缩。肌纤维束间结缔组织增生，小血管壁增厚，管腔缩小或闭塞。心肌和肠壁肌可发生广泛性萎缩和纤维变性，心肌内中小血管呈广泛硬化。心内膜、心包、浆膜、食管和肠黏膜均可发生病理改变，早期为胶原的纤维蛋白样变性，伴炎性浸润；陈旧性损害的胶原呈均一性和硬化。

肺部显示广泛性间质和肺泡纤维化，并有囊性改变，肺内小动脉壁增厚。电镜下肺泡和微血管的基底膜增厚，是气体交换障碍的原因。

肾脏的主要变化为：①肾小叶间动脉内膜增生；②肾小球进入动脉和血管丛纤维素样坏死；③肾皮质梗死；④肾小管变性（萎缩或扩张）。

二、临床表现

据已有的报告，本病发病年龄小的仅 10 个月，大的至 86 岁，但以 20～40 岁最多见。女性发病率为男性的 3～8 倍。临床分局限性和系统性两型。

关于局限性硬皮病和系统性硬皮病之间的关系，以往曾有争论。有研究表明，两者无论在临床、组织病理学、组织化学、免疫学和电生理学上均无明显本质上的区别，局限型亦有累及内脏或转化为系统型的。故多认为同盘状红斑狼疮和系统性红斑狼疮之间的关系一样，两者似属于一个病理过程的两个不同临床类型。

1. 局限性硬皮病

也称为局限性硬斑病，一般有斑状（包括泛发性硬斑病）、带状和点滴状 3 种。

（1）斑状损害：初起为圆形、长圆形或不规则形，呈淡红色或紫红色水肿性发硬片块损害。数周或数月后渐扩大，直径可达 1～10cm 或更大，色转淡呈淡黄色或象牙色，周围常绕淡紫色或紫红色晕。表面干燥平滑，具蜡样光泽，触之有皮革样硬度，有时伴毛细血管扩张。局部不出汗，亦无毛发。损害可单个或多个。经过缓慢，数年后硬度减轻，渐出现白色或淡褐色萎缩性瘢痕。可发生于任何部位，但以躯干为多见。在局限型中此形最为常见，约占 60%。

泛发性硬斑病罕见，其发生和发展类似斑状硬皮病，但特点为损害数目多，皮肤硬化面积大，分布广泛而无系统性损害。好发于胸腹及四肢近端，但面、颈、头皮、前臂、小腿等处亦可受累。常可合并关节痛、神经痛、腹痛、偏头痛和精神障碍。据报道，少数患者可转为系统性硬皮病。

（2）带状损害：常沿肢体或肋间呈带状分布，但头皮或面额部亦常发生，经过与片状损害相似，但皮损有明显凹陷，有时皮损下的肌肉，甚至骨骼可有脱钙、疏松、吸收变细。多见于儿童。

（3）点滴状损害：多发生于颈、胸、肩、背等处，损害为绿豆至黄豆大集簇性或线状排列的发硬小斑点。表面光滑发亮，呈珍珠母色或象牙色，周围有色素沉着，时间较久，可发生萎缩。此型比较少见。

2. 系统性硬化症

本型有所谓"肢端硬皮病"和"弥散性硬皮病"之分，实质上两者同属一病，其主要不同点在于肢端型开始于手、足、面部等处，受累范围相对局限，进展速度较缓，预后较好。鉴于两型的临床症状相似，现归纳叙述如下。

（1）皮肤：可分水肿、硬化和萎缩等 3 期。

水肿期：皮肤紧张变厚，皱纹消失，肤色苍白或淡黄，皮温偏低，呈非凹陷性水肿。肢端型水肿常先从手、足和面部开始，向上肢、颈、肩等处蔓延。在弥漫型中，往往由躯干部先发病，然后向周围扩展。

硬化期：皮肤变硬，表面有蜡样光泽，不能用手指捏起。根据受累皮肤部位不同，可产生手指伸屈受限、面部表情固定、张口及闭眼困难、胸部紧束感等症状。患处皮肤色素沉着，可有色素减退斑，毛发稀少，同时有皮肤瘙痒或感觉异常。

萎缩期：皮肤萎缩变薄如羊皮纸样，甚至皮下组织及肌肉亦发生萎缩及硬化，紧贴于骨骼，形成木板样硬片。指端及关节处易发生顽固性溃疡，并有患区少汗和毛发脱落现象。少数患者可出现毛细血管扩张。

上述皮肤损害在各种硬皮病中很普遍，但值得指出的是，也有全无皮肤症状的硬皮病存在。

(2) 肌肉：受累并不少见，症状包括肌无力、弥散性疼痛，少数有痉挛痛。有些病例可似多发性肌炎的临床表现，肌肉受累明显者可发生肌萎缩。

(3) 骨和关节：先有关节的红肿痛者约占12%，在病程中发展成关节改变的约占46%，表现自轻度的活动受阻至关节强直以致挛缩畸形。手的改变最为常见，手指可完全僵硬，或变短和变形。指端骨的吸收可呈截切状表现。

(4) 内脏。

消化系统：除舌的活动可因系带挛缩而受限、牙齿因部分根尖吸收而变疏松外，食管受累相当常见（45%～90%），表现为吞咽困难（因反流性食道炎所致）。胃肠道受累可有食欲不振、腹痛、腹胀、腹泻与便秘交替等。

心血管系统：约61%的患者有不同程度的心脏受累。心肌炎、心包炎或心内膜炎均有发生。临床表现为气急、胸闷、心绞痛及心律失常，严重者可致左心衰竭或全心衰竭（亦可因肺部损害导致肺源性心脏病引起右心衰竭），甚至发生心源性猝死。心电图有异常表现。

呼吸系统：肺部受累时可发生广泛性肺间质纤维化，肺活量减少。临床表现为进行性呼吸困难和中度咳嗽。

泌尿系统：肾脏受累，可发生硬化性肾小球炎，出现慢性蛋白尿、高血压及氮质血症，严重时可致急性肾功能衰竭。

神经精神系统：少数患者有多神经炎（包括颅神经）、惊厥、癫痫样发作、性格改变、脑血管硬化、脑出血以及脑脊液中蛋白增高和脑电图异常。

(5) 其他：尚可有雷诺现象（多发生于肢端）。在手指或其他关节周围或肢体健侧的软组织内可有钙质沉积。部分病例在本病活动期有间歇性不规则发热、乏力和体重减轻等全身症状。有学者把钙质沉积、雷诺现象、肢端硬化和毛细血管扩张称为"CRST综合征"，同时有食管受累者称为"CREST综合征"，认为是系统性硬化症的亚型，预后较好。

三、诊断要点

本病根据皮肤硬化即可确诊。感觉时值测定、皮肤毛细血管镜和组织病理检查对本病的诊断有参考价值。

1. 局限性硬皮病需与下列诸病相鉴别

(1) 斑萎缩：早期损害为大小不一的圆形或不规则形淡红色斑片，以后渐萎缩，呈皮色或青白色，微凹或隆起，表面起皱，触之不硬。

(2) 萎缩性硬化性苔藓：皮损为淡紫色发亮的扁平丘疹，大小不一，常聚集分布，但不互相融合，表面有毛囊角质栓，有时发生水疱，逐渐出现皮肤萎缩。

2. 系统性硬化症需与下列诸病相鉴别

(1) 成人硬肿病：皮损多从头颈开始向肩背部发展，真皮深层肿胀和僵硬。局部无色素沉着，亦无萎缩及毛发脱落表现，有自愈倾向。

(2) 皮肌炎：眼眶周围有水肿性深红色至紫红色斑，并伴明显肌肉无力、疼痛和触痛。血中乳酸脱氢酶（LDH）和肌酸磷酸激酶（CPK）以及尿中肌酸量均可明显增高。

(3) 混合结缔组织病：患者具有系统性红斑狼疮、硬皮病、皮肌炎或多发性肌炎等病的混合表现，包括雷诺现象、面及手非凹陷性水肿、手指呈腊肠状肿胀、发热、非破坏性多关节炎、肌无力或肌痛等症状。补体正常而抗盐水可提取性核抗原（ENA）的抗体和斑点型荧光抗核抗体均呈高滴度阳性反应。

四、常用免疫学检测指标

（一）抗 Scl-70 或 DNA 拓扑异构酶-1 抗体

1. 免疫检测指标简介

抗原是一种在十二烷基硫酸钠（SDS）凝胶电泳中移动的分子量为 70kD 的蛋白，因此称之为 Scl-70，这种细胞抗原为 DNA 拓扑异构酶-1，天然分子量为 100kD，这一天然蛋白质降解成小的多肽，其中之一就是 70kD 的抗原反应片段。

2. 检测方法

免疫双扩散法。

3. 标本及采集注意事项

血清。

4. 正常参考值

阴性。

5. 临床意义及试验鉴别诊断

免疫扩散分析在 25%～70% 的硬皮病患者血清标本中检出了该自身抗体，这种差异部分一方面是由于免疫扩散的可溶性提取物中抗原的浓度不同，另一方面是由于研究选择的患者类型不同所致。如果研究对象为重型弥漫型硬皮病患者，则 75% 的患者经免疫扩散检查为阳性。

(二) 抗着丝粒/动粒抗原抗体

1. 免疫检测指标简介

抗着丝粒抗原的自身抗体可根据组织培养细胞核特有的免疫荧光染色核型来判定，可看到与一些血清发生反应的为数不多的小点，突出的特点为在分裂细胞中抗原与浓缩染色体分离，而在细胞分裂间期，抗原存在于浓缩染色体上。在伸展的单个染色体上，可将抗原准确地定位于染色体的主缢痕区，着丝粒及其相关着丝粒蛋白都位于主缢痕区。

2. 检测方法

免疫荧光染色法。

3. 标本及采集注意事项

血清。

4. 正常参考值

阴性。

5. 临床意义及试验鉴别诊断

至少有80%的CREST综合征患者有抗着丝粒蛋白抗体，除少数例外情况，该抗体对CREST综合征来说是高度特异的。在近25%的原发雷诺现象患者（无其他CREST的症状或体征）中也可出现该抗体。这些患者可能是CREST综合征的早期变异型或顿挫型，因为一些有抗着丝粒抗原自身抗体的原发雷诺现象患者在数年后可发展成完全的CREST综合征。抗Scl-70和抗着丝粒抗体是相互排斥的，同时具有Scl-70抗体和抗着丝粒抗体的患者少见。

(三) 抗核抗体 (ANA)

1. 免疫检测指标简介

RNA聚合酶-1是参与编码核糖体RNA的核仁基因转录过程的酶。经免疫荧光仔细检查可发现，抗RNA聚合酶-1的自身抗体在间期细胞核中表现为特征性的点状染色；在分裂期细胞，核仁组织区（NOR）着色明显。

2. 检测方法

RIA、免疫荧光法。

3. 标本及采集注意事项

血清。

4. 正常参考值

阴性。

5. 临床意义及试验鉴别诊断

尽管在许多疾病中自身抗体可出现核仁荧光染色，但在硬皮病中出现率最高，如果将在间接荧光染色中仅有核仁染色及同时有核仁和其他细胞成分的核质和核浆型荧光表现都统计在内，则至少在20%的硬皮病患者中可检测到抗核仁抗体。硬皮病患者血清中含有一种能与标记35S蛋氨酸的HeLa细胞中多肽复合物发生免疫沉淀的自身抗体，其中有4种为磷酸化蛋白，可能该多肽蛋白复合物中仅有少数为RNA聚合酶，自身抗体的靶部位，但是尚未鉴定出确切的抗原多肽，有报告认为，210kD多肽是最可能的抗原成分，但尚未得到证实。

蛋氨酸标记细胞免疫沉淀法鉴定出的第二种核仁抗原为PM-Scl抗原复合物。由于该自身抗体多见于发生肌炎-硬皮病重叠性疾病临床症状的患者，因而称为PM-Scl抗原复合物。免疫沉积复合物由11种分子量从20~110kD的蛋白组成，其特性和功能不清，通过免疫荧光和免疫电子显微镜技术发现，该抗原位于核仁的颗粒区和核质的一些区域。

核仁纤维蛋白是参与核糖体RNA前体成熟过程的核糖核蛋白粒子的组成成分。和其他与系统性自身免疫性疾病的自身抗原一样，核仁纤维蛋白是高度保守的，用人自身抗体不仅在许多动物种属的核仁内而且在植物核仁内都检测到了原纤维蛋白。

极少数硬皮病患者血清中含有一种抗核仁40kD蛋白的自身抗体。该蛋白与7-2RNA形成复合物，成为7-2RNP微粒的一部分。另一种硬皮病中相对罕见的自身抗体是抗90kD二聚体蛋白的抗体，该蛋白二聚体和RNA聚合酶-1一样，与NOR密切相关。NOR-90二聚体蛋白（抗原）参与核糖体基因转录，NOR-90蛋白与核糖体DNA启动子区结合，称为人体上游结合因子，参与RNA聚合酶-1介导的转录过程。

（四）抗线粒体抗体

1. 免疫检测指标简介

现已知自身抗体识别的线粒体抗原是M2复合物，它是一个分子量为70kD的蛋白，已克隆出了它的cDNA。

2. 检测方法

免疫双扩散法。

3. 标本及采集注意事项

血清。

4. 正常参考值

阴性。

5. 临床意义及试验鉴别诊断

经免疫扩散检测发现，25%的硬皮病患者有抗线粒体抗原的抗体。用免疫印迹法发现，这些患者中15%的患者血清与线粒体抗原发生反应。用重组抗原研究得出了该自身抗体更准确的阳性率，近8%（19/250）的被测患者为阳性，在19名血清阳性患者中，15名为硬皮病的变异型CREST综合征。

（五）CD4⁺、CD8⁺细胞

1. 免疫检测指标简介

T细胞在分化成熟过程中，不同的发育阶段和不同亚类的淋巴细胞可表达不同的分化抗原，这是区分淋巴细胞的重要标志。$CD4^+$、$CD8^+$细胞是相互关联、但意义不同的2个分子，是T细胞亚群的表面标志。表达$CD4^+$的主要是辅助性T细胞，表达$CD8^+$的主要是细胞毒性T细胞。

2. 检测方法

流式细胞仪法。

3. 标本及采集注意事项

4小时内的新鲜抗凝血2mL。

4. 正常参考值

正常人外周血正常值为CD4：28%～58%，CD8：19%～48%，CD4/CD8正常值为1.7～2.2。

5. 临床意义及试验鉴别诊断

硬皮病患者外周血$CD4^+$增多，$CD8^+$减少。

（六）补体C3、C4

C3、C4值降低见于硬皮病。

（1）C3含量增高见于自身免疫性疾病、肾病综合征、慢性肾炎、肿瘤、感染等。C3含量减少见于：①急性肾炎发病后前8周降低，而以后则逐渐恢复正常；②膜增殖性肾小球肾炎呈持续性的低补体血症；③SLE性肾炎的活动期。

（2）C4含量增高见于风湿热急性期、结节性动脉周围炎、皮肌炎、心肌梗死、关节炎。C4含量减少见于：自身免疫性慢性活动性肝炎、SLE、类风湿关节炎、IgA肾病等。在SLE病中C4的降低常早于其他补体成分，且较其他成分回升迟。狼疮性肾炎较非狼疮性肾炎C4值显著低下。

（七）循环免疫复合物(CIC)

临床意义及试验鉴别诊断

约50%的硬皮病患者阳性。免疫复合物的检测对于判定疾病的活动性，治疗效果，预后，以及探讨发病原因有重要意义。某些自身免疫性疾病（如系统性红斑狼疮、类风湿关节炎、结节性多动脉炎等）、膜增殖性肾炎、急性链球菌感染后肾炎、传染病（如慢性乙肝、麻风、登革热、疟疾等）以及肿瘤都可检出CIC。

（八）内皮素(ET)

1. 免疫检测指标简介

内皮素是血管内皮细胞产生的一种由21个氨基酸组成的多肽，迄今为止，所知人体内最强烈的血管收缩剂。

2. 检测方法

检测方法主要为RIA。

3. 标本及采集注意事项

取静脉血 2mL，注入含 10% EDTA 二钠 30μL 和抑肽酶 40μL 的试管中，混匀，4℃，3000r/min 离心 10min，分离血浆，不可有溶血。样品均放入 -20℃冰箱内保存，2个月内测定。测定时将样品置于室温复溶，再次在 4℃，3000r/min 离心 5min，取上清液测定。

4. 正常参考值

血 (55±10) μg/L。

5. 临床意义及试验鉴别诊断

它有强烈的血管收缩作用和促血小板凝聚作用。近年的研究显示内皮素还和血管病变及组织的纤维化有关。有研究发现，DSC 患者皮肤及微小血管上的内皮素受体的密度较正常人明显增加。DSC 患者血 ET 水平较正常人明显增加。资料显示，DSC 患者的血 ET 水平较正常人明显增高，而 LSc 患者的血 ET 水平无明显增加，提示 ET 增多和血管病变及内脏受累有关。DSC 发病可能是从血管病变开始的。

DSC 患者血 ET 水平弥漫型明显高于肢端型。有研究显示，肼具有明显的致有丝分裂作用和促进胶原合成作用。但对有肺纤维化的 DSC 患者和没有肺纤维化的患者作比较，未发现血 ET 水平有明显差别。

DSC 伴血管炎患者血 ET 水平明显增高，故认为 ET 可作为血管损伤的标志物。DSC 患者 ET 水平和血 vonWillebrand 因子（已知的血管损伤标志物）的浓度呈正相关。还发现原发性雷诺现象患者血 ET 水平明显升高。资料显示 DSC 患者雷诺现象的发作程度和血 ET 水平有关，也证实 DSC 患者血 ET 水平增高会加重血管病变。

（九）血、尿微球蛋白

1. 免疫检测指标简介

$β_2$- 微球蛋白（$β_2$-MG）是由 100 个氨基酸残基组成的单链多肽，属组织相容性抗原的亚单位。其由红细胞、淋巴细胞和有核细胞合成。正常人 $β_2$-MG 合成、释放非常恒定，但某些疾病可导致 $β_2$-MG 的合成增加，而使其血浓度增高，例如恶性肿瘤、自身免疫性疾病等。血中的 $β_2$-MG 可自由滤过肾小球基底膜进入肾小管，约 99.9% 在肾近曲小管重吸收，经溶酶体酶降解为氨基酸。所以血 $β_2$-MG 的浓度可较敏感地反映肾小球滤过功能的早期变化。尿 $β_2$-MG 的浓度可反映，肾小管重吸收功能的变化。

2. 检测方法

检测方法主要为 RIA。

3. 标本及采集注意事项

血、尿。

4. 正常参考值

血 $β_2$-MG：(1.6±0.3) μg/mL；尿 $β_2$-MG：(0.09±0.07) μg/mL。

5.临床意义及试验鉴别诊断

DSC 患者合成 $β_2$-MG 的功能亢进,这是他们产生高免疫球蛋白血症和自身免疫反应的重要原因。DSC 患者血、尿 $β_2$-MG 过度增高者应考虑伴有肾脏病变,但血、尿 $β_2$-MG 的水平难以预示 DSC 患者的肾脏早期病变,DSC 患者的肾脏早期病变仍以测定内生肌酐清除率为佳。

(十) Ku 抗原及抗 Ku 抗体

有研究发现:488 份血清中,抗 Ku 抗体阳性率为 2.5%(12/488);其中皮肌炎为 2.2%(1/45);弥漫型系统性硬化症为 3.4%(2/58);系统性硬化症并多发性肌炎为 60.0%(9/15)。而在系统性红斑狼疮、类风湿关节炎、原发性干燥综合征、混合结缔组织病、未分类结缔组织病及正常对照血清中抗 Ku 抗体均阴性。抗 Ku 抗体对系统性硬化症并多发性肌炎的特异性为 99.4%。抗 Ku 抗体是系统性硬化症并多发性肌炎重叠结缔组织病的相对特异性抗体。

五、治疗

局限性硬皮病尚无特殊治疗方法。以下疗法可以改善症状:①口服大量维生素 E、复方磷酸酯酶片或苯海索等可改善症状,服用活血化瘀、通经活络的中药,如丹参等。②皮损部位外用各种皮质类固醇激素制剂,或用去炎松做局部皮损内注射治疗,每周 1 次,4～6 周为 1 个疗程,如有皮肤萎缩则停止注射。向皮损内每日注入 150mg 透明质酸酶亦有一定疗效。③物理治疗,如水疗、蜡疗、音频电疗、推拿、按摩等。④对有关节挛缩者,必要时可行手术治疗,以解除挛缩,恢复关节活动功能。

六、预后

局限性硬皮病因无内脏受累,故预后较好。患者皮肤的硬斑可自行缓解,或经治疗后消退,可留有色素沉着或萎缩性瘢痕。

第四节 炎性肌病

炎性肌病是指一组病因不明的炎症性横纹肌病,其特点是四肢近侧及颈、咽部肌群进行性无力和萎缩。根据临床和病理表现,以及年龄可将炎性肌病分为 7 类。①原发性多发性肌炎;②原发性皮肌炎;③恶性肿瘤相关的皮肌炎或多发性肌炎;④儿童期皮肌炎或多发性肌炎;⑤其他结缔组织相关的多发性肌炎或皮肌炎;⑥包涵体肌炎;⑦其他肌炎:如嗜酸粒细胞增多性肌炎、局灶性结节性肌炎。本章重点讨论多发性肌炎和皮肌炎。多发性肌炎 (PM) 是 Wager 于 1863 年首先描述的,1887 年 Unverricht 因发现本病有皮肤表现就提倡用皮肌炎（DM），两者都是骨骼肌非化脓性炎性肌病。多发性肌炎临床特点是四肢近端肌群、颈肌群及咽肌对称性进行性肌无力、萎缩和疼痛，血清肌酶谱活性增高，肌电图呈肌源性损害，肌肉活检为骨骼肌变性、坏死、再生和非特异性炎症改变。多发性肌炎伴发皮疹者为皮肌炎。

一、流行病学

我国多发性肌炎/皮肌炎并不少见，但发病率尚不清楚。国外报道其发病率为（2～10)/100万人。近年发病率有上升趋势，可能与人们对此类肌病的认识提高有关。本病可见于任何年龄，发病的年龄分布呈双峰型，10～15岁形成一个小峰，45～60岁形成一个大峰，儿童和成年人为发病率分布的两个高峰人群，而在青少年及年轻人发病相对较少。这一发现支持将儿童病例从成人型疾病中独立分开的观点。当肌炎伴发恶性肿瘤时，发病年龄明显增高，为60岁。总的男女发病率之比为1∶2.5。儿童或肌炎伴恶性肿瘤时，男女发病比例降低，接近1∶1，但与结缔组织病相伴时男女比例可高达1∶10。种族不同也影响多发性肌炎和皮肌炎的发病。据报道日本人发病率最低，而黑人发病率最高。

二、病因

本病的病因未明，目前认为和下列因素有关。

（一）遗传因素

多发性肌炎和皮肌炎与遗传因素有关。通过对人类白细胞抗原（HLA）的研究发现，HLA-DR3阳性个体发生多发性肌炎和幼年皮肌炎的频率增加。几乎全部抗Jo-1抗体阳性的患者均存在HLA-DR50抗原，并且HLA-B8、HLA-DR3和HLA-DR6的频率也较高。成年人多发性肌炎伴血管炎患者多存在HLA-B14。推测多发性肌炎和皮肌炎有一定的遗传基础，但聚集家族性发病现象少见。

（二）感染因素

研究发现许多感染（如病毒感染、细菌感染、真菌和原虫感染）与本病有关，特别是对病毒感染和弓形虫感染的研究较多，病毒感染在多发性肌炎和皮肌炎的发病中可能起重要的作用。病毒感染引起多发性肌炎和皮肌炎的最强烈证据是在动物模型中发现的，在微小RNA病毒感染后可发生慢性肌炎，当组织中已检测不到病毒后，慢性肌炎仍持续存在。另外，在一些患者血浆中发现抗病毒抗体水平升高，通过分子杂交和电镜方法发现肌肉组织中有柯萨奇病毒、黏病毒、微小RNA病毒及肠病毒等的RNA和病毒颗粒。另外，乙型肝炎病毒和埃可病毒可能是某些多发性肌炎和皮肌炎的致病因子。获得性免疫缺陷综合征患者也可出现肌炎的表现。弓形虫感染的患者常出现严重的多发性肌炎或皮肌炎表现，经抗弓形虫药物治疗后，一些患者的肌炎症状缓解，提示弓形虫感染可能与肌炎有关。

(三) 免疫因素

本病多数患者出现自身抗体，检测到的自身抗体包括抗核抗体、抗 Jo-1 抗体、抗 RNP 抗体、抗 PM-Sel 抗体、抗 SSA、抗 SSB 抗体、抗 M1 抗体、抗 M2 抗体及一些尚未定性的自身抗体。在多发性肌炎和皮肌炎患者的肌肉和皮肤的血管壁中可见膜攻击复合物、IgG、IgM 和 C3 的沉积，提示本病存在Ⅲ型变态反应。应用肌肉抗原和弗氏佐剂刺激豚鼠可发生一种与人类多发性肌炎相似的肌炎，将经肌肉抗原和佐剂致敏的淋巴细胞加入到培养的大鼠横纹肌组织中，该细胞可被破坏，但对上皮细胞和成纤维细胞则无破坏作用。相反，未致敏的淋巴细胞不出现上述毒性作用。提示致敏的淋巴细胞毒性作用可能与多发性肌炎和皮肌炎发病有关。

(四) 药物、毒物和其他

某些药物可引起相似于肌炎的疾病，如西咪替丁、氯喹、秋水仙碱、皮质类固醇、乙醇、依米丁、海洛因、洛伐他汀、青霉胺、齐多夫定等。在一些病例中可见到秋水仙碱引起空泡性肌病，AZT 引起线粒体性肌病，这些特点有助于鉴别。其他药物与疾病的关系是明确的，但组织学改变不具特征性，区分较为困难。最明显的例子是皮质类固醇性肌病，它使早期肌炎的治疗变得复杂化。诊断主要依据泼尼松减量后（而不是增加剂量）可使症状明显改善。有一组药物，以青霉胺为代表，可引起肌病，其临床和组织学改变与特发性肌炎，如皮肌炎或多发性肌炎无法区分。所以毒物及药物导致肌病的机制仍不清楚。

(五) 肿瘤因素

由于不少多发性肌炎和皮肌炎患者合并肿瘤，且部分患者切除肿瘤后，炎性肌病也得到缓解，故有学者认为可能肿瘤分泌一种毒素而直接引起本病的病变。

三、发病机制

本病可能是由于遗传和环境因素的综合影响，导致骨骼肌组织抗原性质的改变或机体本身免疫功能异常，误将骨骼肌组织视为非己成分，或是对骨骼肌组织产生过度免疫反应而造成肌组织损害。多种研究认为细胞免疫在本病中发挥主导作用，其依据在于多发性肌炎和皮肌炎活检肌组织中可见炎细胞浸润，且多为淋巴细胞和巨核细胞。其中 T 淋巴细胞可通过产生一种毒素杀死或破坏肌细胞，也可直接破坏肌细胞，但对其他细胞无影响。同时由于 T 辅助细胞功能不足和 T 抑制细胞功能过高，或 B 细胞本身功能不全，造成患者免疫球蛋白降低和补体系统水平下降。机体免疫监督功能缺陷，加剧肌组织的破坏过程。

四、病理变化

本病肌肉的基本病理改变是肌纤维变性、坏死和炎细胞浸润，肌细胞再生及后期纤维化和肌萎缩等。其中炎细胞浸润为本病的特征性改变，表现为肌纤维间质和血管周围淋巴细胞、巨噬细胞和浆细胞浸润，血管壁水肿、坏死、内膜增厚、管腔狭窄及闭塞。骨骼肌纤维局灶性或广泛性透明变性或空泡变性，肌纤维部分或整条坏死。束周肌纤维萎缩比束内肌纤维萎缩严重，肌纤维粗细不一是本病的另一病理特征。

本病的肌肉改变往往呈局灶性分布，因此选择活检部位很重要。应选择中度无力、有压痛、无严重肌萎缩及无创伤的部位进行。经常选择的部位是股四头肌、肱二头肌及肱三头肌等。皮肤病变主要是小血管周围炎症，皮肤和皮下组织均有炎细胞浸润，严重时皮肤可以坏死，但极少见。本病的皮肤病理改变为非特异性，不能作为诊断依据。

五、临床表现

（一）原发性多发性肌炎

约占炎性肌病患者的1/3，通常隐袭起病，在数周、数月、数年内缓慢进展。仅少数患者急性起病，在数日内出现严重肌无力，甚或横纹肌溶解。此病可见于任何年龄，女性比男性多见，男女比例为1：2。

1. 一般表现

患者可有畏寒，中度或低度发热，疲乏，无力，食欲缺乏，体重减轻。少数患者可出现四肢关节痛，个别患者以关节炎为首发症状，并伴有晨僵，但关节肿胀一般不足6周，无关节畸形，须与类风湿关节炎相鉴别。如患者手部出现畸形，一般为肌肉痉挛所致，无明显关节破坏。少数患者可出现雷诺现象，表现为情绪激动或遇冷时出现指端皮肤苍白、发绀、潮红改变。

2. 肌肉表现

本病通常累及骨骼肌。患者首先感到四肢近端及颈部肌肉无力，一般两侧对称。当患者有骨盆带及下肢近端肌无力时，可表现为上楼梯、上坡困难，蹲下或从座椅上站起困难，步态蹒跚，走路时感下肢酸软。当肩胛带或上肢近端肌肉受累时，可出现抬臂困难，不能梳头和穿衣。颈肌无力者平卧时抬头困难。呼吸肌无力可造成胸闷、气促、呼吸困难，严重者须借助呼吸机进行辅助呼吸。咽喉或上段食管骨骼肌受累可出现吞咽困难，摄入流质食物时经鼻孔流出，可引起呛咳和误吸。眼轮匝肌和面肌受累罕见，这有助于与重症肌无力相鉴别。对称性近端肌无力为本病特点，但在整个病程中患者可出现不同程度的四肢远端肌无力表现。体检须确认个别肌肉或肌群有否无力。在每次随诊中应记录肌无力的严重程度，肌力的系列定量估测对患者是一个重要的测量指标，因为实验室指标不总能准确反映疾病活动性。已有几个关于肌无力严重程度的分级方法。Rose及Walton的方法将体格检查与肌肉功能综合起来，简便易行。具体内容是肌力分为6级，1级：检查无异常；2级：检查无异常，但易疲劳，运动耐力下降；3级：一个或多个肌群轻度萎缩，但无功能损害；4级：蹒跚步态；不能跑，但不搀扶上臂能蹬梯；5级：明显的蹒跚步态；严重脊柱前凸；不能蹬梯或不能在无扶持下从座椅上站起；6级：无帮助不能行走。另外，还有按年龄和性别标准快速评价下肢肌力的方法。一种改良的血压计检测方法可用来测量肩外展肌的肌力，简便可重复，且可用于其他肌群的测量。用一种手持拉力计可测量多个肌群的肌力。皮肌炎和多发性肌炎肌无力的分级除肌无力外，25%患者可伴肌痛和（或）肌肉压痛少数患者仅有肌痛而无肌无力表现，对此类患者的诊断须高度谨慎。有时患者仅有乏力，须经仔细检查方可发现其肌无力表现。

随病程的延长，患者可出现不同程度的肌肉萎缩。早期病变肌肉质地可正常，出现纤维化改变后肌肉触之变硬。罕见的暴发型患者表现为横纹肌溶解，肌红蛋白尿，肾功能衰竭。

3. 肺部表现

间质性肺炎、肺纤维化、胸膜炎是多发性肌炎最常见的肺部病变，可在病程中的任何时候出现。表现为胸闷、气短、咳嗽、咳痰、呼吸困难、发绀等。少数患者有少量胸腔积液，但单侧大量胸腔积液少见，需注意与结核或肿瘤相鉴别。由于食管运动障碍、吞咽困难、喉反射失调，常引起吸入性肺炎、肺不张等。如患者有呼吸肌无力、排痰困难，易导致细菌生长。由于免疫抑制药的使用，常继发细菌、真菌和结核感染。所以肺部受累是多发性肌炎的常见死亡原因之一。

4. 心脏表现

50%的患者有心脏受累，主要为心肌炎和心包炎，心内膜炎和心肌梗死少见。患者可表现为心悸、气短、胸闷、心前区不适、呼吸困难。患者可有心包积液、心脏扩大、心肌病、心律失常、传导阻滞等。晚期出现的充血性心力衰竭和严重心律失常是患者的主要死亡原因之一。

5. 肾脏病变

患者可出现蛋白尿、血尿、管型尿。罕见的暴发型多发性肌炎表现为横纹肌溶解、肌红蛋白尿、肾功能衰竭。肾组织活检可有局部免疫球蛋白和补体沉积，为局灶性肾小球肾炎，提示免疫复合物可能是肾损害的原因。

(二) 原发性皮肌炎

除上述肌炎表现外，患者尚有特征性皮疹。55%的患者皮疹出现在肌炎之前，25%与肌炎同时出现，15%出现在肌炎之后。

1. 肌炎表现

见"原发性多发性肌炎"。

2. 皮肤表现

(1) 向阳性皮疹：为上眼睑或眶周出现的水肿性暗紫红色斑，可为一侧或两侧，近睑缘处可有毛细血管扩张，对光照较敏感。此种皮疹还可出现在两颊部、鼻梁、颈部、前胸V形区和上背部。可见于60%~80%的皮肌炎患者。这是皮肌炎的一种特征性皮疹。

(2) Gottron 斑丘疹：是一种米粒至绿豆大小的红色或紫红色斑丘疹，边缘不整，可融合成片，伴有皮肤萎缩、毛细血管扩张和色素沉着或减退，偶有皮肤破溃。此类皮损出现于关节伸面，特别是掌指关节和指间关节伸面，亦可出现在肘、膝关节伸面及内踝等处，边界清晰，表面覆有鳞屑或有局部水肿。可出现于60%～80%的皮肌炎患者。这是该病的又一特征性皮损。

(3) 甲周病变：甲根皱襞处可见毛细血管扩张性红斑，或出现瘀点，甲皱及甲床有不规则增厚，甲周可有线状充血性红斑，局部可出现色素沉着或色素脱失。

(4)"技工手"样变：在手指的掌面和侧面出现污秽、深色的水平线横过手指。因类似于长期用手工操作的劳动手，故名"技工手"。

(5) 其他：皮肤黏膜改变，20%的患者可有雷诺现象，由甲皱微循环改变所致。手指溃疡、甲周梗死等皮肤血管炎表现亦可出现，且提示有恶性病变的潜在可能。口腔黏膜亦可出现红斑。75%～80%的患者可出现光过敏。还可出现肌肉硬结、皮下小结、皮下钙化改变。

(三) 恶性肿瘤相关的皮肌炎或多发性肌炎

在1935年，Rigel等首次报道了肌炎与恶性肿瘤相关。接下来的观察报道提示多发性肌炎和皮肌炎患者患恶性肿瘤的危险性明显增加。有学者认为皮肌炎患者比多发性肌炎患者更易患肿瘤。虽然这组患者肌肉和皮肤改变与其他组患者无明显差别，但已被独立划分出来，占所有病例的10%。患者可先有恶性肿瘤，以后出现多发性肌炎或皮肌炎，也有的患者在患多发性肌炎或皮肌炎若干年后发生恶性肿瘤，偶见两种病变在1年内同时发生并有平行的病程。早期研究提示卵巢癌和胃癌最常见，其他肿瘤亦可出现，如肺癌、乳腺癌、消化道肿瘤、血液系统恶性肿瘤、甲状腺癌、鼻咽癌、肾癌等。

一般在儿童肌炎和与结缔组织病相关的肌炎患者中肿瘤少见。40岁以上患者肿瘤发生率高，尤其是60岁以上老年患者。因此，对这类患者详细询问病史和全面体格检查是非常重要的，特别是对乳腺、盆腔、直肠的检查不容忽视。还可结合相应的辅助检查，如血常规、生化、血蛋白电泳、癌胚抗原、免疫学检查、尿红细胞及细胞学分析、大便隐血实验、胸部X线、痰细胞学检查、骨扫描、B超等，以寻找有关肿瘤诊断的线索。必要时，可进行消化道造影、宫颈刮片等检查。肌炎的患者出现恶性肿瘤的类型和部位与其性别和年龄有关。

有学者提出，肌炎是一种癌旁综合征，其发病可能与机体免疫状态的改变、肿瘤和肌肉间存在交叉反应抗原，或肌肉本身存在潜在的病毒感染有关。

(四) 儿童期皮肌炎或多发性肌炎

儿童期皮肌炎或多发性肌炎占肌炎患者的8%～20%，发病前常有上呼吸道感染史，无雷诺现象，很少有肺间质纤维化和恶性肿瘤。多发生在5～14岁，男女比例为(1.3～2)：1。虽然偶有儿童与成人多发性肌炎病变过程相似的情况，但通常所观察到的儿童炎性肌病过程有其独特之处。儿童期皮肌炎的一般表现为皮疹和肌无力，但由于同时存在血管炎、异位钙化和脂肪萎缩。使其与成年人表现有很大区别。

1. 皮肤表现

通常患儿先出现皮肤表现，然后出现肌无力。皮疹一般较典型，是位于颧部和肘、手指、膝关节伸面的红斑，可有脱屑，色素沉着和色素脱失。眶周亦可出现充血性丘疹。严重的急性期患者可出现皮肤血管炎表现，如皮肤溃疡、甲周梗死，这些症状的出现提示可能有潜在的恶性病变。

2. 肌肉表现

肌无力、肌痛和僵硬在近端肌肉和颈部屈肌表现明显，但也可为弥散性。受累肌肉有压痛和肿胀。在儿童期皮肌炎皮肤损害和肌无力几乎同时出现，但这两种表现的严重性和进展情况则有较大的个体差异。严重的肌无力可导致咀嚼困难、声音嘶哑、吞咽和呼吸困难，偶可引起呼吸衰竭。

3. 血管炎

某些患儿，不经治疗可完全缓解，但伴有血管炎的严重患者，虽经治疗亦不能阻止疾病进展。血管炎还可引起胃肠道溃疡、出血或穿孔。

4. 异位钙化

异位钙化可出现在皮肤、皮下组织、肌肉或筋膜中，可为弥散性或局限性。某些患儿皮下钙化与血管炎同时出现，有些患儿则只有皮下钙化。钙化处皮肤可出现溃疡，影响患儿的姿势。而且长期肌无力，肌肉挛缩，可影响活动能力。

5. 其他表现

部分患者可出现心包积液和胸腔积液，心电图可出现传导阻滞改变。急性期可出现视网膜水肿和出血，视神经纤维损伤，视神经萎缩、视野缺失或一过性视网膜脱离。个别患者可出现血小板减少、末梢神经炎、癫痫发作和蛛网膜下隙出血。尽管儿童皮肌炎、多发性肌炎比成年人预后好，但死亡人数仍达患者总数的1/3。

（五）其他结缔组织病相关的多发性肌炎或皮肌炎

约1/5的肌炎患者伴发其他结缔组织病，形成重叠综合征。这种重叠可能是由某种内在原因所致，而不像是随机相叠。常见的与之重叠的疾病有系统性红斑狼疮、风湿性多肌痛、干燥综合征、类风湿关节炎、混合结缔组织病、结节性多动脉炎、韦格纳肉芽肿病、巨细胞动脉炎、过敏性肉芽肿、超敏性血管炎等。诊断依赖于两种风湿病各自的诊断标准。有时，特发性炎性肌病的临床表现可能成为这类患者的突出特点，特别是当肌炎与系统性硬化症、系统性红斑狼疮、类风湿关节炎、混合结缔组织病和干燥综合征并存时。而在血管炎综合征则少见，此时肌无力常与动脉炎和神经受累有关，而与肌肉的非化脓性炎性改变无关。另外，某些结缔组织病患者经常出现肌无力和其他肌病的表现。如血清肌酸磷酸激酶水平增高和典型的肌电图改变，使之不易与典型的多发性肌炎相区别。也有的患者，虽有肌无力，但不伴有肌酶水平的增高和肌电图改变。

继发于另一种弥散性结缔组织病的肌炎患者的肌肉组织学改变可能与多发性肌炎患

者相同，但某些患者可有其不同的表现特点。如硬皮病患者肌肉病变的特点是肌纤维大小不等，偶有单个肌纤维坏死，在肌束内和肌肉周围可有结缔组织增生，肌肉周围血管有单个核细胞浸润。系统性红斑狼疮患者肌肉组织学改变与成年人皮肌炎相似。充血性炎性改变在类风湿关节炎中罕见，在干燥综合征中亦少见，常见2型纤维萎缩及非特异性改变或肌肉结构基本正常仅伴少量淋巴细胞浸润。在严重的类风湿性血管炎患者偶可见到肌肉组织的动脉炎改变。混合性结缔组织病患者的肌肉病理学可与皮肌炎或硬皮病相同。

某些患者肌无力可能与治疗药物的不良反应有关，如糖皮质激素、青霉胺和抗疟药等。有的患者可能是由于细胞因子的作用，如白细胞介素-1、白细胞介素-6、肿瘤坏死因子等，须注意鉴别。

（六）包涵体肌炎

由于这是一种少见病，很多医师缺乏对其诊断的经验，因此其确切患病率尚不清楚，有报道认为这类患者占所有炎性肌病总数的15%～28%。一般散发，无家族聚集倾向，儿童罕见，40岁以下少见，多发生在老年患者。常隐袭起病，进展缓慢，病程较长。有些患者在诊断前症状已存在了5～6年。其临床表现与多发性肌炎有很多相同之处，其区别在于肌无力可为局灶性的，远端肌肉亦可受累，且常两侧不对称，早期出现明显的手指或前臂屈肌和小腿伸肌受累，往往具有特征性。肌痛和肌肉压痛罕见，一般无皮疹。晚期20%的患者可出现吞咽困难，有时症状非常明显。面肌无力罕见，尚无上睑下垂或眼肌麻痹的报道。心血管系统的表现与多发性肌炎相似。随肌无力的逐渐加重，可出现肌萎缩和深部腱反射减弱。有些患者，疾病可缓慢持续进展，有的患者疾病则静止在某些肌肉的无力和萎缩。尚无包涵体肌炎与肿瘤并存的报道，但有时可合并以下疾病：间质性肺炎、硬皮病、系统性红斑狼疮、皮肌炎、干燥综合征、免疫性血小板减少症、结节病、银屑病、糖尿病等。这些疾病与包涵体肌炎共存的频率并不高，而且其意义尚不清楚。这种疾病通常对糖皮质激素和免疫抑制药治疗反应不佳，但某些患者经静脉输入免疫球蛋白后，病情可得到改善。这是一种慢性进展性疾病，发病5～10年后，患者可能会失去行走能力。

（七）其他肌炎

1. 嗜酸性粒细胞增多性肌炎

这是一类少见病，可能代表了嗜酸性粒细胞增多综合征病谱的表现之一。其特点是亚急性发病，可有近端肌无力和肌痛，血清肌酶（特别是肌酸磷酸肌酶等）水平升高，肌电图有肌病性改变，组织病理学除有肌炎性改变外，嗜酸性粒细胞浸润是其特点。有的患者对糖皮质激素、甲氨蝶呤或白细胞置换治疗反应尚好。该病包括几种不同的亚类。①嗜酸性粒细胞增多-肌痛综合征，见硬皮病篇。②嗜酸性筋膜炎，见硬皮病篇。③复发性嗜酸粒细胞增多性肌周炎：该病特点是颈部和下肢肌肉疼痛和压痛，而无肌无力表现。常有红细胞沉降率增快,外周血嗜酸性粒细胞增多,血清肌酸磷酸激酶有时增高,组织学检查可见肌束膜有嗜酸性粒细胞浸润。对糖皮质激素治疗反应好。

2. 局灶性结节性肌炎

这是一种急性出现的综合征,表现为局灶的炎性疼痛性结节,有时可依次出现在不同的肌肉中,叫局灶结节性肌炎。病理表现和对治疗的反应与多发性肌炎相似。当单个出现时,须注意与肌肉肿瘤(肉瘤或横纹肌肉瘤)或增生性筋膜炎和肌炎相鉴别。当多个出现时,须注意与结节性多动脉炎发生的肌肉梗死相鉴别。

六、实验室检查及辅助检查

(一)一般检查

2/3 的患者有红细胞沉降率增快。有时有轻度贫血和白细胞增多,1/3 的患者有嗜酸性粒细胞增高。血 IgG、IgA、IgM、免疫复合物以及 α 和 γ 球蛋白可增高。补体 C4 可减少。在疾病早期,当肌酶谱尚未出现改变之前,尿肌酸排量即可增加。因肌酸在肝脏合成,由肌肉摄取,在肌肉内代谢形成肌酐后从尿中排出,一般 24 小时排量不超过 4mg/kg 体重。肌炎患者因肌肉病变,肌酸摄取减少,参加肌肉代谢的肌酸量减少,肌酐的形成会随之减少,从而导致血肌酸量增高,肌酐量降低,尿肌酸排出增多而肌酐排出减少。这种改变在各种肌肉病变中均可出现,对本病无特异性。肌红蛋白只存在于心肌和横纹肌中。心肌和(或)骨骼肌的创伤、梗死,肌病、剧烈运动、肌内注射、休克、肌肉痉挛、某些毒素均可引起血清肌红蛋白增高。急性肌炎患者血中肌红蛋白含量增加,亦可使尿中排量增加。当有急性、广泛性肌肉破坏时,患者可出现肌红蛋白尿。还可出现血尿、蛋白尿、管型尿,提示有肾脏损害。血清肌红蛋白含量的高低可估测疾病的急性活动程度,加重时增高,缓解时下降。

(二)自身抗体检查

大部分患者的血清中可检出自身抗体,这些自身抗体可分为:①只在炎性肌病中出现的肌炎特异性自身抗体;②常出现在炎性肌病中但对肌炎无特异性的自身抗体;③在肌炎和其他疾病重叠的综合征中出现的自身抗体。如伴发 SLE 者可检出抗 RNP 抗体及抗 Sm 抗体,伴发干燥综合征者可检出抗 SSA 抗体和抗 SSB 抗体。此外还可检出抗肌红蛋白抗体、类风湿因子、抗肌球蛋白抗体、抗肌钙蛋白、原肌钙蛋白抗体等非特异性抗体。临床观察发现每一个患者只有一种炎性疾病特异性自身抗体,这些抗体之间交叉反应。每一种炎性疾病特异性自身抗体都和一个特殊的临床综合征相关联,具有一组相同的临床表现,这些综合征在起病方式和对治疗反应方面也各具特色。此外,炎性肌病特异性自身抗体还与一种或几种特定的 HLA 相关联。

(三)肌酶谱检查

血清中肌肉来源的酶可增高。如肌酸磷酸激酶、醛缩酶、天冬氨酸转氨酶、丙氨酸转氨酶、乳酸脱氢酶等。在疾病过程中，这些酶升高的程度依次递减，这与在肝脏病中所观察到的情况不同。其中肌酸磷酸激酶的改变对肌炎最为敏感，其升高的程度反映肌肉损伤的程度，肌酶高，则损伤重，预后差，病情好转后可下降。在病程中连续多次检测，可观察肌炎进展过程。但在疾病晚期，由于出现肌萎缩，肌酸磷酸激酶不再进一步释放，血清中水平可不高。另外，糖皮质激素治疗亦可使其水平下降，但并不一定伴有肌力的改善。醛缩酶还可存在于肝脏，乳酸脱氢酶和转氨酶分布更广，它们对多发性肌炎的诊断并不特异。碳酸酐酶Ⅲ是唯一存在于骨骼肌中的同工酶，在多发性肌炎及其他骨骼肌病变中均增高，对肌肉病变的诊断较有价值。25%的包涵体肌炎患者血清肌酸磷酸激酶可正常，多数患者可有轻度升高，肌酶水平的高低与疾病的严重性或急慢性无关。

（四）肌电图检查

肌电图检查是以针电极插入到骨骼肌，在细胞外记录、放大，并通过示波器显示肌纤维的电活动。因肌肉病变程度不同，一般应同时检测上肢和下肢共3块肌肉，有时须加做椎旁肌肉检查。一个脊髓前角运动神经元及其支配的全部肌肉纤维总称为一个运动单位。不同肌肉所含运动单位数量不同，一个运动单位所包括的肌纤维数量不同。肌肉收缩可诱发运动单位放电，被称为运动单位动作电位。正常肌肉在不同状态下（肌放松、插入电极、随意收缩、电刺激周围神经）所发出的运动单位的时限、振幅和位相均在正常范围内；在病理情况下，肌肉在上述状态下所发出的运动单位动作电位的时限、振幅和位相会偏离正常范围，并且会产生异常的自发电位（纤颤、正相波、肌强直、奇异复合电位等）。

在肌病中，肌纤维受损可呈灶性分布，可累及单个肌纤维的全部或一部分，但运动神经或运动单位的数目仍然正常，是肌病的特征性表现。肌病的肌电图有下列改变：①插入电位。肌肉在放松状态下，针电极刺入肌肉瞬间，机械刺激肌纤维所触发的电位称为插入电位。正常肌肉插入电位的电压一般为1～3mV，持续1秒即停止，继而肌肉进入电静息。炎性肌病的急性期或活动期可产生明显的插入活动延长，推测为肌纤维膜的弥散性损害所致。随疾病进展，肌纤维被纤维组织代替，插入电位减弱。②随意收缩和诱发肌电图。随意收缩时，针电极记录到的运动单位内肌纤维动作电位的总和称为运动单位电位。由于用力程度不同，参加收缩的运动单位的数目不同，随着肌肉收缩的力量加大，参加收缩的运动单位的数目增多，这种现象叫作募集。除参加收缩的运动单位的数目不同之外，每一单位发放的频率也不同，因而出现的波形也不同。肌肉轻度用力时产生单纯型波形；中度用力时产生混合型波形；最大用力时产生干扰型波形。电刺激周围神经干，引起其支配的肌肉发生的综合动作电位称为诱发电位。肌病可影响上述运动单位电位的波形和运动单位电位的募集。当轻度用力收缩时，运动电位时间缩短，多相波电位增多，波幅下降；大力收缩时，呈病理干扰相或运动单位减少。由于肌纤维的退变和再生、节段性坏死和纵行劈裂可引起运动单位肌纤维放电不同步，多于4个相位的多相电位增多。因运动单位减少，肌病可影响运动单位电位的募集。晚期可出现神经源性或神经源性和肌源性混合相表现。③纤颤电位。是一种异常的自发电位。纤颤的波形为单相或双相；波幅极低，不超过100μV；时限极短，1mV左右；放电频率极不规则，每秒2~20次，通常由下运动神经元丧失或部分受损的肌纤维产生，但累及神经肌肉交界处的疾病或肌纤维膜受损的原发性肌病也可产生这种波形。④正锐波。为向下的正相波，波形尖锐，波幅为50~200μV；频率为每秒2~50次。是一种具有特征性的电位，诊断意义同纤颤。⑤肌强直电位。针电极插入时诱发的一种高频放电，波幅和频率逐渐递增到最大值后又逐渐衰减。可偶见于多发性肌炎，但无特异诊断价值。⑥奇异高频放电。又称复合重复放电，奇异重复电位。这种波形通常提示炎性肌病，更常见于慢性疾病。

综上所述，典型的改变包括三联征：插入电位活动增强、纤颤电位和正锐波；自发奇异高频放电；低波幅、短时限，多相运动单位电位。在大宗病例分析中，约40%肌电图满足3项，10%~15%完全正常，在少数患者中，即使有严重肌无力，肌电图异常也仅限于椎旁肌肉。

（五）组织病理检查

肌活检应选择病变累及的，但不特别严重的肌肉。最好选择股四头肌、三角肌等近端肌肉。皮肤切口与肌纤维长轴平行，切开深筋膜、肌束，以活检钳切除肌肉，长度为2~3cm，厚度约为3mm，然后尽量保持肌肉的原有长度不变，应避免局部麻醉药的肌肉浸润或其他不当处理，否则可引起伪迹。

1. 肌肉病理改变

肌炎的主要病理变化是肌细胞受损、坏死和炎症，以及由此而继发的肌细胞萎缩、再生、肥大，肌肉组织被纤维化和脂肪所代替。这些病理变化没有一个具有特异诊断价值，但这些病理变化的综合有助于和其他疾病相鉴别。

90%的肌炎患者可有肌活检异常，表现为肌纤维受损，甚至坏死，同时有不同程度的再生现象，肌纤维粗细不一。在慢性肌炎中，纤维组织和（或）脂肪代替坏死肌细胞。不论何种原因肌细胞坏死后，总会有炎症细胞在其周围聚集，但在肌炎中，炎症细胞可以浸润坏死肌细胞，也可浸润未受影响的肌细胞和肌束膜。在多发性肌炎中，免疫病理检查可见到$CD8^+T$细胞包围和侵入肌肉纤维，其中大部分为细胞毒性T细胞。在皮肌炎患者中，体液免疫似乎在发病中起更大作用。细胞浸润主要在血管周围，浸润细胞为B细胞和$CD4^+T$细胞。

2. 皮肤病理改变

通常无显著特异性，主要表现有：表皮轻度棘层增厚或萎缩，基底细胞液化变性。真皮浅层水肿，散在或灶状淋巴细胞（大部分为$CD4^+T$细胞），浆细胞和组织细胞浸润。真表皮交界部和真皮浅层血管周围有PAS染色阳性的纤维蛋白样物质沉着，真皮有时可见灶状黏蛋白堆积，阿辛蓝染色阳性。皮下脂肪在早期表现为灶性脂膜炎，伴脂肪细胞黏液样变性，晚期则为广泛的钙化。Gottron病变的病理特征是在上述病理变化的基础上伴有角化过度，棘层增厚。

七、诊断

（一）多发性肌炎和皮肌炎

因为多发性肌炎和皮肌炎没有特异性体征和化验指标，近端肌无力和 CK 水平升高可由其他多种原因引起，所以应根据病史、体征及辅助检查，在除外其他疾病的情况下进行诊断。多发性肌炎和皮肌炎的诊断标准较多，如 Bogan 和 Peter(1975) 诊断标准、Mad-din(1982) 诊断标准、WHO 诊断标准，日本厚生省（1976）诊断标准等。目前，尚没有一个标准被一致公认并普遍采纳。但比较简明的，被多数临床医师采纳的仍是 Bogan 和 Peter 提出的诊断标准。

多发性肌炎的判定标准如下。①确诊：符合所有 1～4 条标准。②拟诊：符合所有 1～4 条中的任何 3 条标准。③可疑：符合所有 1～4 条中的任何 2 条标准。皮肌炎的判定标准如下。①确诊：符合第 5 条及 1～4 条中的任何 3 条标准。②拟诊：符合第 5 条及 1～4 条中的任何 2 条标准。③可疑：符合第 5 条及 1～4 条中的任何 1 条标准。

（二）包涵体肌炎

包涵体肌炎诊断标准，判定标准：①确诊。病理电镜标准和临床标准第 1 条，再加另 1 条临床标准。②拟诊。病理光镜标准第 1 条和临床标准第 1 条，再加 3 条其他临床标准。③可疑。病理光镜标准第 2 条，再加任何 3 条临床标准。

八、鉴别诊断

典型的多发性肌炎和皮肌炎患者具有对称性四肢近端肌无力、肌酶升高、肌电图示肌源性损害及肌肉活检证据，诊断并不困难，但不典型者须注意和其他疾病相鉴别。

（一）亚急性或进行性肌无力

1. 运动神经元病

肌萎缩性侧索硬化是进行性运动神经元病中最常见的。病变可累及下运动神经元（脊髓前角细胞，脑干脑神经运动核群）、上运动神经元和皮质脊运动神经元。其他类型运动神经元病可累及运动神经元的特殊部分，如脊肌萎缩，也叫作进行性肌萎缩，是由脑干和脊髓下运动神经元严重受累所致。可引起进行性肌肉无力，由远端开始向近端发展，肌萎缩出现较早。肌电图呈神经源性损害，这些特点有助于与多发性肌炎相鉴别。

2. 肌营养不良症

这是一组遗传性进展性疾病，每种类型的肌营养不良症都有其独特的表现性和遗传特点。① Duchenne 型肌营养不良症：是一种 X- 连锁隐性遗传病，多为男性，出生时即患病，到 3～5 岁时表现较明显，出现明显肌无力，下肢比上肢明显，儿童期出现小腿增粗，假性肌肥厚，肌肉组织被脂肪和结缔组织取代。多数 10 岁后即不能行走，出现脊柱后侧凸，20～30 岁出现呼吸衰竭，可有心肌受累。肌肉活检可见细胞膜的骨架成分——肌细胞增强蛋白缺乏，结合外周血白细胞突变分析有助鉴别。②Becker 型营养不良症：与 Duchenne 型肌营养不良症相似，也是一种 X-连锁隐性肌营养不良症，也叫良性假肥大性肌营养不良症，表现为明显的下肢近端肌无力，随病变进展可出现广泛的肌无力。可有面肌无力，肌肉假性肥大，以腓肠肌最为明显，可为早期临床表现。多在 5～15 岁时，肌无力变得明显，但 15 岁后仍能行走，发病常在 30～40 岁以后，呼吸衰竭出现在 40 岁以后。存活期相对较长，可达 40～50 年。肌肉活检标本的斑点杂交分析证实，肌细胞减少或大小有异常可助鉴别。③肢带型肌营养不良症：为常染色体显性遗传和常染色体隐性遗传病，男女均可患病，发病年龄为 10～40 岁。肢带肌受累呈进行性，影响骨盆带肌肉和肩胛带肌肉。由于膈肌无力可出现呼吸功能不全，偶有心肌受累。④面-肩-肱形肌营养不良症：属常染色体显性遗传病，在儿童及青年发病。开始的症状常为面肌无力，眼轮匝肌和口轮匝肌受累明显，患者不能笑，不能吹口哨，闭眼困难。上肢不能上举，出现翼状肩胛。但一般无其他器官系统受累。

3. 某些代谢性肌病

由于卡尼汀及其转移酶缺乏和酸性麦芽糖酶缺乏引起的糖原贮积病，患者可出现用力后肌肉痉挛痛，横纹肌溶解和肌无力。肌肉活检的生化检查有助鉴别。

4. 内分泌性肌病

肾上腺皮质功能亢进症、甲状腺功能亢进症、甲状腺功能减退症、甲状旁腺功能亢进症和甲状旁腺功能减退症患者可出现肌病表现，因这类患者均有其特征性的临床表现，经血中激素水平检测有助于多发性肌炎相鉴别。

5. 肿瘤

肿瘤患者出现消耗性肌无力，可能是并发了多发性肌炎，也可能是由蛋白的消耗状态（恶病质）所致，为一种副肿瘤综合征，以 II 型纤维萎缩为主。

（二）神经肌肉接头处疾病引起的肌无力

肌肉乏力可能是由神经肌肉接头部疾病引起，如重症肌无力或肌无力综合征。前者常累及眼外肌、球部肌、颈肌和肩胛带肌，并出现相应的症状，血抗乙酰胆碱受体抗体测定、新斯的明试验及重复电刺激试验可资鉴别。后者肢体通常软弱无力，而眼外肌受累较少，刺激肢体神经可见肌肉的低频重复电刺激动作电位递减，但高频重复电刺激动作电位递增。本征常合并肺燕麦细胞癌，亦称肌无力综合征。

（三）急性肌无力

1. 急性神经病变

可见于神经毒素中毒，也可由急性感染性多发性神经炎引发。

2. 代谢性疾病

当出现肌肉痛性痉挛、横纹肌溶解和肌红蛋白尿时，可能与代谢性疾病有关。如某些有肌能量障碍的糖原累积病，是由肌肉中磷酸化酶缺乏、磷酸甘油变位酶缺乏和肌腺苷酸脱氢酶缺乏所致。为遗传性疾病。患者运动后，四肢肌肉酸痛、僵硬、痉挛、肌力减弱，肌电图无生物电显示。

3.感染急性病毒

感染可引起肌痛、肌无力表现。

4.酒精中毒及电解质紊乱

所致肌病慢性酒精中毒者，一次大量饮酒后，可出现肌痛伴肌红蛋白尿，或出现急性无痛性低钾性肌病，血清肌酸磷酸激酶和肌红蛋白可升高，但无明显症状，是一种可逆性改变。急性肌无力伴肌红蛋白尿还可见于长期严重低钾、低磷或低镁的慢性酒精中毒，偶见于胃肠减压的患者。有肌红蛋白尿的急性坏死性肌病一般不伴有高钠血症和低钠血症。

（四）药物诱导的肌病

横纹肌溶解、肌红蛋白尿可能与两性霉素B、氨基己酸、芬氟拉明、二醋吗啡（海洛因）、苯环利定的摄入有关。长期使用利尿药、甘珀酸和硫唑嘌呤可引起明显的低钾性肌病。青霉胺可引起肌炎。下列药物的使用可引起肌病，氯贝丁酯、西咪替丁、氯喹、秋水仙碱、卡比马唑、环孢素、依米丁、二甲苯氧庚酸、生长激素、酮康唑、洛伐他汀、苯妥英钠、维A酸和AZT等。此类药物引起的中毒性肌病与多发性肌炎有不同的肌肉病理改变，仔细询问服药史有助鉴别。

（五）伴肌肉运动痛和压痛

(1)仅有肌痛，而肌无力不明显的患者可能与神经功能性疾病或癔症有关。

(2)风湿性多肌痛和邻近关节的病变也须与多发性肌炎相鉴别。肌肉活检显示正常或有Ⅱ型纤维萎缩。风湿性多肌痛患者颞动脉活检可有巨细胞动脉炎改变。

(3)纤维肌痛症患者表现为局限性或弥散性肌肉疼痛、压痛和无力，有时与关节痛易混淆。

(4)有的患者仅有部分胶原血管病的表现，如红细胞沉降率快，抗核抗体或类风湿因子阳性，偶有轻度血清肌酸磷酸激酶升高。肌肉活检偶见少量间质炎性细胞浸润。如取活检位置适当，可见局灶结缔组织炎性浸润改变。这种情况一般属于良性改变，很少发展为多发性肌炎，对非甾体抗炎药治疗有效。

(5)慢性疲劳综合征，可出现在病毒感染之后，表现为虚弱，疲乏、发热、咽痛、痛性淋巴结病、肌痛、关节痛、睡眠不佳和头痛。行为能力和认知能力改变，如记忆能力和集中能力的损害、抑郁、易怒和肌活检正常有助于诊断。

九、病情活动性及对治疗反应的评估

对多发性肌炎和皮肌炎患者的病情和治疗反应进行正确评估，有助于判定疗效及调整治疗方案。两个主要的监测项目是：从临床角度监测肌力和从实验室角度监测肌酶。

（一）监测肌力

在治疗开始时及以后的随访中，进行肌力的客观评价有助于对肌无力引起的活动受限进行估测。已有几个关于肌力严重程度的分级方法。如前所述 Rose 及 Walton 的方法适于评定患者的整体功能，简便易行。有作者按下列方法对肌肉活动功能进行评分。肌肉活动功能评分表内容：①从卧位坐起；②从座位站起；③行走；④蹬梯，分为上行和下行；⑤梳头、刷牙、洗脸；⑥穿衣，分为穿上衣或扣纽扣和穿裤子；⑦将物体举过肩，分为从事轻家务劳动和重家务劳动。此评价表有以上 7 个方面共 10 个项目（其中 4、6、7 又各分两项）评分标准为，0 分：不能做；1 分：能做，但需要别人帮助；2 分：虽不需要别人帮助，但做有困难，需使用辅助物，如手杖、栏杆、机械装置等；3 分：能独立做，无困难。共 10 项，最高积分为 30 分。此方法从不同侧面测定患者肌力，可操作性好。但如患者病情严重，不能行走，以上这两种方法就失去作用，这时常用国内常用的一种肌力分级方法，0 级：完全瘫痪；1 级：肌肉能轻微收缩，但不能活动，2 级：肢体能在床面平移，但不能抬起；3 级：肢体能抬离床面，但不能对抗阻力；4 级：能对抗阻力，但肌力有不同程度的减弱；5 级：肌力正常。

肌无力可能由炎症或肌纤维损伤所致，但更多的是这两者的结合。肌力的恢复依治疗前肌肉损伤的程度及患者对治疗的反应而有个体差异。有些患者可出现肌纤维化，肌力难以恢复至基础水平，此时不应增加治疗用药剂量。如病情改善后肌力不增加或减退，要考虑：是否肌炎复发或活动，是否为激素诱导性肌病或少见的抗疟药诱导性肌病。如伴有肌酸磷酸激酶升高，则肌炎复发的可能性较大。如肌活检无炎症表现及明显的 II 型肌纤维萎缩，则提示为皮质类固醇性肌病。皮肌炎患者，皮肤病变可能与肌肉病变平行出现，也可能两者病程不一致。如皮肤病变突然加重，而肌肉病变稳定，则可"单独"针对皮肤病变用药。

（二）监测肌酶

用来监测肌病活动性的肌酶有：肌酸磷酸激酶、醛缩酶、天冬氨酸转氨酶和丙氨酸转氨酶，特别是前两者更为常用。在疾病初发时，应检测这 4 种酶。有的患者先有天冬氨酸转氨酶和丙氨酸转氨酶升高，稍后出现肌酸磷酸激酶增高，并伴有疾病发作的临床表现。应努力发现个体间这些表现特点的差异，有利于调整药物治疗。治疗期间肌酸磷酸激酶值持续增高，说明肌炎未被控制。肌酸磷酸激酶增高，并有持续性肌无力，临床症状无改善，表明对治疗反应不佳，应调整用药。在激素治疗期间，如肌酸磷酸激酶稳定或正常，而肌力下降，应警惕激素性肌病。总之，把临床症状的改善和肌酸磷酸激酶的下降结合起来，用来监测病情和调整药物治疗。同样，复发时有肌酶的增高和临床症状的恶化。

（三）监测其他受累脏器

除肌肉外，监测其他脏器受累的范围和程度，必要时做相关检查如胸部 X 线、肺功能、钡餐造影、心电图等检查，全面评估炎性肌病的病情及疗效。还有一些指标，比如血常规、肝肾功能、血糖等用来检测药物的不良反应，也应获得基线值。

十、西医治疗

该病属慢性疾病，病程较长。治疗效果取决于疾病的类型、治疗方案、患者和家属的积极配合。一般来说，与其他结缔组织伴发的肌炎对治疗反应很好，较少复发；多发性肌炎和皮肌炎在病程中可有复发；皮肌炎总的治疗反应尚好，肌力可恢复，复发少；多发性肌炎对治疗反应较差，肌力常不易恢复；包涵体肌炎对治疗反应不好。治疗方案的制定应根据患者的病史、主诉、体征及辅助检查进行综合考虑，因人制宜，切忌墨守成规，不知变通。一般而言，治疗开始得越早，治疗效果越好。为取得患者和家属的配合，应让患者大概了解疾病的治疗过程及每一阶段可能出现的问题。这样患者就不会因短期无效而失去信心；也不会因肌酶谱转为正常就认为病愈而停止服药。就会从各方面积极配合，从而保证治疗顺利进行。

（一）一般治疗

急性期卧床休息，并适当进行肢体被动运动，以防肌肉萎缩，症状控制后适当锻炼。给予高热量、高蛋白饮食，避免感染。

（二）药物治疗

1. 糖皮质激素

到目前为止，糖皮质激素仍然是治疗多发性肌炎和皮肌炎的首选药。通常成年人开始剂量为泼尼松 1～2mg/(kg·d) 或等效剂量的其他糖皮质激素。可一次给药，但最好分次口服。儿童剂量通常较成人剂量增加些，为 1.5～2.5mg/(kg·d)。可根据症状轻重，调节剂量的大小。一般用药 1～4 周症状可开始改善，偶见患者用药 3 个月症状才开始好转。自开始用药到病情最大程度改善需 1～6 个月，一般为 2～3 个月。待病情控制，肌力好转或恢复、肌痛减少或消失、肌酶（特别是肌酸磷酸激酶）下降或趋于正常、皮疹减轻或消失后，泼尼松开始减量，每 4 周减 5mg，还有学者提出每月减原剂量的 25%，亦有学者认为，可每周减原用量的 1/10。总的原则是先快后慢，先多后少，如减药过快出现病情复发，则须重新加大剂量控制病情。在治疗过程中，应注意观察肌力、肌酶谱等的变化，以判定疗效及肌炎有否复发。在泼尼松减至每日 40mg 时，可改为隔日 80mg 口服以减少糖皮质激素的不良反应。有学者认为对病情较轻者，开始治疗时就可采用隔日给药的方式，可达较好疗效。维持量为 5～10mg/d，也可按成人、儿童均 0.1mg/(kg·d) 计算，需维持用药数月或数年，一般疗程不少于 2 年，最后可停药。成人急性或亚急性多发性肌炎或皮肌炎比慢性多发性肌炎病情改善快，多数儿童患者对治疗反应好，肌酸磷酸激酶高的患者治疗效果较好。当上述常规治疗无效，或患者为严重的急性肌炎，或患者出现严重的吞咽困难、心肌受累或有活动性肺泡炎时，可采用甲泼尼龙冲击治疗。方法是甲泼尼龙每日 800～1000mg，静脉滴注，连用 3 天。接着改用泼尼松 60mg/d，维持治疗。糖皮质激素不良反应较多，如胃肠不适、骨质疏松、电解质紊乱、水钠潴留、糖尿病、高脂血症，抗感染能力下降，甚至股骨头无菌性坏死等。激素治疗期间，应补充钙，每日 0.5g，维生素 D 每周 50000 单位，服用胃黏膜保护药，及时补充钾离子等。对有糖尿病倾向的患者，服用糖皮质激素易诱发糖尿病，因而应尽早应用免疫抑制药，以减少激素用量。服用激素的患者抗感染能力下降，因此这些患者应特别注意室内空气流通，饮食卫生。有感染时及时治疗，但一般不推荐用抗生素长期预防感染。对有结核病史者，或结核病高发区患者，可给予异烟肼 300mg/d，以策安全。糖皮质激素特别是地塞米松，可引起激素性肌病，表现为近端肌无力，显示与多发性肌炎相似的肌电图改变，易与肌炎病变加重混淆，根据血肌酸磷酸激酶无进一步增高和激素减量症状好转可加以鉴别。

2. 免疫抑制药

对于严重患者单用大剂量糖皮质激素治疗的方法已被早期应用免疫抑制药与糖皮质激素联合治疗所取代。一方面可有效改善症状，减少复发；另一方面还能减少激素用量，从而减轻不良反应。一般用于激素无效的患者，激素有效但因不良反应较大不能耐受的患者，以及激素减量易复发的激素依赖性患者。常用药物为甲氨蝶呤和硫唑嘌呤。

(1) 甲氨蝶呤 (MTX)：甲氨蝶呤用于肌炎的治疗是首选的免疫抑制药。早期甲氨蝶呤的使用方法是成人每周 10～15mg 静脉注射，现最大剂量可增至每周 50mg。通常剂量为每周 0.5mg/kg，儿童采用 20mg/m^2 体表面积，疗效更佳。除静脉注射外，还可采用口服、肌内注射和皮下注射的给药方法，所用剂量相似，为 1 周 1 次，1 次 7.5～15mg。因口服给药既方便又相对安全，因此有些患者在开始治疗时即选择了口服途径，而且可根据患者的耐受情况，将甲氨蝶呤口服剂量增至每周 25mg。该药可在不引起淋巴细胞减少的较低剂量即发挥疗效。甲氨蝶呤与糖皮质激素的早期联合用药，可使肌无力、肌酶得到明显改善。还可减少激素的用量，从而减轻其不良反应。病情稳定后一般甲氨蝶呤需小剂量维持用药数月至 1 年，过早停药，可引起复发。因甲氨蝶呤可引起骨髓抑制，在用药期间，每 1～2 周须监测血常规的变化。甲氨蝶呤亦可诱导肝纤维化和神经毒性，可同时给予小剂量叶酸和肌酐口服，以减少不良反应，还应定期检测转氨酶 (SGOT、SGPT) 的变化。须注意，肌炎患者转氨酶升高，可能是由于药物的肝脏毒性，亦可来自肌肉本身的损伤。如发病时转氨酶正常，治疗后升高，且肌酸磷酸激酶正常，则药物的肝毒性可能性大。如开始治疗时，由于肌炎 SGOT 和 SGPT 均升高，经甲氨蝶呤治疗后，它们均应下降。在鉴别有困难时，可通过减少甲氨蝶呤的剂量来帮助判定。

(2) 硫唑嘌呤：该药起效比甲氨蝶呤所需时间长。通常起始剂量为 1.5～2.5mg/(kg·d)，每日剂量范围为 100～200mg。用硫唑嘌呤治疗的目的是将淋巴细胞计数降至 0.75×10^9/L，而维持血红蛋白水平在 120g/L 以上，血白细胞计数在 3.0×10^9/L 以上，以及血小板计数在 125×10^9/L 左右。现主张硫唑嘌呤与糖皮质激素联合用药，其疗效明显优于单用激素治疗，且可减少激素的剂量。有学者提出每日用硫唑嘌呤 150～200mg 治疗，直至疾病缓解，然后激素可减量，每日泼尼松 15mg 以下，硫唑嘌呤亦减量，每日 50～100mg 维持，可减少对肝脏、骨髓和胃肠道的不良反应。

（3）环磷酰胺：环磷酰胺用于多发性肌炎和皮肌炎的治疗经验还不多。一般仅用于其他治疗因毒性作用而失败者。口服剂量为 1～2mg/(kg·d)，一般每日剂量为 50～150mg。环磷酰胺比甲氨蝶呤或硫唑嘌呤毒性大，用药期间要注意其对肝、肾和骨髓的毒性。有关其疗效的报道尚有争议。有学者认为其对多发性肌炎和皮肌炎有一定疗效，特别是对与其他结缔组织病重叠的肌炎和间质性肺病者有效。

（4）环孢素和其他：环孢素用于肌炎治疗的剂量为 2～3.5mg/(kg·d)，降低剂量可减少毒性但疗效亦降低。有报道认为该药与静脉输入免疫球蛋白联合应用效果较好。其他氮芥烷基化物，如苯丁酸氮芥也曾用于肌炎的治疗，但经验有限。

3. 抗疟药

抗疟药主要用于控制皮肌炎的皮肤病变和减少肌炎患者的糖皮质激素用量。应在皮肌炎以及与肿瘤相关的皮肌炎患者的早期治疗中使用抗疟药。即使其他药物已停用，抗疟药仍应继续使用，并以小剂量长期维持治疗（氯喹 100mg 或羟氯喹 200mg，每周 2 次）。对非活动性肌炎患者，当皮肤病变突然加重时，可在不加入激素或不增加激素用量的情况下，单用抗疟药控制皮肤病变。此类药物的主要不良反应是对视网膜的损害，而且氯喹的毒性大于羟氯喹。氯喹通常的安全剂量不超过 4mg/(kg·d)，而羟氯喹不超过 6.5mg/(kg·d)。在用药期间，应每 6～12 个月行眼底镜检查及视野检查。另外，抗疟药可诱导肌病，使患者出现进行性肌无力，易与肌炎进展相混淆。此时肌肉活检有助于确定肌无力的病因。

（三）其他治疗

1. γ球蛋白治疗

近年有很多关于静脉输入γ球蛋白治疗炎性肌病的报道，特别是在儿童病例。其作用机制不十分清楚，可能与抑制自身抗体产生、结合抗原、抑制细胞功能和抑制 TNF-α 有关。临床显示它对皮肌炎有效，对改善多发性肌炎和包涵体肌炎的肌力有一定作用。γ球蛋白静脉治疗的剂量为 0.4g/(kg·d)，连用 5 天。该疗法不良反应少，但多次应用效果会递减。鉴于该制剂价格较贵，疗效有待进一步证实，一般不做首选药物。

2. 全身放射治疗

有几位学者报道了全身放射治疗使顽固性多发性肌炎和皮肌炎患者病情得到改善。但尚缺乏对照研究、长期随访及近期使用此疗法的经验，因此其使用仅限于特殊病例。

3. 血浆置换疗法

虽然有学者提出血浆置换治疗对多发性肌炎和皮肌炎治疗有效，但一项对照研究未能证实血浆置换和白细胞置换有效。近来的一篇综述总结了法国所有行血浆置换治疗的多发性肌炎和皮肌炎病例,认为并非完全无效,主要对早期、活动性病例有效。另外,血浆置换不仅除去了假定的免疫复合物或致病抗体,其作用也许还伴有某种形式的免疫抑制。

4. 合并恶性肿瘤患者的治疗

在切除肿瘤后,肌炎症状可自然缓解。

十一、预后

皮肌炎/多发性肌炎总的死亡率是一般人群的4倍,主要死因是肺、肾和心血管并发症。女性、黑种人、病情较重或开始治疗较晚的患者预后较差。另外,有明显吞咽困难,合并肿瘤或其他结缔组织病者,血清抗Jo-1抗体阳性者,预后欠佳。5年生存率为75%,儿童略高,一般儿童较成人预后佳。大多数患者随治疗好转,很多患者功能完全恢复,有的患者留有肩、髋部肌无力。复发可随时出现,对于复发病例的治疗要比初治者困难。约一半的患者可在发病5年内恢复,并停止药物治疗,约20%的患者仍有活动性病变,需连续治疗,余30%患者疾病不活动,但遗有肌无力。

参 考 文 献

[1] 陈娟. 内科常见病临床诊疗 [M]. 长春：吉林科学技术出版社，2019.

[2] 岳亮，于群. 实用临床内科疾病诊疗学 [M]. 长春：吉林科学技术出版社，2019.

[3] 郭娜. 临床呼吸内科疾病诊治学 [M]. 长春：吉林科学技术出版社，2019.

[4] 马玉芬. 临床内科常见病症诊断与治疗 [M]. 长春：吉林科学技术出版社，2019.

[5] 李娟. 临床内科护理学 [M]. 西安：西安交通大学出版社，2014.

[6] 辛丽红. 临床内科学 [M]. 长春：吉林科学技术出版社，2010.

[7] 沈敏. 风湿免疫科疑难病诊断 [M]. 北京：中国协和医科大学出版社，2013.

[8] 张奉春. 风湿免疫科诊疗常规 [M]. 北京：中国医药科技出版社，2012.

[9] 张波. 风湿免疫及内分泌疾病 [M]. 北京：科学出版社，2011.

[10] 于总明. 新编临床神经内科疾病诊疗精要 [M]. 西安：西安交通大学出版社，2014.

[11] 杨涛. 实用临床神经内科疾病诊断学 [M]. 西安：西安交通大学出版社，2014.

[12] 刘健，宋毅斐. 内分泌系统疾病 [M]. 北京：人民卫生出版社，2014.

[13] 肖万泽. 内分泌代谢疾病中西医结合诊断与治疗 [M]. 北京：人民军医出版社，2014.